腫瘍病理鑑別診断アトラス

NET・下垂体・副甲状腺・副腎

編集:
笹野公伸
［東北大学教授］
亀山香織
［慶應義塾大学准教授］

監修:腫瘍病理鑑別診断アトラス刊行委員会
小田義直・坂元亨宇・深山正久・松野吉宏・森永正二郎・森谷卓也
編集協力:日本病理学会

文光堂

執筆者一覧(五十音順)

池田公史　国立がん研究センター東病院肝胆膵内科長

石川雄一　がん研究会がん研究所病理部部長

石橋洋則　東京医科歯科大学大学院医歯学総合研究科呼吸器外科学講師

井下尚子　虎の門病院病理診断科医長

今岡　大　国立がん研究センター東病院肝胆膵内科

大池信之　昭和大学藤が丘病院臨床病理診断科准教授

奥坂拓志　国立がん研究センター中央病院肝胆膵内科

奥山浩之　香川大学医学部臨床腫瘍学

笠島敦子　ミュンヘン工科大学医学部

方波見卓行　聖マリアンナ医科大学横浜市西部病院代謝・内分泌内科教授

亀山香織　慶應義塾大学医学部病理診断部部長・准教授

笹野公伸　東北大学大学院医学系研究科病理病態学講座病理診断学分野教授

佐藤文俊　東北大学大学院医学系研究科難治性高血圧・内分泌代謝疾患地域連携寄附講座教授

鈴木　貴　東北大学大学院医学系研究科病理検査学分野教授

高浪健太郎　東北大学大学院医学系研究科内科病態学講座放射線診断学分野

高橋秀明　国立がん研究センター東病院肝胆膵内科

竹内靖博　虎の門病院内分泌センター部長

中村保宏　東北医科薬科大学医学部病理学教室教授

二宮浩範　がん研究会がん研究所病理部

野呂瀬朋子　昭和大学藤が丘病院臨床病理診断科講師

肱岡　範　愛知県がんセンター中央病院消化器内科

森本　玲　東北大学病院腎・高血圧・内分泌科

山崎有人　東北大学大学院医学系研究科病理病態学講座病理診断学分野

山田正三　虎の門病院副院長・間脳下垂体外科部長

渡辺みか　東北大学病院病理部特命教授

序文

　内分泌臓器に発生する病変はその病理組織形態所見が複雑で，病変も多岐にわたり，病理診断医にとり取っ付きにくい側面も否定できない．さらに，種々のホルモンを過剰合成，分泌する病変も少なくなく，一部の病変では病理組織鑑別診断に内分泌所見が時に重要な役割を果たすことから，病理診断医が鑑別診断にあたり，どこまでその患者の内分泌所見を必要とするのかというところも問題になる．特に最近の臨床内分泌学の進歩は目覚ましく，病理医と臨床医との間のクロストークが他の臓器病変よりも重要であることは言うまでもない．加えて，副甲状腺，副腎，下垂体疾患は診断，治療する施設が限られ，本邦では特に集約化が進んでいることから，他の臓器に比較して病理医が診断を経験する機会は決して多くない．このような背景から，どうしてもこれらの疾患の病理組織診断は敬遠される傾向があることは否めない．

　また，NET（neuroendocrine tumor）に関しても膵消化管に発生する，いわゆる GEPNET（gastroenteropancreatic NET）に関しては，WHO 2010 でかなりその概念，病理組織診断基準は整理されてきたが，NEC（neuroendocrine carcinoma）／NET G3 は 1 つの疾患として捉えてよいのかどうか，MANEC（mixed adenoneuroendocrine carcinoma）の概念など，これから整理していく必要のある課題が決して少なくはない．しかし，肺／呼吸器に発生する NET は WHO 2015 の改訂では依然としてカルチノイドという病名が用いられていて，病理医／臨床医双方とも注意が必要である．一方，GEPNET では病理組織診断，特に Ki67 labeling index に基づく grading，SSTR（somatostatin receptor）の発現動態などによって治療方針が大きく異なることから，病理医と臨床医とのクロストークも近年，その重要性はますます増してきている．今回の WHO 2017 では，膵臓の PNET（pancreatic NET）ではあるが NET G3，NEC の概念がかなり整理されてきたので，本書ではこの最新の知見も取り入れて解説を加えた．また，副腎腫瘍に関しても WHO 2017 の改訂内容を反映して最新の知見を入れている．

　本書では各々の臓器に発生する病変に関して，「検鏡前の確認事項」「組織型と診断の実際」「鑑別ポイント」「臨床との連携」について，本邦では数少ないこれら内分泌疾患の病理組織診断および臨床の専門家が記載して，病理医がこれらの疾患の病理組織診断に遭遇した際における臨床側からの minimum requirement に応えられるようにした．

平成 29 年 3 月

笹野　公伸

亀山　香織

　この「腫瘍病理鑑別診断アトラスシリーズ」は日本病理学会の編集協力のもと，刊行委員会を設置し，本シリーズが日本の病理学の標準的なガイドラインとなるよう，各巻ごとの編集者選定をはじめ取りまとめを行っています．

腫瘍病理鑑別診断アトラス刊行委員会
小田義直，坂元亨宇，深山正久，松野吉宏，森永正二郎，森谷卓也

腫瘍病理鑑別診断アトラス

NET・下垂体・副甲状腺・副腎

目次 CONTENTS

1 神経内分泌腫瘍 neuroendocrine neoplasm（NEN）―総　論―

1. 神経内分泌腫瘍とは？―その定義― ……………………………………………………… 2
2. 神経内分泌腫瘍の命名の変遷 …………………………………………………………… 2
3. 神経内分泌腫瘍の概念―Karzinoid の誕生― ………………………………………… 2
4. Karzinoid は良性腫瘍なのか？―混乱，混乱，混乱の歴史― ……………………… 3
5. 神経内分泌分化の同定方法の変遷 ……………………………………………………… 3
6. 神経内分泌腫瘍の臨床/生物学的悪性度の概念の変遷 ……………………………… 4
7. "Karzinoid/carcinoid" から "NET" "NEN" へ ……………………………………… 5
8. 神経内分泌腫瘍の新しい病理学的分類の提唱へ ……………………………………… 6
9. GEP-NET の WHO 2010 分類 …………………………………………………………… 6
10. GEP-NET の WHO 2010 分類の問題点 ………………………………………………… 7
11. 神経内分泌腫瘍での Ki67 標識率検討の長所と問題点 ……………………………… 7
12. NEC/NET G3 は果たして同じ疾患群であるのかどうか？ ………………………… 8
13. 呼吸器原発の神経内分泌腫瘍の病理分類 WHO 2015
　　―膵消化管原発の神経内分泌腫瘍との差異― ……………………………………… 10
14. WHO 2017 分類―P-NET における新しい分類― …………………………………… 10
15. その他 …………………………………………………………………………………… 11

13 1. 消化管 NET

第 1 部　検鏡前の確認事項 …………………………………………………………………… 14
1. 臨床情報の確認 ………………………………………………………………………… 14
2. 消化管 NET の肉眼所見 ……………………………………………………………… 14
3. 切り出し，標本作製の注意点 ………………………………………………………… 15
4. 本邦における消化管 NET の傾向と特性 …………………………………………… 16
第 2 部　組織型の診断と実際 ……………………………………………………………… 17
1. NET の組織像と特性 ………………………………………………………………… 17
2. 低分化型 NEC の組織像と特性 ……………………………………………………… 20
3. WHO 2010 分類 ………………………………………………………………………… 22
4. WHO 分類の次期改訂へ向けての動き ……………………………………………… 24
5. MANEC の組織像と特性 ……………………………………………………………… 25

6．NET のソマトスタチン受容体について		27
7．TNM 分類		28
第 3 部　鑑別ポイント		30
1．食道		30
2．胃		30
3．十二指腸・Vater 乳頭 NET		31
4．空腸・回腸 NET		33
5．虫垂 NET		33
6．直腸 NET，およびその他の大腸に発生する NET		34
第 4 部　臨床との連携		35
1．GI-NET G 1／G 2 に対する治療戦略		35
2．NEC に対する治療戦略		39
3．MANEC に対する治療戦略		41

2．膵 NET

第 1 部　検鏡前の確認事項	44
Ⅰ．確認事項	44
1．WHO 分類（グレード判定，TNM 分類）	44
2．グレード判定	44
3．ホルモン産生腫瘍	45
4．遺伝性腫瘍症候群	46
5．遺伝子異常	47
6．診断に必要な免疫染色	47
7．レポート作成	48
Ⅱ．病理標本の取り扱い方	48
1．生検，細胞診標本	48
2．手術検体の取り扱い	48
第 2 部　組織型と診断の実際	51
Ⅰ．神経内分泌腫瘍 neuroendocrine tumor（NET）	51
1．定義・概念	51

NET・下垂体・副甲状腺・副腎 目次

2. 臨床的事項	51
3. 肉眼所見	51
4. 組織学的所見	52
5. 組織亜型	53
6. 免疫組織化学的特徴	55
7. 生検組織診・細胞診	56
8. 電顕所見	56
9. 非機能性・機能性腫瘍の特徴的な病理所見	56
10. 遺伝性腫瘍症候群に合併する膵NETの特徴的な病理所見	62
11. 悪性度に関わる因子	64

Ⅱ. NEC ——————————————————————————————— 65

1. 定義・概念 ———————————————————————————— 65
2. 臨床的事項 ———————————————————————————— 65
3. 肉眼像 —————————————————————————————— 65
4. 組織像 —————————————————————————————— 65
5. 免疫組織化学的特徴 ———————————————————————— 65
6. 先行病変（組織発生）———————————————————————— 66

Ⅲ. mixed adeno-neuroendocrine carcinoma（MANEC）————————————— 67

1. 定義・概念 ———————————————————————————— 67
2. mixed ductal-neuroendocrine carcinoma ——————————————— 68
3. mixed acinar-neuroendocrine carcinoma ——————————————— 68

Ⅳ. 過形成性，前腫瘍性病変 ————————————————————————— 70

1. nesidioblastosis —————————————————————————— 70

第3部 鑑別ポイント ———————————————————————————— 72

1. 高分化神経内分泌腫瘍 neuroendocrine tumor（NET）と
組織学的類似性を示す SPN，腺房細胞癌との鑑別 ——————————— 72
2. NET の亜型と鑑別疾患 —————————————————————— 72
3. NET と膵管癌との鑑別 —————————————————————— 76
4. 臨床画像所見からの NET と鑑別疾患 ———————————————— 76
5. 低分化神経内分泌癌 neuroendocrine carcinoma（NEC）の鑑別疾患 —— 77
6. MANEC と混同されやすい病態の鑑別（除外）診断 —————————— 81

7．原発部位の同定		82
第4部　臨床との連携		**83**
1．画像診断と病理の連携		83
2．EUS-FNA と病理の連携		88

3．肺・呼吸器 NET

第1部　検鏡前の確認事項		**96**
1．本項で扱う腫瘍		96
2．全身および肺における神経内分泌腫瘍		96
3．カルチノイドと神経内分泌癌の発生部位と症状		97
4．カルチノイドと神経内分泌癌の性質の違い―混合型の存在，起源細胞，予後―		97
第2部　組織型と診断の実際		**99**
1．定義・概念		99
2．WHO 分類		100
3．カルチノイド		101
4．小細胞癌		103
5．大細胞神経内分泌癌		107
6．びまん性特発性肺神経内分泌細胞過形成		109
第3部　鑑別ポイント		**111**
1．定型カルチノイドと異型カルチノイド		111
2．異型カルチノイドと大細胞神経内分泌癌		111
3．小細胞癌と大細胞神経内分泌癌		112
4．小細胞癌と類基底細胞型扁平上皮癌		113
5．紡錘細胞カルチノイドと小細胞癌		114
6．小細胞癌と Ewing 肉腫		115
第4部　臨床との連携		**116**
1．小細胞肺癌（SCLC）		116
2．大細胞神経内分泌癌（LCNEC）		118
3．カルチノイド		119
4．症例提示		120

NET・下垂体・副甲状腺・副腎 目次

4. 下垂体

第1部　検鏡前の確認事項 ——————————————————————————— 124
 1．下垂体とは —————————————————————————————————— 124
 2．下垂体腫瘍の分類 ———————————————————————————————— 127
 3．下垂体腫瘍の免疫染色 ——————————————————————————— 132
 4．下垂体腺腫の悪性度 ——————————————————————————— 134
 5．その他の診断に必要な項目 ————————————————————————— 136

第2部　組織型と診断の実際 ——————————————————————————— 139
 1．下垂体腺腫の概念 ———————————————————————————————— 139
 2．GH-PRL-TSH 産生腺腫：Pit-1 系腺腫 ——————————————————— 139
 3．ACTH 産生腺腫：Tpit 系腺腫 ———————————————————————— 144
 4．ゴナドトロピン産生腺腫：SF-1 系腺腫 ——————————————————— 146
 5．特殊な腺腫 ———————————————————————————————————— 146
 6．その他の腫瘍の病理分類〜囊胞性腫瘍と紡錘形細胞腫瘍 ———————— 147

第3部　鑑別ポイント ——————————————————————————————— 152
 1．下垂体腺腫の血管構築と構造 ————————————————————————— 152
 2．下垂体腺腫細胞の細胞質 ————————————————————————— 155
 3．免疫染色の判定 ———————————————————————————————— 157

第4部　臨床との連携 ——————————————————————————————— 158
 1．鑑別診断 ————————————————————————————————————— 158
 2．術中迅速診断 ———————————————————————————————————— 160
 3．臨床に有用な下垂体腺腫の病理診断 ————————————————————— 160
 4．予後判定 ————————————————————————————————————— 163
 5．機能性腺腫・難治性下垂体腺腫における薬物感受性の予測 ——————— 165

5. 副甲状腺

第1部　検鏡前の確認事項 ——————————————————————————— 168
 1．副甲状腺の発生 ———————————————————————————————— 168
 2．副甲状腺の解剖・組織 ——————————————————————————— 168
第2部　組織型と診断の実際 ——————————————————————————— 170

1．異所性副甲状腺		*170*
2．パラサイロマトーシス parathyromatosis		*170*
3．副甲状腺嚢胞		*170*
4．副甲状腺腺腫		*171*
5．副甲状腺過形成		*175*
6．家族性副甲状腺機能亢進症		*182*
7．副甲状腺癌		*184*
8．異型腺腫		*188*

第3部　鑑別ポイント *189*

1．腺腫か過形成か *189*

2．異所性副甲状腺腺腫か甲状腺腫瘍か *189*

3．嚢胞の鑑別 *189*

第4部　臨床との連携 *192*

1．原発性副甲状腺機能亢進症 *192*

2．腎不全による続発性副甲状腺機能亢進症 *197*

---

199 6．副腎皮質

第1部　検鏡前の確認事項 *200*

1．病理医が病理組織診断の前に知っておくべき患者の診断前内分泌所見 *200*

2．病理診断医が副腎皮質疾患の病理組織診断を行う際に臨床側に
確認しておくべき，患者の内分泌所見以外の臨床情報 *203*

3．病理診断医が理解しておくべき副腎皮質疾患の画像所見 *204*

4．副腎皮質疾患摘出検体の標本提出方法 *206*

5．副腎皮質疾患の摘出検体の診断で，通常の病理組織診断以外に何が
必要になるのか？　検体の処理は？ *208*

第2部　組織型と診断の実際と鑑別ポイント *210*

Ⅰ．非腫瘍性病変 *210*

1．組織型と診断 *210*

2．鑑別ポイント *213*

Ⅱ．良性腫瘍 *219*

NET・下垂体・副甲状腺・副腎 目次

1．定義・概念 —————————————————— 219
2．臨床的事項 —————————————————— 219
3．肉眼所見 —————————————————— 220
4．組織学的所見 —————————————————— 221
5．鑑別上の問題点 —————————————————— 225
Ⅲ．副腎皮質癌および2次性悪性腫瘍 —————————————————— 229
1．副腎皮質腫瘍の良悪性の病理組織学的鑑別診断 —————————————————— 229
2．副腎皮質癌と診断された症例の病理組織学的悪性度の鑑別診断 —————————— 234
3．副腎に認められる悪性腫瘍が副腎皮質由来かどうかの鑑別診断 —————————— 235

第3部 臨床との連携 —————————————————— 239
1．原発性アルドステロン症 —————————————————— 239
2．顕性副腎性 Cushing 症候群 —————————————————— 241
3．副腎皮質癌 —————————————————— 242
4．副腎偶発腫 —————————————————— 245
5．サブクリニカル（不顕性）Cushing 症候群 —————————————————— 246

249 7．副腎髄質腫瘍─パラガングリオーマ─

第1部 検鏡前の確認事項 —————————————————— 250
第2部 組織型と診断の実際 —————————————————— 251
1．褐色細胞腫/傍神経節腫 —————————————————— 251
2．悪性褐色細胞腫/悪性傍神経節腫─PCC/PGL の悪性度─ —————————————— 254
3．家族性・遺伝性褐色細胞腫 —————————————————— 256
4．神経芽腫群腫瘍と混成腫瘍 —————————————————— 256
第3部 鑑別ポイント —————————————————— 258
第4部 臨床との連携 —————————————————— 259
1．疫学 —————————————————— 259
2．術前診療のポイント —————————————————— 260
3．治療 —————————————————— 263

索引 —————————————————— 267

神経内分泌腫瘍
neuroendocrine neoplasm（NEN）

―総　論―

神経内分泌腫瘍 neuroendo-crine neoplasm（NEN）

―総　論―

1. 神経内分泌腫瘍とは？ ―その定義―

　一般的に神経内分泌腫瘍とは，病理学的に神経内分泌細胞への細胞学的分化を有する腫瘍と規定される．すなわち，ある腫瘍を病理組織学的に神経内分泌腫瘍と病理診断するに際しては，腫瘍細胞の神経内分泌細胞への分化を確実に証明することが何よりも重要となる．そこで，この分化の検討を具体的にどのように進めたら良いのかに関しては後述する．

2. 神経内分泌腫瘍の命名の変遷

　神経内分泌腫瘍は全身どこの臓器にも発生してくることはよく知られている．これらの腫瘍はもちろん，発生臓器により種々の臨床的な差異は認められるが，生物学的に基本的には同じ腫瘍である．しかし，この疾患に関してはその病名/病理組織診断名が変遷していることもよく知られており，少なからぬ混乱が認められた．すなわち，同一の疾患に対し，時代により，あるいは臓器により別な命名がなされているところが，他の疾患とは異なり非常に混乱を招いてきた．前者に関しては，例えば20年前に手術を受けた膵原発の神経内分泌腫瘍が再発した患者の場合，20年前に診断をされた腫瘍の病理診断名と現在の診断名はまったく異なり，その概念も違う．後者の例としては，仮に現在中枢神経に転移している転移性神経内分泌腫瘍の患者がいるとすると，この原発臓器が膵消化管か肺を含む呼吸器かでその病理診断名も概念も異なり，治療にあたる腫瘍内科医等

が困惑している現況もみられる．そもそもこれらのことは本来あってはならないことであるのは言うまでもないが，神経内分泌腫瘍の患者の診断，治療にあたる者はこの疾患の置かれている現況を十分知っておく必要がある．
　そこで，ここでは最も関心が高く，今まで検討が一番なされてきた膵消化管に発生する神経内分泌腫瘍を例にあげて，神経内分泌への分化を有する腫瘍が時代とともにどのようにその概念が変遷してきたのかをまとめる．

3. 神経内分泌腫瘍の概念 ―Karzinoid の誕生―

　神経内分泌腫瘍は当初，"Karzinoid/carcinoid" と呼称されていた腫瘍群であった．顕微鏡による組織/細胞の正確な観察が種々の疾患に応用され始めてきた19世紀になり，ドイツ帝国の病理学者であるLubarsch らによって，消化管にいわゆる "Krebs" に類似した病理組織形態所見を呈するが，良性の臨床経過を示す腫瘍が存在することが初めて指摘された報告が，神経内分泌腫瘍の世界で初めての記載であった．しかし，その後系統立っての検索は一切なされず，このような珍しい疾患も世の中にはあるのだという程度の認識で終わっていた．しかし，20世紀に入った1907年，当時世界的にも病理学が全盛期を迎えていたドイツのミュンヘン帝国大学の病理学者であった Oberndorfer が，この顕微鏡下では一見 "Krebs/carcinoma" のように見えるが，臨床的には良性の経過を辿る腫瘍，すなわち "benign carcinoma"，現在の言葉で言うと「がんもどき」が実際に存在することを明瞭に記載した．そしてその後，これらの腫瘍を "Karzinoid/carcinoid" と呼ぶようになった[1]．

4．Karzinoid は良性腫瘍なのか？ －混乱，混乱，混乱の歴史－

この Oberndorfer の歴史的な論文が 1907 年に発表されて以降[1]，Karzinoid の名称は広く知られるようになり，多くの教科書に取り上げられ，医学の世界では立派な市民権を得るようになった．しかし，当時の Oberndorfer が診断した症例でも，長い経過で見ると再発，転移が認められたにもかかわらず，"Karzinoid/carcinoid" は臨床的には良性の経過を辿る疾患として一般的には認識されてしまい，悪性の一種のように見えるが良性の腫瘍としての "myth" がまかり通ってしまった．ところが第二次世界大戦後，結核などの感染症が抗生物質の導入により徐々に克服され，Karzinoid/carcinoid と診断された患者が比較的長期間生存するようになると，多くの症例は確かに緩徐な進行を辿るが，すべての症例がまったくの良性の経過を辿るわけではないことが確実に立証されてきた．加えて，Karzinoid/carcinoid と診断されても，一部の症例では長期のフォローの間に何度も転移・再発を繰り返し，さらにその中の一部の患者では急速に増大し死に至るなど，悪性腫瘍としての性格を有することも次第に明らかにされてきた．すなわち，Karzinoid/carcinoid と同じ一括りにされた疾患の中に，生命予後の点からもまったく異なる臨床経過を辿る症例が含まれている，という臨床的に非常に困った事実が含まれていることも同時に明らかにされてきたのである[2]．

さて，一般的に腫瘍の病理組織鑑別診断で最も重要なのは，診断を受けた患者がその後手術，化学療法，放射線照射などの治療を受けた後で，どのような経過を辿るのかということをどの程度正確に再現性をもって予測できるのかということである．すなわち，これらの情報を臨床側に的確に供与することが，特に現在の医療現場では最も求められている．しかし上述のように，この Karzinoid/carcinoid に関しては，この現在の医療現場で求められている病理組織学的鑑別診断がほとんど意味をなしていなかったことになる[2]．さらに，この "Karzinoid/carcinoid" という名称のために，実際にはかなり悪性度の高い

症例が含まれているにもかかわらず医療現場で悪性腫瘍としての認識が十分浸透していない，すなわち Karzinoid/carcinoid という病理診断名の報告書を読んでしまうと，患者に定期的に検査に来る必要性を外来で伝えない，または医療者間で腺腫などの他の良性腫瘍と同じだろうと位置付けてしまう誤認識を生んできた．

一方，神経内分泌腫瘍そのものは発生頻度は稀ではあったが，基礎的には amine precursor uptake and decarboxylation（APUD）説，diffuse neuroendocrine 細胞説等，腫瘍の発生，分化など，生物学的にも基礎的な関心がきわめて高い腫瘍であった[3]．すなわち，その頻度こそ決して高くはないが，対象として報告された研究論文の数はきわめて多かった．さらに，この腫瘍は多くの臓器でその発生が認められることから，いったいどの細胞に由来するのであるのかといったことが臨床，病理双方でともにきわめて関心の高いところであった[2,3]．特に，神経内分泌腫瘍の母体であると考えられてきた神経内分泌細胞は，神経堤 neural crest 由来の細胞が消化管や膵臓，呼吸器などに遊走/migration してくるのか，それともそこの臓器に元々ある上皮細胞が分化してきて発生するのかなどの発生論的な論争や，神経内分泌腫瘍自体も既存の神経内分泌細胞から発生してくるのか，それとも何らかの腺癌や扁平上皮癌などの悪性腫瘍が神経内分泌細胞様の細胞学的特徴を有するようになって発生してくるのかなどの議論が数多くなされてきた．しかし，これらの議論はいずれも患者の診断，治療面では必ずしもあまり役に立たないことが多かったことも正直否めない．すなわち，従来の神経内分泌腫瘍の病理組織学的分類は，純粋な学問的にはきわめて興味深いものではあったが，臨床の現場の状況に必ずしも沿うものではなかった事実を謙虚に認識しておくことも重要である．

5．神経内分泌分化の同定方法の変遷

さて，Karzinoid/carcinoid に代わる新しい病理学的分類が生まれた経緯を述べる前に，細胞の神経内分泌への分化を病理学的に同定する方法がどのように変遷してきたのか，すなわち病理学から見た神経内分泌の概念の変化というところを理解することも，"温故知新" のように現在，神経内分泌腫瘍の病理診断を行う者にとっても重要となるので，以下にまと

める.

　一部では"salt and pepper appearance"のような特徴的な核の形態像を示して，比較的均一な腫瘍細胞が索状あるいは腺管を形成しながら増殖しているなどの純粋な形態学的な特徴を除き，最初に神経内分泌細胞としての特徴を科学的に示したのが，クロム酸と反応する組織化学染色を応用した方法である．この染色法で同定した腸管細胞は，現在でも"enterochromaffin cells"，すなわちクロム親和性細胞とも呼ばれている[4]．その後，この enterochromaffin cells に類似した細胞が身体の種々の臓器の上皮細胞に認められるということが，現在でもよく組織染色としては使われている Masson-Fontana 染色を用いて報告されている．さらに，これらの神経内分泌への分化を呈するという性質を有する細胞が身体全体に存在しているということから，"diffuse endocrine system（DES）"という歴史的には非常に重要な概念が提唱されるようになったのもこの染色の成果である[5]．この DES という概念は，現在では diffuse neuroendocrine system とも呼ばれ，その基本的概念自体は今日に至っても決して間違ってはいない．これらの細胞はその後英国の Pearse らにより，銀の還元反応を応用したグリメリウス Grimelius 染色を用いることでより確実に同定された．そしてその後，これらの細胞はアミンを細胞内に取り込んで decarboxylation を行わせるということから，APUD 系の細胞という名称で提唱されるようになった[3]．この APUD の概念は上記の DES と比較すると，これらの細胞の由来として，上述のように上皮細胞が局所で神経内分泌への分化をしたのか，あるいは胎生期に神経堤の細胞が移動して定着したのかという大きな論議の影に隠れてしまった嫌いはあるものの，現在でも歴史的価値は非常に大きい概念であることは間違いない．

　このように 1950，'60 年代までは，ある細胞が神経内分泌への分化の特徴を有しているのか否かということの検索は，グリメリウス染色を中心とする組織化学染色が主体をなしてきた．次に，電子顕微鏡の発達とともに実際に検討する細胞で神経内分泌顆粒を同定することで，より確実に神経内分泌への分化を有する腫瘍を診断することができるようになった．さらに膵島では，インスリンとグルカゴンでは異なる超微形態所見を神経内分泌顆粒が呈することに見られるように，電子顕微鏡観察は神経内分泌分化に関して非常に多くの情報を提供していることは

間違いのない事実である．しかし，標本作製を含めて，やや煩雑な電子顕微鏡観察を実際の臨床の場ですべての症例に対して実施することはきわめて難しい．そこで現在では，免疫組織化学的に種々の神経内分泌に関係するマーカーを検出することで，神経内分泌への分化を同定することが行われている．特に，比較的分化がそれほど進んでいない状態も含めて検出できるシナプトフィジン（図 1b）と，神経内分泌顆粒がしっかりと形成されていて分化が比較的進んでいる状態を検出するクロモグラニン A（図 1c）に対しての免疫組織化学が，神経内分泌への分化を伴う細胞を同定するのによく用いられている．クロモグラニン A は，例えば副腎皮質網状層で強い発現が認められる等，特異性に疑問があるシナプトフィジンと比較して，神経内分泌分化を検出するに際しては，感度は低いものの特異性はきわめて高いマーカーと位置付けられる．すなわち，現在ではある腫瘍が神経内分泌への分化を有しているのかどうかの検索にあたっては，クロモグラニン A を用いた免疫組織化学が後述する神経内分泌癌の鑑別診断などを除くと基本となる．

6. 神経内分泌腫瘍の臨床／生物学的悪性度の概念の変遷

　神経内分泌腫瘍は従来，carcinoid 腫瘍，神経内分泌癌 neuroendocrine carcinoma，小細胞癌 small cell carcinoma の3つに病理学的には分類されてきた．この3つの範疇に分ける分類は肺であれ膵消化管であれ，これらの臓器に発生した神経内分泌腫瘍は，基本的にはこれに準ずる分類を用いてきた．しかし上述のように，carcinoid 腫瘍と診断された病変の中には転移，再発する症例も当然認められる．そこで，現在でも呼吸器に発生する神経内分泌腫瘍で用いられているように，細胞異型の程度，細胞分裂数などで異型 carcinoid 腫瘍（atypical carcinoid tumor）などをさらに分けて考えようとする細分類が試みられはしたが，これらの分類は術後経過を十分に反映するものとはならなかった．こうした事情から，その後今までのどちらかと言うと良性腫瘍と捉えてきた Karzinoid/carcinoid は，そのすべての症例で大きさ，病理組織所見に関わらず転移，再発する可能性があるもの，すなわち異なるのは悪性度だけの悪性腫瘍として取り扱うこと，というような概念が定着するようになった．さらに，膵臓に発生する膵島

腫瘍ももちろん神経内分泌腫瘍の1つであるが，グルカゴンやインスリンを含む，その腫瘍で合成，分泌される膵島ホルモンによって分ける，機能的あるいは内分泌学的な分類法が主流となった．すなわち，例えば insulinoma や glucagonoma など，その腫瘍が過剰に合成，分泌しているホルモンによる内分泌症状による病型分類が主体となり，腫瘍そのものの生物学的悪性度を反映させる分類はなかなか提唱されてはこなかった．このため，神経内分泌腫瘍はどこに発生しようとも基本的にはすべて再発，転移を生じうる悪性疾患として取り扱うという概念がすっかり定着し，一部の患者では過剰診療/治療が行われたことも否めない．

7. "Karzinoid/carcinoid" から "NET" "NEN" へ

このようなことから，"Karzinoid/carcinoid" は全身諸臓器に発生する内分泌腫瘍を総称しており，上述のように各々異なる性質を持った神経内分泌腫瘍の特徴を十分には反映しない名称であると指摘されるようになった[2]．このような背景を経て，2000年に出版された消化器の WHO 分類では，"Karzinoid/carcinoid" の名称をやめ，endocrine tumor の名称を使用することが提唱された[6]．しかし，"endocrine tumor" はペプチドホルモンを合成，分泌しうる神経内分泌腫瘍に加えて，副腎皮質腫瘍などステロイドホルモンなどを合成，分泌する腫瘍も入ることから病名としてはまったく適切ではない．こうした背景から，消化管・膵に発生する神経内分泌腫瘍は NET あるいは NEN（neuroendocrine neoplasm）が正式な疾患名であり，"Karzinoid/carcinoid" という疾患名は "endocrine tumor" 同様に使用すべきではないという提案が，2004年に WHO の内分泌腫瘍の分類改訂時に提唱され，ここに NET/NEN という名称が初めて正式な市民権を得るようになった．しかし，肺や生殖器，特に昨年新しい WHO 分類が提唱された呼吸器と胸腺では依然として "carcinoid" の名称が一般的であり，臨床現場で大きな混乱を招いていることも事実である．

なお，この NEN と NET の用語の使い分けであるが，後述する WHO 2017 分類で，膵神経内分泌腫瘍が NET G1, G2, G3, NEC に分類され，これらすべてを統括する病名として NEN が提唱されている．すなわち，NET と NEC を合わせた疾患名が

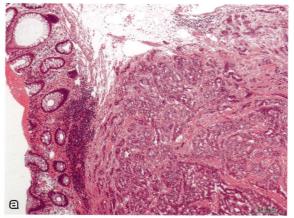

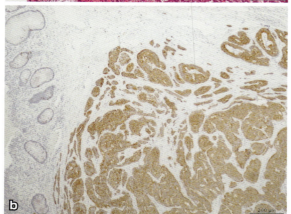

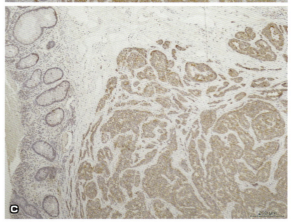

図1 | 直腸に発生した神経内分泌腫瘍
a：病理組織所見（ヘマトキシリン・エオジン染色）．b：シナプトフィジンの免疫染色．ほとんどの腫瘍細胞で顕著な陽性所見が細胞質に認められる．c：クロモグラニンAの免疫染色．多くの腫瘍細胞で明瞭な陽性所見が認められてはいるが，すべての腫瘍細胞で陽性所見が認められるわけではない．

NEN に相当すると現時点では位置付けられ，NET G1, G2, G3 を well differentiated NEN，NEC を poorly differentiated NEN とさらに定義付けている．

表 1 ｜ 膵消化管に発生する神経内分泌腫瘍の WHO 2010 分類のまとめ

	mitotic count	Ki67
NET G 1	< 2/10 HPF	≦2 %
NET G 2	2≦, <20	3～20
NET G 3（NEC）	20≦	20<

また，膵臓に発生する神経内分泌腫瘍は，Langerhans 島の islet cell に由来する腫瘍であると考えられてきたことから，「膵島細胞腫瘍 islet cell tumor」とも呼称されてきた．しかし，腫瘍細胞の起源についても，これらの細胞が本当に islet cell 由来か否かに関しては近年では多くの議論があり，"islet cell tumor"の名称も現在では決して推奨されない．膵に発生する神経内分泌腫瘍は "pancreatic NET（P-NET）" と略されることが多く，米国では "pancreatic endocrine tumor（PET）"と記載されることが多い．これに対し，消化管に発生する神経内分泌腫瘍は "gastrointestinal NET（GI-NET）"と記載されることが多い．そして，膵臓と消化管に発生する神経内分泌腫瘍を "GEP-NET（gastroenteropancreatic neuroendocrine tumor）"と総称する．

8. 神経内分泌腫瘍の新しい病理学的分類の提唱へ

神経内分泌腫瘍，特に上述の GEP-NET の病理学的分類に関しては，個々の患者の臨床予後と治療方針に密接に関係する新たな病理組織分類が次々に提唱されてきた．特に 2010 年に改訂された WHO 分類では，今までとは異なり疾患の概念に大きな変化が見られた[7]．この分類は，基本的には EU の稀な悪性腫瘍に多額の研究費を費やす方針で結成された ENETS（European Neuroendocrine Tumor Society）等が中心になって報告してきた，前腸，中腸，後腸由来の NEN の病理組織所見と個々の患者の臨床予後との多角的検討に基づいている[8~13]．このような背景から，このいわば evidence-based の病理組織学的分類は，本邦でも神経内分泌腫瘍の診断，治療に従事するすべての者が熟知しておくことが求められてきていることから，以下にその詳細を記載する．

9. GEP-NET の WHO 2010 分類

表 1 に，WHO 2010 の神経内分泌腫瘍の病理分類をまとめる[7]．この分類の一番の特色は，膵臓と消化管を含む消化器に発生する神経内分泌腫瘍全体を，NET あるいは NEN と総称する理由を確固としたものとして打ち立てたことにある[7]．すなわち，例えば同じ神経内分泌腫瘍でも膵臓では膵島腫瘍，消化管では carcinoid 腫瘍と病理組織診断名が異なるという従来の臨床，病理双方からの指摘に対して，すべてを同じ概念で捉えるという斬新なアプローチをとって確立した点で，大きく評価すべき病理組織学的分類であると考えられる．

この WHO 2010 分類の特徴は以下のように総括される[7]．

① neuroendocrine neoplasms（NEN）という概念/範疇に従来の low，intermediate，high grade のすべての "endocrine tumor" を入れたこと．

② 神経内分泌への分化を呈する腫瘍に対して，"endocrine" ではなく "neuroendocrine" という名称に統一したこと．

③ NET（neuroendocrine tumor）と NEC（neuroendocrine carcinoma）という名称に集約し，carcinoid という曖昧な名称を除外したこと．

特に，細胞分裂数，Ki 67 標識率などで検討する個々の腫瘍細胞の増殖動態からこの WHO 2010 の病理組織分類は行われ，従来行われてきた，ともすれば病理医間の判定の差異が大きかった腫瘍の分化度などの形態学的な指標は入れていない．すなわち，NEN の腫瘍細胞の増殖動態が同じステージであれば，患者の臨床予後を含む臨床経過を規定することに大きな注目が集まるようになった．

この WHO 2010 に基づいて神経内分泌腫瘍の病理組織診断を進める際には，具体的には表 1 に示されるように NEN を分類していく．

この腫瘍細胞の細胞増殖動態を病理組織標本で検索する方法に関しては，本邦や欧州ではどちらかと言うと標本の固定などで得られる結果が大きく影響する細胞分裂数の計測よりも，Ki 67 を免疫組織化学的に検討してその陽性率としての標識率を算出するのが主体であるが，米国の病理医は伝統的にヘマトキシリン・エオジン hematoxylin-eosin（HE）染色標本で細胞分裂数を算出することが，現在でも細胞増殖動態の検討では主流である．しかし米国でも，若

い世代の病理医を中心に徐々にバーチャル顕微鏡と組み合わせた画像解析装置での，Ki67染色の結果の検討を中心に用いるケースが多くなってきたことも事実である．さてこの両者の優劣，すなわちどちらがより正確に神経内分泌腫瘍の細胞増殖動態を反映しているのかを論じることは困難である．しかし，しっかりと固定された標本で適切なKi67染色を行い，後述するhot spotsでKi67陽性細胞の標識率を求める場合に限っては，この両者は有意に相関することが少なくとも神経内分泌腫瘍では事実である．

10. GEP-NET の WHO 2010 分類の問題点

一般的に，どのように優れた病理分類であってもこれらを実際に適応させていく過程で種々の問題点が出てくる．個々の患者の臨床予後と有意の相関を示す点ではきわめて優れたこのWHO 2010分類も決して例外ではなく，臨床面および病理組織診断の面では以下の3点が問題となっている．これらの点は，実際の神経内分泌腫瘍の病理鑑別診断に従事する病理医も十分に理解しておくことが必要なので，ここにまとめる．

1) WHO 2010 分類の基本である Ki67 標識率の算出方法

染色方法は自動染色装置の導入などによりかなり均てん化が図られてきたが，得られた染色結果の解析に関しては後述の問題点があげられる．加えて，米国などでよく行われている細胞分裂数を計測することとの整合性も，これから解決していかなければならない問題である．

2) WHO 2010 分類では腫瘍細胞の Ki67 標識率が 20％を超過するすべての症例は NET G3/NEC (neuroendocrine carcinoma)として 1 つの範疇に入れられている

しかし，これらの腫瘍はすべて生物学/臨床的に1つの疾患群の範疇に入れられるのかどうかに関し，大きな疑問が提唱されてきている．すなわち，病理形態学的にはG1，G2とほとんど変わらないにもかかわらず，Ki67標識率が例えば23％となってしまった症例では，後述するように，ガイドライン上では小細胞癌同様のシスプラチンなどの白金系の化学療法薬が術後治療の適応となり，G1，G2などで通常

適応とされるソマトスタチンアナログのような生物製剤は投与することが薬剤適応の点からでは難しい，という臨床的にも大きな問題点を有している．

3) WHO 2015 として呼吸器原発の神経内分泌腫瘍の分類が提唱された

しかし，この分類は消化管/膵に発生した神経内分泌腫瘍のWHO 2010分類と必ずしも整合性がとれていないことが問題になった．特に，呼吸器原発の神経内分泌腫瘍ではNETという用語が用いられず，疾患の概念自体はGEP-NETと同様であるが，carcinoidの病名が依然として用いられている．そして前述のように，同じ転移性腫瘍でも原発が膵/消化管である症例と呼吸器である患者では病名が異なることによる混乱が生じているという問題である．

11. 神経内分泌腫瘍での Ki67 標識率検討の長所と問題点

Ki67抗体は，マウスモノクローナル抗体であるMIB-1抗体の開発により，通常の10％ホルマリン固定パラフィン包埋標本でも用いることができるようになった[14,15]．このことは通常の病理組織標本で増殖細胞の的確な検出を初めて可能とし，さらにその標識率を算出することで，病変の増殖動態をある程度正確に求めることができるようになり，間違いなくこの2点は大きな長所である．図2に，膵神経内分泌腫瘍のKi67の免疫組織化学をその病理組織所見とともに提示する．

神経内分泌腫瘍の場合，特に標本中で最もKi67陽性細胞数が多い領域であるhot spotsを病理医が同定し，そこで算出した標識率が臨床予後と一致することが明確に示されている．このことは，腫瘍組織の中で一番生物学的悪性度が高いと考えられる部位は増殖活性が最も活発なところである，という概念にも適合している．しかし，一般的に標本のどの部位をhot spotsとして認識するのかということに関しては実際のところ，病理診断医間の差異がみられ，乳癌ではこのhot spotsの同定が，病理診断医間でのKi67標識率の差異の最大の要因になることが，RING studyでも報告されていることから[16]，神経内分泌腫瘍でも同様のことが懸念される．さらに，どのくらいの染色性あるいは染色強度があれば陽性細胞と同定されるのかということも，判定の際に結果を左右する大きな要因となりうる．最後に画像解析，特

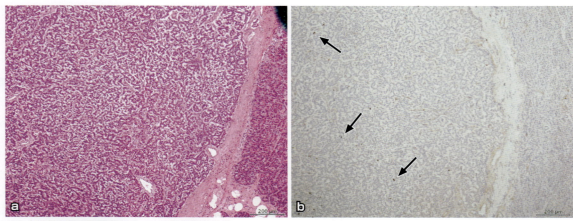

図2 | 膵神経内分泌腫瘍のKi67の免疫組織化学
a：病変の病理組織所見（HE染色）．比較的整った核が索状に増殖しており，神経内分泌腫瘍を示唆する病理組織所見ではあるが，生物学的悪性度に関しては細胞分裂像をカウントする必要がある．b：同病変のKi67の免疫組織化学．矢印で示す核に陽性所見を呈する腫瘍細胞の割合をカウントすることで，病変の増殖動態を示すことができる．本症例ではKi67 labeling indexは1％であり，NET（neuroendocrine tumor）G1と考えられる．

にバーチャル顕微鏡で取り込んだ画像情報での解析を用いると，Ki67の標識率がどの程度正確に判定できるのかというところも大きな課題であるが，この点は他の疾患においてのKi67標識率の検索と同様である．一方，腫瘍組織内の不均一性（intratumoral heterogeneity）とも関係するが，針生検でNETを診断する機会が増えており，針生検でのNET検体のKi67標識率の意義をどのように捉えていくのかも今後の課題としてあげられる．

12. NEC/NET G3は果たして同じ疾患群であるのかどうか？

WHO 2010分類では，消化管/膵の神経内分泌腫瘍でNEC/NET G3は，腫瘍細胞でのKi67の標識率が20％を超過する神経内分泌腫瘍の総称と規定されている．すなわち，23％でも70％でも，病理組織形態所見の種類に関わらず同じ疾患の範疇に入っている．しかし現在，診断後の治療方針との関係で，これらをすべて同一の疾患として扱ってよいのかどうかに関する点が，治療方針の確立も含め臨床的に大きな問題点となってきている．すなわち，現在のガイドラインではNEC/NET G3と病理組織診断をつけられると，術後治療として肺の小細胞癌に準じた，副作用が比較的大きい白金系化学療法薬を基盤とする化学療法が原則的に行われる．しかし，本当にこれらの患者全員に，このような比較的強力ではあるが副作用も顕著な治療が後治療として必要なのかどうか，という疑問点が当然出てくる．さらに近年，NENの特異的標的治療はNET G1/G2の患者が主体と位置付けられてはいるが，NEC/NET G3と診断されてもこれらの治療の適応になりうるのかどうかも，診療現場では問題になる．

さて，病理組織学的に見てみると，事実上NEC/NET G3は大きく3つの群に大別される（図3～5）．第一の群は基本的にNET G1/G2と形態学的所見が変わらないが，Ki67で精査した腫瘍細胞の細胞増殖活性が亢進している，従来の高分化神経内分泌癌well differentiated neuroendocrine carcinomaという範疇に入る神経内分泌腫瘍である（図3）．第二の疾患群は肺に発生するいわゆるLCNEC（large cell neuroendocrine carcinoma）に相当する病変であり，腫瘍細胞の核異型度は高く，病理組織学的には上述の高分化神経内分泌癌との鑑別診断は容易である（図4）．最後に，いわゆる小細胞癌に相当する病変（図5）があげられ，一般的にこの小細胞癌は発生臓器に関わらず，その病理組織形態所見は同一である．上述のENETSでの解析に示されるように，確かに数多くの神経内分泌腫瘍の症例を集めて1つの群として解析すると，これら三者間では臨床予後その他の点で有意の差はない．しかし個々の症例毎で見ると，これらの群では治療方針はかなり異なる可能性があり，実際にこれら消化管/膵臓由来のG3の症例では悩むところである．このため，現在GEP-NETの組織分

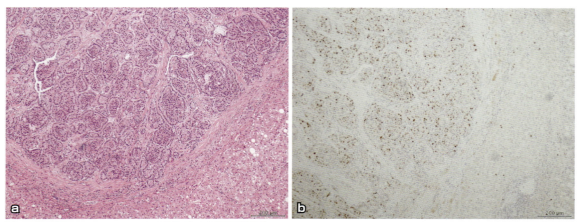

図3 | 膵原発の NEC/NET G3 の肝転移の病理組織所見
本症例では核異型もそれほど顕著ではなく，島あるいは索状の腫瘍細胞の配列等の点では NET G1/G2 と組織学的構築は基本的には大差ない（a）．ただし，Ki67 の標識率（b）が 25％となっている．

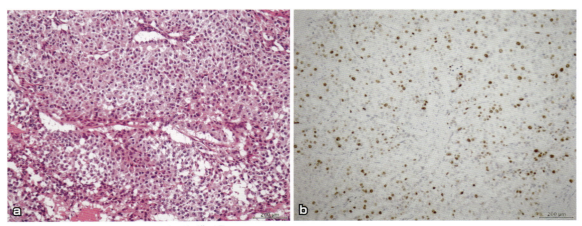

図4 | 膵原発の NEC/NET G3 の病理組織所見
本症例はいわゆる LCNEC（large cell neuroendocrine carcinoma）に相当する組織所見である（a）．Ki67 の標識率は 35％である（b）．

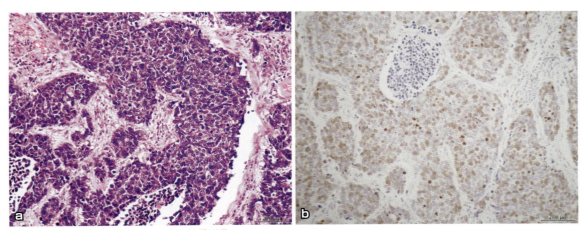

図5 | 肺原発の NEC/NET G3 の病理組織所見
本症例はいわゆる小細胞癌 small cell carcinoma に相当する組織所見である（a）．Ki67 の標識率は 65％である（b）．

神経内分泌腫瘍 neuroendocrine neoplasm（NEN）

表2 | 呼吸器原発の神経内分泌腫瘍のWHO 2015分類のまとめ

	typical carcinoid	atypical carcinoid	large cell NEC	small cell carcinoma
細胞分裂/2 mm²	0～1	2～10	>10（平均70）	>10（平均80）
壊　死	なし	あっても局所的	あり	あり
神経内分泌の形態所見	あり	あり	あり	あり
Ki67標識率	<5%	<20%	40～80%	50～100%
TTF-1発現	ほとんど陰性	ほとんど陰性	50%で陽性	85%で陽性
シナプトフィジン クロモグラニンA	陽性	陽性	8～90%で陽性	8～90%で陽性
CD56（NCAM）	陽性	陽性	8～90%で陽性	8～90%で陽性
非小細胞肺癌との合併	なし	なし	時々あり	時々あり

類では，このG3のさらなる細分化が大きな課題としてあげられている．

特に，NEC/NET G3と診断された305例の患者の臨床予後とシスプラチンを主体とする化学療法への反応性を比較検討した，ある程度しっかりとした研究報告がNorwayからなされた[17]．この報告によると，Ki67の標識率が55%を超えると，臨床予後は悪いが化学療法への反応性は良好で，逆に55%以下の患者群では，そうではない患者群に比べて臨床予後は良好ではあるが化学療法への反応性は不良である，という興味深い結果が報告されている．今後，NEC/NET G3症例をどのように分類することがGEP-NET患者の治療成績の向上に結びつくのか，というところが大きな課題として現在考えられる．

13. 呼吸器原発の神経内分泌腫瘍の病理分類WHO 2015 －膵消化管原発の神経内分泌腫瘍との差異－

呼吸器原発の神経内分泌腫瘍の分類が近年WHO 2015として発表された[18]（**表2**）．ここに示されているように，膵/消化管に発生する神経内分泌腫瘍と比較すると，細胞増殖の指標に加えて病理組織学的な壊死，TTF-1，シナプトフィジン，クロモグラニンA，NCAM（CD56）なども入っている分類となっている．しかし，Ki67の標識率が20～40%の間に該当する症例は実際には多くあるにもかかわらず，この病型に関しての記載は一切ない．しかし，本分類の一番の問題点は，膵/消化管原発の神経内分泌腫瘍の場合とは異なり，実際の患者の臨床予後との相関というエビデンスに基づいている分類ではないこと

にあるのではないかと考えられる．すなわち，上述したような従来の実証に基づかない概念的な病理分類の枠を決して越えるものではなく，多かれ少なかれこの分類が抱える内在的な問題が露呈してくるものとも考えられる．ただ立場を変えて見ると，膵/消化管に発生してくる神経内分泌腫瘍と比較すると，肺を中心とする呼吸器由来の神経内分泌腫瘍はまだまだ未解明なところが多く認められるとも考えられる．すなわち，今後のさらなる臨床/病理双方のエビデンスに基づく研究が望まれる．

14. WHO 2017分類－P-NETにおける新しい分類－

WHO 2010分類では，上記のように種々の問題点があげられる．さて，WHO 2017分類では内分泌腫瘍の新しい分類が提唱されているが，その中でも膵神経内分泌腫瘍（PanNEN）に対して，**表3**に示すような新しい概念が提唱されているのでここに紹介する．

このWHO 2017のPanNENに関する分類が提唱されたのは当然，上記に記載した種々の臨床，病理双方に関係する問題を少しでも解決しようとする試みからである．以下に，今回の一番大きな改正点をまとめる．

1）Ki67標識率が20%を超える神経内分泌腫瘍を，従来のNET G1/G2と形態学的にはほとんど差がないNET G3とsmall cell carcinomaとlarge cell carcinomaを含むNECに細分類したこと

このNET G3のKi67標識率の上限は定められてはいないが，55%を通常は超過しないものという表

現にはなっている．また，NEC との相違点として上記の形態学的特徴に加えて，PanNEC では NET G3 と比較して p53 の変異，RB（retinoblastoma）-1 の欠失，islet1 の発現欠損などの点で特徴があるとも規定された．

2）NEN の診断をする際には必ず Ki67 の標識率を病理組織診断書に絶対値として記載すること

従来は G1，G2，G3 のような病理組織診断だけで十分であったが，今後は「○○○/○○○」あるいは「（△×％）」というように絶対値を記載することが求められる．この理由としては，今後新しい治療薬が導入され，その適応が Ki67 の標識率を基に決められる可能性に備えることも一因としてあげられている．

3）mixed adeno-neuroendocrine carcinoma（MANEC）から mixed neuroendocrine-nonneuroendocrine neoplasm（MiNEN）へ

MANEC は腺癌などの要素が 30％以上，神経内分泌腫瘍の要素が 30％以上同一の腫瘍で認められる腫瘍の総称である．神経内分泌腫瘍の要素の多くは NET G3 である場合が多いが，中には NET G1/G2 の要素が認められる症例も少なくない．この腫瘍は腺癌成分から神経内分泌成分との間に形態学的な移行が認められる composite tumor と，両者が別々に認められる collision tumor の両方が含まれる．当然，膵臓では ductal carcinoma を主体とする腺癌以外にも，acinar cell carcinoma との合併も少なくないわけであり，MANEC よりは MiNEN が望ましいということにされた．しかし，実際の病理組織診断では MiNEN という用語を診断名として用いるよりも，mixed acinar neuroendocrine carcinoma，mixed ductal neuroendocrine carcinoma といった具体的な病理組織診断名を記載することが望まれる．

4）hyperplastic lesion と preneoplastic lesion の削除

WHO 2010 分類では，NET の前駆体病変の可能性がある病変として hyperplasia が preneoplastic lesion として記載された．しかし，遺伝的背景を持たない sporadic な PanNEN 症例ではそもそも前駆病変の概念は確立されていない．このことから，混乱を回避する意味でも上記の病変は今回の WHO 2017 分類では削除された．

表3 ｜ 膵に発生する神経内分泌腫瘍の WHO 2017 分類のまとめ

	Ki67 標識率	細胞分裂数
Well differentiated NENs		
Neuroendocrine tumour（NET）G1	<3％	<2/10 HPF
Neuroendocrine tumour（NET）G2	3〜20％	2〜20/10 HPF
Neuroendocrine tumour（NET）G3	>20％	>20/10 HPF
Poorly differentiated NENs		
Neuroendocrine carcinoma（NEC）	>20％	>20/10 HPF
Small cell type		
Large cell type		

HPF：high power field

15．その他

それでは最後に，WHO 2017 分類でもいまだ解決できていない点，すなわち今後の検討が望まれるところを以下に列記する．

1）NET G1 と G2 の鑑別における Ki67 標識率の閾値

現時点で NET G1 と G2 は Ki67 標識率が 2％を閾値として分類されている．しかし多くの研究報告では，膵臓の場合 5％をこの鑑別の閾値にすると，患者の臨床経過をより反映するという報告もされてきている[19, 20]．しかし今回の WHO 2017 分類では，いまだエビデンスが必ずしも十分ではないということで G1 と G2 の境界は 2％のままであり，今後の検討が必要とされている．

2）脈管浸潤 vascular invasion の問題

WHO 2000 分類では，脈管浸潤の有無が PanNET の臨床予後の検討には重要であるという記載があった．しかし，その後の ENETS の検討などで，仮に CD31 の免疫組織化学を用いたとしても，病理医間で脈管浸潤の有無に関しては大きな差異が認められることが明確に示され，参考程度に記載することは今回の WHO 2017 分類でも同様である．他の病変でも同様であるが，脈管浸潤の定義は，内皮細胞を癌細胞が破壊性に貫通していることや，いわゆる血管内の内皮細胞に癌細胞が lodging していること，などのかなり厳格な定義を用いる病理医から，単に血管内に viable な腫瘍細胞が認められることで脈管浸潤あり，と捉える病理医まで多岐にわたっている．

しかし，循環系に癌細胞が認められることは生物学的には間違いなく大きな悪性度の因子であることは事実であり，今後，脈管浸潤の確実な定義がNENで確立されることが望まれる．

3）腫瘍のホルモン産生動態と悪性度の関係

現時点でのPanNENの分類では，その腫瘍が過剰に合成，分泌するホルモンの種類は診断名には含まれない．しかし，臨床的にはインスリン産生のPanNENとガストリン産生のPanNENでは，生物学的悪性度も異なる印象を持っている者も多いことは事実である．ホルモン解析の均てん化などの別な問題もあるが，今後このPanNENの内分泌学的な特性を診断にどのように生かしていくのかに関しては，さらなる検討が望まれる．

（笹野公伸，笠島敦子）

文　献

1）Oberndorfer S：Karzinoide tumoren des dünndarms. Frankfurter Zeitschrift für Pathologie 1：424-432, 1907
2）Soga J：The term "carcinoid" is a misnomer：the evidence based on local invasion. J Exp Clin Cancer Res 28：15, 2009
3）Pearse AG：The cytochemistry and ultrastructure of polypeptide hormone-producing cells of the APUD series and the embryologic, physiological and pathologic implications of the concept. J Histochem Cytochem 17：303-313, 1969
4）Ciaccio C：Sopra speciali cellule granulose della mucosa intestinale. Arch Ital Anat Embriol 66：12-40, 1907
5）Feyrter F：Über diffuse endokrine epitheliale Organe. Liepzig Zentr Inn Mediz 29：545-571, 1938
6）Solcia E, Klöppel G, Sobin LH：Histological Typing of Endocrine Tumours, 2nd ed, Springer-Verlag, Berlin, Heidelberg, 2000
7）Bosman FT, Camerio F, Hurban RH et al：Pathology and Genetics Tumor of the Digestive system（World Health Organization Classification of Tumors）, IARC Press, Lyon, 2010
8）Pavel M, Grossman A, Arnold R et al：ENETS consensus guidelines for the management of brain, cardiac and ovarian metastases from neuroendocrine tumors. Neuroendocrinology 91：326-332, 2010
9）Delle Fave G, Kwekkeboom DJ, Van Cutsem E et al：ENETS Consensus Guidelines for the management of patients

with gastroduodenal neoplasms. Neuroendocrinology 95：74-87, 2012
10）O'Toole D, Rindi G, Plöckinger U et al：ENETS consensus guidelines for the management of patients with rare metastases from digestive neuroendocrine tumors：rationale and working framework. Introduction. Neuroendocrinology 91：324-325, 2010
11）Kianmanesh R, Ruszniewski P, Rindi G et al：ENETS consensus guidelines for the management of peritoneal carcinomatosis from neuroendocrine tumors. Neuroendocrinology 91：333-340, 2010
12）Rindi G, Klöppel G, Couvelard A et al：TNM staging of midgut and hindgut（neuro）endocrine tumors：a consensus proposal including a grading system. Virchows Arch 451：757-762, 2007
13）Rindi G, Klöppel G, Alhman H et al：TNM staging of foregut（neuro）endocrine tumors：a consensus proposal including a grading system. Virchows Arch 449：395-401, 2006
14）McCormick D, Chong H, Hobbs C et al：Detection of the Ki-67 antigen in fixed and wax-embedded sections with the monoclonal antibody MIB1. Histopathology 22：355-360, 1993
15）Dowsett M, Nielsen TO, A'Hern R et al：Assessment of Ki67 in breast cancer：recommendations from the International Ki67 in Breast Cancer working group. J Natl Cancer Inst 103：1656-1664, 2011
16）Mikami Y, Ueno T, Yoshimura K et al：Interobserver concordance of Ki67 labeling index in breast cancer：Japan Breast Cancer Research Group Ki67 ring study. Cancer Sci 104：1539-1543, 2013
17）Sorbye H, Welin S, Langer SW et al：Predictive and prognostic factors for treatment and survival in 305 patients with advanced gastrointestinal neuroendocrine carcinoma（WHO G3）：the NORDIC NEC study. Ann Oncol 24：152-160, 2013
18）Travis WD, Brambilla E, Burke AP et al：WHO Classification of Tumours of the Lung, Pleura, Thymus and Heart, 4th ed, WHO Classification of Tumours, Volume 7, IARC Press, Lyon, 2015
19）Scarpa A, Mantovani W, Capelli P et al：Pancreatic endocrine tumors：improved TNM staging and histopathological grading permit a clinically efficient prognostic stratification of patients. Modern Pathology 23：824-833, 2010
20）Rindi G, Falconi M, Klersy C et al：TNM staging of neoplasms of the endocrine pancreas：results from a large international cohort study. J Natl Cancer Inst 104：764-777, 2012
21）Lloyd R, Osamura RY, Kloppel G et al（eds）：WHO Classification of Tumours of Endocrine Organs, 4th ed, IARC Press, Lyon, 2017（in press）

1．消化管 NET

第1部　検鏡前の確認事項

1. 臨床情報の確認

　消化管に発生する他の腫瘍同様に，消化管神経内分泌腫瘍 neuroendocrine tumor（NET）でも，臨床的に認識されている局在，転移の有無を確認する．小さな粘膜下病変で，固定後の摘出検体の肉眼的観察で病変が同定困難な場合には，臨床医とよく相談し内視鏡所見と対比して切り出しを行う必要がある．

　NET のうち，ホルモン過剰産生に伴う異常症状を伴う機能性 NET の場合には，ホルモン分泌の責任病巣が適切に切除されているかどうかを病理診断時に免疫染色で確認する必要がある．併せて臨床側に，血中ホルモン値が摘出後低下したことを確認しておくのも重要である．特に機能性 NET の場合，一般的に診断時の腫瘍径が小さいため，切り出し時には小さな病変を見落とさないように気をつける．このため，臨床的に機能性 NET の可能性があるかを病理診断前に慎重に確認しておくことが的確な病理診断に結びつく．

　臨床的に Zollinger-Ellison 症候群と診断されている症例や，高ガストリン，萎縮性胃炎を伴う症例では，腸クロム親和性細胞様細胞 enterochromaffin-like cell（ECL-cell）hyperplasia に関連し，複数の小さな胃 NET が存在する可能性を絶えず念頭に置いて標本作製を行う．多発性内分泌腫瘍症 1 型 multiple endocrine neoplasia type 1（MEN1）や神経線維腫症 1 型 neurofibromatosis type 1（NF1）などの遺伝性腫瘍症候群では，家族歴および他臓器の既往歴の臨床側への確認が重要となる．特に MEN1 症例では，家族歴の他，下垂体，副甲状腺，膵臓，副腎，甲状腺，胸腺などに既往歴がないかを確認する．たとえ家族歴や既往歴がない症例においても，単一臓器に複数の NET が確認された場合には，MEN1 の可能性を念頭に入れ検索を進める．MEN1 の場合，消化管では特に十二指腸のガストリノーマ gastrinoma の検討を十分に行う．MEN1 では，膵臓や十二指腸に多彩なホルモン産生能を伴う NET が発生する場合が多いため，責任病変の特定が重要となる．NF1 は，皮膚の色素沈着や皮下〜軟部の多発性神経原性腫瘍を特徴とする遺伝性疾患であるが，稀に消化管病変を伴うことがある（本章，**第 3 部**，「**3. 十二指腸・Vater 乳頭 NET**」を参照）．

2. 消化管 NET の肉眼所見

　肉眼的に，NET うち G1，G2 に相当する多くの腫瘍は，腫瘍の主座が粘膜下層に存在する（**図 1**）（WHO 分類については本章，第 2 部，「3. WHO 2010 分類」で解説）．通常，腸管内腔に隆起する病変を形成し，なだらかな隆起性病変（山田 I 型）や広基性隆起性病変（山田 II 型）などの無茎性隆起として認識される（**図 1**）．病変が腸管内腔側に突出し，粘膜が腫瘍によって圧排されて伸展し菲薄化して認められる症例が多い（**図 1**）．多くの NET G1，G2 は 1 cm 程度と小型で，原則的にびらんや潰瘍を伴わないが，腫瘍の増大に伴い中央の陥凹や潰瘍形成を伴う症例もある．腫瘍を構成する細胞の多くが粘膜下層に存在していることから，臨床的に粘膜下腫瘍として認識はされるものの，NET は陰窩の深部に存在する内分泌細胞に由来することから，腫瘍の浅部では必ず粘膜固有

第1部　検鏡前の確認事項　15

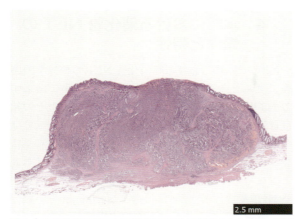

図1｜内視鏡的粘膜下層剝離術（ESD）で切除された直腸NETのルーペ像
腫瘍細胞は粘膜下層を主座として増殖している．病変部の粘膜は伸展し，菲薄化している．表面の一部でびらんが認められるが，潰瘍形成は認められない（HE染色）．

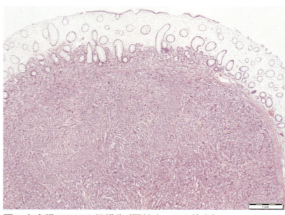

図2｜直腸NETの組織像（弱拡大，HE染色）
腫瘍は粘膜固有層の深部から粘膜下層にかけて存在している．本症例では粘膜の菲薄化や伸展は目立たず，陰窩の形状や配列が保持されている．（東北医科薬科大学病院・村上一宏先生よりのご提供）

層の深部から深部に向けて増大した腫瘍であることが通常確認できる（図2）．このように，消化管NETが必ず粘膜と連続性を有して認められる点は，消化管間質腫瘍 gastrointestinal stromal tumor（GIST）や神経線維腫，神経鞘腫など，その他の消化管粘膜下腫瘍との大きな相違点であり，内視鏡的，肉眼的な鑑別の際にきわめて有用となる．ただし，虫垂では後述のように，粘膜下層に存在する subepithelial neurosecretory cells がNETの発生起源と考えられており，この限りではない．

消化管NETのうち，悪性度の高い神経内分泌癌 neuroendocrine carcinoma（NEC）や混合型腺神経内分泌癌 mixed adenoneuroendocrine carcinoma（MANEC）では，通常の腺癌と同様に多彩な肉眼形態を示し，腫瘍の増大に伴いしばしば潰瘍形成を伴う（図3）．このようなことから，肉眼的にNECやMANECを外分泌悪性腫瘍と区別することは多くの場合難しい．

MEN1症例に膵頭十二指腸切除が行われた場合，十二指腸に存在する微小な病変がガストリノーマの責任病変である場合が多いが，病変が小さく，内視鏡的にも，固定後の肉眼的な観察でも病変の同定が難しい症例も多く，実際のところ病理学的検索が十分になされていないことも少なくない（図4）．このように，肉眼的に病変が確認できない場合においても，MEN1症例の膵頭十二指腸切除検体では，十二指腸は複数箇所から標本採取を行い検索すべきである．

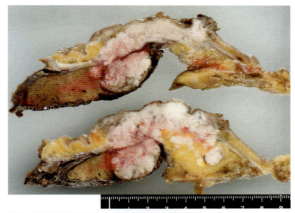

図3｜胃MANECの切除症例の肉眼所見
55mm大の3型腫瘍．深部で肝臓に直接浸潤している．（仙台医療センター・鈴木博義先生よりのご提供）

3．切り出し，標本作製の注意点

切り出しや標本作製時の注意点は，適切な固定時間，適切な伸展固定，十分な肉眼観察に基づく切り出しが必須で，この点で他の消化管病変の場合と相違はない．後述のように，NETの診断には免疫組織化学が必須である．過固定や固定不足は免疫染色精度の低下の原因となるため，固定時間に十分に配慮する．他消化管病変と同様に，内視鏡的切除検体［内視鏡的粘膜下層剝離術 endoscopic submucosal dissection（ESD），内視鏡的粘膜切除術 endoscopic

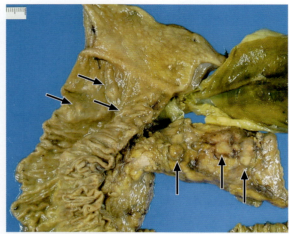

図4 MEN1に伴うガストリノーマの診断で膵頭十二指腸切除の行われた症例

十二指腸粘膜に3～5mm大の小隆起(左上の矢印)が複数観察される．膵頭～体部に複数の結節状病変(右下の矢印)が観察される．MEN1ガストリノーマの責任病変は十二指腸であることが多いが，病変が微小であり，内視鏡的にも，切除検体の肉眼的観察においても，病変の同定が難しい場合が稀ではない．肉眼的に病変が特定できない場合においても，十二指腸の標本作製を必ず行う．病変が見つからない場合には，標本を多数作製して検索する必要がある．

mucosal resection (EMR) など] は伸展固定を行い，全割して標本作製を行う．NET G1, G2 の内視鏡的切除検体においても，断端陽性である場合には臨床的に追加治療が考慮される場合があり，必ず切除断端の適切な評価ができるように標本作製を行う．後述のようにWHO分類の評価には，Ki67 index と mitotic count の測定を行う必要があるが，外科的切除の行われた比較的大きな病変において肉眼的観察で明らかな多彩性が認められる場合には，同一腫瘍内の細胞増殖能や組織像が異なっている可能性が十分に考えられる．このため，このような症例では必ず複数箇所から標本採取を行う．また，NETの病理診断では，WHO分類の他に，他の消化管腫瘍と同様，TNM分類の記述が必須であるため，腫瘍の局所深達度を正確に評価できるように，局所深達度の最も高い部分から標本作製を行うことも肝要である．

4．本邦における消化管NETの傾向と特性

Itoらの本邦における膵消化管NETの統計学的調査によると，消化管NETの中では，後腸に由来するNET，特に直腸NETの頻度が高く，またその頻度は近年増加している[1]．これに対して，欧米では中腸に由来するNET，すなわち回腸，空腸，右半結腸に由来するNETの頻度が高く，この点で日本人とはまったく異なる特性を有する[2]．中腸に由来するNETでは，多くはセロトニン serotonin を過剰合成，分泌することから，下痢や皮膚潮紅，喘鳴，心不全などの症状を呈する carcinoid syndrome を伴う症例が少なからずみられる．しかし，本邦では中腸由来のNETが少ないため，carcinoid syndrome を伴うNETの症例数はきわめて少ない．回腸や空腸に発生する中腸由来のNETは，NET G1，G2でも転移を伴う確率が高い．この他，胃や十二指腸などの前腸由来NETでは，中腸や後腸由来NET症例と比較して増殖能/悪性度の高い，低分化型NECやMANECの頻度が高い[3]．

(謝辞：貴重な病理標本をご提供いただきました，仙台医療センター・鈴木博義先生，東北医科薬科大学病院・村上一宏先生に心より御礼申し上げます．)

(笠島敦子，笹野公伸)

文 献

1) Akahoshi M, Takanashi M, Masuda M et al : A case of transfusion-associated graft-versus-host disease not prevented by white cell-reduction filters. Transfusion 32 : 169-172, 1992
2) Yao JC, Hassan M, Phan A et al : One hundred years after "carcinoid" : epidemiology of and prognostic factors for neuroendocrine tumors in 35,825 cases in the United States. J Clin Oncol 26 : 3063-3072, 2008
3) Ito T, Igarashi H, Nakamura K et al : Epidemiological trends of pancreatic and gastrointestinal neuroendocrine tumors in Japan : a nationwide survey analysis. J Gastroenterol 50 : 58-64, 2015

1．消化管 NET

第2部　組織型の診断と実際

1．NET の組織像と特性

　他の消化管腫瘍と同様，NET の病理組織診断は HE 染色標本による形態観察に基づいて行われる．「第1部　検鏡前の確認事項」で述べたように，消化管 NET は粘膜深部の陰窩内に分布する内分泌細胞に由来するため，粘膜固有層の深部から粘膜下層にかけて発生する．このことから，粘膜固有層の深部に腫瘍細胞の増殖が認められ（第1部，図2参照），腫瘍が浅部において粘膜と距離を有し，腸管の深部に存在している場合には，転移性腫瘍や異所性組織に由来する腫瘍，憩室に発生した腫瘍の可能性などを鑑別診断に入れる必要がある．一方，腫瘍の増大とともに固有筋層や漿膜下層，外膜へと浸潤する．多くの高分化型（NET G1，G2）は，周囲と境界明瞭な結節状病変を形成するが，細胞増殖能の低い病変でも浸潤性に増殖し，周囲との境界が不明瞭な病変を形成する場合もある．

　組織学的に，消化管 NET は大きさや形状の整った腫瘍細胞から構成され，核の形状や大小不同も目立たず，比較的全体に均質に観察される．腫瘍細胞は，小胞巣状，索状胞巣状，または縦に整列するように配列し，これが不規則に癒合したり分岐したりするような特徴的な形態像を伴う胞巣を形成する（図1）．このような特徴的配列はリボン状配列（anastomosing ribbon-like structure）と呼ばれ，ある程度 NET に特徴的な組織構築ともいえる（図1）．腫瘍胞巣間には細血管が網目状に多数介在し，腫瘍細胞によって産生されたペプチドホルモンを効率良く体循環に運搬する組織の微小環境を形成している．腫瘍

細胞の細胞質は，内分泌顆粒によって細顆粒状を呈する（図2）．腫瘍細胞は，類円形で均質な核を有し，核クロマチンは粗糙で核内に均等に分布する（図3）．このような特徴的な核所見をゴマ塩状クロマチンパターン，または “salt-and-pepper chromatin pattern” と呼ぶ．一方，間質増殖の程度は症例によってさまざまであるが，緩徐な増殖を示す症例が多く，間質の目立つ症例では硝子様の硬化性間質を伴うことが多い．膵 NET と異なり，アミロイド沈着を伴う症例はきわめて少ない．

　核所見の観察は，特に細胞診検体において有用な所見となる（図4）．細胞診標本では，核所見の他に，血管周囲に細胞が緩くまとわり付くような配列や集塊，シート状の細胞構築や孤在性の腫瘍細胞を同定することができる．特に近年では，超音波内視鏡下穿刺吸引生検法 endoscopic ultrasound-guided fine needle aspiration biopsy（EUS-FNA）が普及し，中でも膵 NET においては EUS-FNA で採取された液状検体から細胞診が行われ，NET の診断に至ることが稀ではない．消化管 NET では，通常の内視鏡的生検において腫瘍が十分に採取されない場合，EUS-FNA も考慮されるものの，前述のように，多くの消化管 NET は粘膜内にも腫瘍が存在することから，通常の内視鏡的生検で腫瘍が十分に含まれていることから確定診断に至る頻度が高く，消化管 NET の病理診断を目的とした EUS-FNA が施行されることは稀である．

　消化管 NET では，腫瘍細胞が小管状構造を形成して増殖する症例が存在する（図5）．管状構造の内部には血管や血管内皮細胞が散見され，外分泌腺と

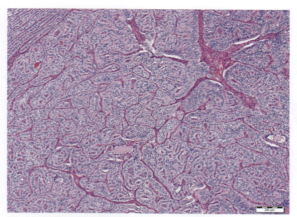

図1 | 直腸 NET の組織像(弱拡大, HE 染色)
腫瘍細胞が縦に配列して不規則に癒合し,特徴的なリボン状構造を示す.腫瘍細胞胞巣の間には細血管が網目状に走行し,富血管性腫瘍を形成する.

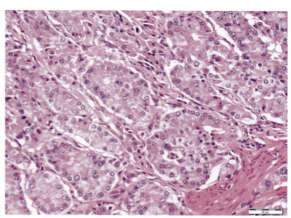

図2 | 直腸 NET の組織像(強拡大, HE 染色)
細胞質は細顆粒状で好酸性に観察される.

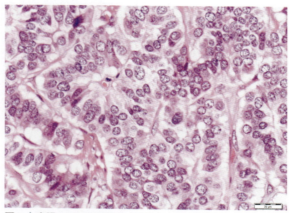

図3 | 直腸 NET の組織像(強拡大, HE 染色)
腫瘍細胞は類円形で比較的均質な形状を示す核を有する.核小体が観察される場合もあるが,通常は小型で目立たない.核クロマチンが粗糙かつ均一に核内に分布する "salt-and-pepper pattern" を示す.

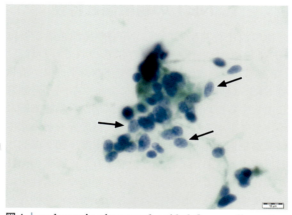

図4 | endoscopic ultrasound-guided fine needle aspiration biopsy によって採取された膵 NET の細胞診標本(Papanicolaou 染色)
腫瘍細胞は緩い結合性を示す.核は類円形〜楕円形で均質で,核クロマチンが均質に分布する(矢印).核小体が目立たない.細胞診標本では,細胞質が脆弱で崩れているように見える場合が多い.

は異なり血管間質との間に生じた空隙と考えられる.しかし,管状構造が顕著な場合には時に外分泌腫瘍,特に腺癌と誤診される場合もあり注意を要する(図5).管状の構造を呈する NET は,特に十二指腸のソマトスタチン somatostatin 産生 NET で頻度が高い(図6).ソマトスタチン産生 NET では,管状構造とともに索状胞巣や,石灰化小体(砂粒体 psammoma body)が多数認められる症例も存在する(図6, 7).石灰化小体の目立つ NET は psammomatous NET とも呼ばれる(図7).十二指腸のソマトスタチン NET では 60% の症例で pseudoglandular + trabecular structure を示し,58% の症例で psammoma body を認めている[1].

NET の腫瘍細胞で,細胞質に脂質を多量に含有し,細胞質が淡明に認められる場合,clear cell variant(clear cell NET)または lipid rich variant(lipid rich NET)と呼称される.膵臓に発生する clear cell NET は,von Hippel-Lindau 病との強い関連も報告されている.消化管 NET においても稀ながら,細胞質が淡明に観察される症例は認められるが,消化管では特定の家族性疾患との関連性は報告がなく,その意義は不明である.しかし,形態的に多量の細胞内脂

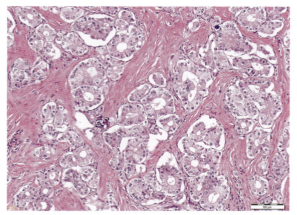

図5 | 管状構造の目立つ十二指腸 NET の組織像（強拡大，HE 染色）
腫瘍細胞が立方状を示し，管状に配列する．核が間質側に配列し外分泌腺と類似するため，腺癌との鑑別を要する．腺癌に比して核や細胞の形状が均等である．真の外分泌腺と異なり，管腔内に時に小血管や血管内皮細胞が観察される．

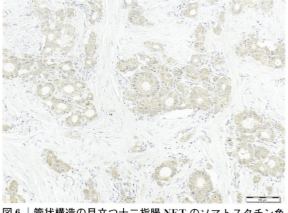

図6 | 管状構造の目立つ十二指腸 NET のソマトスタチン免疫染色（図5と同一症例）
十二指腸 NET で管状構造や石灰化小体の目立つ症例では，しばしばソマトスタチン産生が確認される．多くの場合は，ソマトスタチン産生に由来する臨床症状は伴わない．

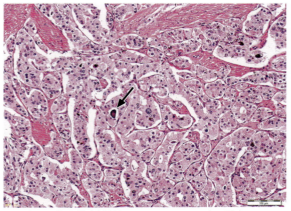

図7 | 石灰化小体（砂粒体 psammoma body）の目立つ Vater 乳頭部 NET の組織像（強拡大，HE 染色）
腫瘍胞巣内に小型の石灰化小体（矢印）が複数観察される．図5のような管状構造を示す NET で多く認められる．（東海大学・平林健一先生よりのご提供）

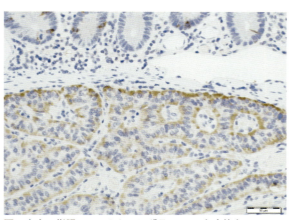

図8 | 十二指腸 NET のクロモグラニン A 免疫染色
正常陰窩の深部に認められる内分泌細胞に比較して腫瘍細胞の染色性は弱いことが多い．腫瘍細胞内の血管，間質側に染色される．

質により核が圧排されることで核の形態所見がよく観察できないことから，粘液腺や転移性腫瘍などとの鑑別が難しい場合もある．このような点で，clear cell NET の存在を十分認識しておく必要がある．腫瘍細胞内の異常なミトコンドリアの蓄積に伴い，腫瘍細胞の好酸性が強く認められる症例を oncocytic variant（oncocytic NET）と呼ぶ．oncocytic な形態を示す内分泌腫瘍は，特に甲状腺，副甲状腺，下垂体に多く認められるが，膵消化管では稀で，特に消化管における報告はほとんど認められない．

組織学的に NET の可能性を強く疑った場合は，免疫染色により神経内分泌分化があることを確認して確定診断に至る．内分泌マーカーとしては，クロモグラニン chromogranin A とシナプトフィジン synaptophysin が推奨される（図8，9）．このうち，クロモグラニン A は特異性が高いが感度が低いため，局所的な染色性や弱い染色性に留まることも稀ではない．膵 NET の NET G1，G2 では，ほとんどの症例がクロモグラニン A 陽性を示すが，特に直腸を含む後腸に由来する NET や増殖能の高い NET では，クロモグラニン A の陽性率が低い．クロモグラニン A は内分泌顆粒に存在することから，顆粒状に染色

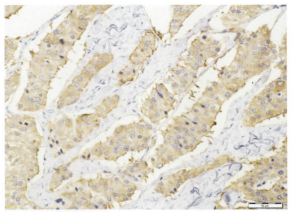

図9 | 十二指腸 NET のシナプトフィジン免疫染色
シナプトフィジンはクロモグラニン A に比して感度が高く, 腫瘍内にびまん性に染色されることが多い.

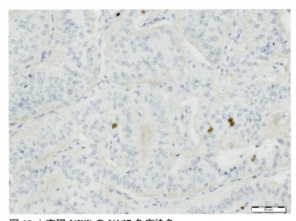

図10 | 直腸 NET の Ki67 免疫染色
Ki67 index 0.3％. NET G1 と診断した症例. Ki67 index のカウントには, 弱拡大で最も陽性率の高い視野を選択し, 拡大を上げて 2,000 個の腫瘍細胞をカウントする.

される(図8). また, 内分泌細胞の極性から細胞の血管間質側が強く染色されることがある(図8). 消化管の陰窩深部には散在性に内分泌細胞が存在しており, 免疫染色の評価の際には内因性コントロールとしても有用な所見であるが, 腫瘍細胞では, 陰窩に分布する正常な内分泌細胞に比べて通常やや弱い染色性を示す(図8). シナプトフィジンはクロモグラニン A に比べて感度が高く, 多くの NET でびまん性に強い染色性が確認される(図9). ただし, シナプトフィジンは特異性が低く, NET 以外の腫瘍においても陽性となる場合がある. クロモグラニン A が陰性で, シナプトフィジンのみが陽性となる NET も存在するが, この場合には HE 染色標本による形態学的な評価がきわめて重要となる. 神経細胞接着分子 neural cell adhesion molecule (NCAM ; CD 56) や神経特異エノラーゼ neuron specific enolase (NSE) は, 高い感度を示す内分泌マーカーであるものの, シナプトフィジンよりも特異性が低く, NET の診断には推奨されない.

HE 染色標本における形態観察, 免疫染色による内分泌分化の確認の後, NET と診断に至る. NET は, 2010 年に発行された WHO 分類に準拠し, 核分裂指数および Ki67 index によって, G1, G2, NEC に分類される[2] (図10). したがって, NET と診断に至った症例は, 全症例で核分裂指数の評価と, Ki67 標識率の評価が必須となる (後述第 2 部, 「3. WHO 2010 分類」参照). すなわち, HE 染色標本で NET を強く疑った症例には, 少なくともクロモグラニン A, シナプトフィジン, Ki67 の免疫染色は必須である.

2. 低分化型 NEC の組織像と特性

本項で解説する低分化型 neuroendocrine carcinoma (NEC) は small cell type または large cell type に相当する腫瘍群を指し, mitotic count＞20 per 10 HPF (強拡大視野 high power field) または Ki67 index＞20％ を満たすすべての腫瘍群を指す "NEC G3" とは異なる. すなわち, mitotic count＞20 per 10 HPF または Ki67 index＞20％ を満たす腫瘍のうちで, 組織学的に "低分化" な形態を示す腫瘍を指す. このようなことから, 本稿では誤解のないように "低分化型 NEC" として記載する.

低分化型 NEC は, 全消化器悪性腫瘍のうち 10～20％ を占める[3]. 第 1 部で述べた Ito らの日本人 NET 患者の統計学的調査では, 消化管 NET 全体の 6.2％ を占めるとされるが, その頻度は前腸由来 NET では 12％ と高く, 後腸由来 NET では 2.3％ と少ない[4].

低分化型 NEC は細胞異型, 核濃染が強く, 索状配列やリボン状配列を示さずに, 高い細胞密度でびまん性または大型の充実胞巣を形成し増殖する. 胞巣間に網目状に介在する血管構築は不明瞭化する(図11, 12). 低分化型 NEC では凝固壊死が高頻度に認められ, 多数の核分裂像を認める. 低分化型 NEC では, 免疫組織学的な神経内分泌マーカーの発現が

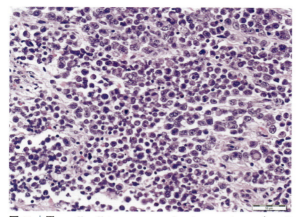

図11 | 胃 small cell type neuroendocrine carcinoma (small cell NEC) の組織像（HE染色，強拡大）
腫瘍細胞は小型でN/Cが高く，核濃染が目立つ．細胞の大小不同は目立たないものの，核の形状不整が顕著に観察される．びまん性に増殖を示し，索状やリボン状の細胞配列は認められない．核分裂像が多数観察される．

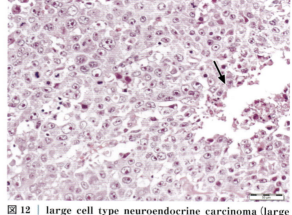

図12 | large cell type neuroendocrine carcinoma (large cell NEC) の組織像（HE染色，強拡大）
腫瘍細胞は大型で広い細胞質を有する．大型で不整形の核小体を認める．核の形状不整が顕著に観察される．びまん性に増殖を示し，索状やリボン状の細胞配列は認められない．核分裂像が多数観察される．多くの症例で壊死を伴う（矢印）．

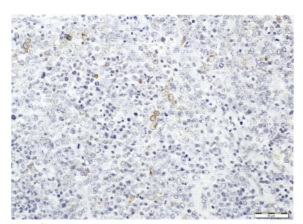

図13 | large cell type neuroendocrine carcinoma (large cell NEC) のクロモグラニンA免疫染色
small cell NEC や large cell NEC では，クロモグラニンAの発現は低く，局所的に弱陽性を示す場合が多い．

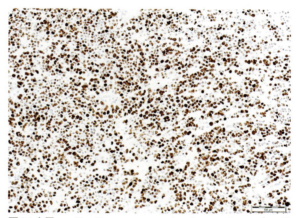

図14 | 胃 small cell type neuroendocrine carcinoma (small cell NEC) のKi67免疫染色
90％以上の腫瘍細胞の核に発現を認める．

低下し，特にクロモグラニンAの発現は腫瘍内でfocalに認められることが多く，高分化型NET（NET G1，G2）で観察されるような強くびまん性の発現動態は通常認められない（図13）．シナプトフィジンは低分化型NECにおいても，クロモグラニンAに比べて強く広範囲に認められることが多い．後述のように高いKi67 index値を示す（図14）．

低分化型NECは，腫瘍細胞の大きさにより，small cellとlarge cell typeに分類される．small cell typeとlarge cell typeの組織学的な鑑別は，肺気管支に発生する small cell carcinoma と large cell neuroendocrine carcinoma の病理診断基準に準拠して行われる[5]．すなわち，small cell typeでは，細胞質に乏しいN/C比の高い類円形〜楕円形（時に短紡錘形）の細胞から構成される．細胞の結合性は乏しいものの，高い細胞密度によって核同士が密着するような"nuclear molding"といわれる組織構築がしばしば観察される．small cell typeでは，核濃染が目立ち，核小体が観察されないか，または核小体が認められた場合でも小型で目立たない（図11）．large cell typeでは，広い細胞質を有する多稜形細胞と不整形の核，明瞭な核小体を有する異型細胞が増殖する（図

12).

肺気管支に発生する腫瘍と同様に，膵消化管の低分化型 NEC においても，しばしば small cell と large cell の境界的な大きさの細胞から構成される腫瘍が存在し，両者の区別が難しい症例もある．small cell type と large cell type は呼吸器同様，いずれもきわめて悪性度が高い腫瘍である．過去に膵の低分化型 NEC では，small cell type が large cell type に比して，細胞増殖能がより高いことや生存期間が短いことなどが報告されている[6,7]．ただ両組織型での治療奏効性の相違は未解明のままで，現時点ではこの両者間に治療戦略的な相違は報告されていない．このため，small cell type と large cell type の区別が難しい場合でも，治療戦略を考えるうえで現時点では臨床的に問題が生じることはないと考える．消化管では，small cell type と large cell type の臨床的・分子生物学的な相違はいまだ明らかでない．

後述のように，外分泌腫瘍の成分が混在していても，その割合が 30％ に満たない場合には広義には NEC と診断されるため，腫瘍内を占める低分化型 NEC 成分の量は NEC か MANEC かという診断名に大きく影響する（後述**第2部**，「**5．MANEC の組織像と特性**」参照）．このため，低分化型 NEC の診断を行う際には，十分に切り出しを行い，外分泌腫瘍が併存していないかどうか，また併存している場合には，より広範囲に外分泌腫瘍の成分がないかを必ず確認する必要がある．

NET G1，G2（高分化型 NET）と NEC（低分化型 NEC）の分子生物学的な相違についての検討は，膵 NET で先行して行われており，消化管 NET での検討は限られている．過去に，NET G1，G2（高分化型 NET）で p53 の異常発現が認められないのに対し，NEC（低分化型 NEC）では腺癌と同様に，高頻度に認められることが大腸の腫瘍で報告された[8]．また，Domori らは胃 NET において，NET G1，G2（高分化型 NET）と NEC（低分化型 NEC）の粘液形質の発現を比較し，NET G1，G2（高分化型 NET）ではムチン蛋白の発現を認めないものの，NEC では併存する腺癌と共通の粘液形質を発現することから，両者の発生機序がまったく異なり，後者の発生過程に腺癌が先行している可能性を示した[9]．近年では，消化管に発生する低分化型 NEC と MANEC および腺癌の間で，分子生物学的な共通性があることが多数報告されており，低分化型 NEC の発生過程が解明されつつある[10~12]．

消化管の低分化型 NEC の分子機構が明らかになりつつある一方で，消化管における高分化型 NET の詳細はいまだ不明な点が多い．膵臓では，Jiao らによって高分化型 NET G1，G2 に特異的な DAXX/ARTX 遺伝子変異が確認されたが，消化管の高分化型 NET における特異的な遺伝子変異や生物学的現象はいまだ明らかではない[13]．

3．WHO 2010 分類

消化管 NET は，2010 年に出版された WHO 分類（WHO 2010 分類）に準拠して組織分類が行われる．WHO 2010 分類は，消化管の他，膵臓，肝胆膵領域の NET の病理診断にも使用されるが，呼吸器や縦隔の NET の病理診断の際には使用されず，これらの臓器には別個の組織分類が適応されている[2,5]．

一般的に内分泌腫瘍では，進行した症例や悪性度の高い症例においても，組織学的に細胞異型が弱く，組織構築が保たれる．このため，組織学的にその悪性度を評価するため，核分裂像や mitotic count の他，転移の有無，侵襲脈管の有無などの複数の病理学的因子を組み合わせて組織分類がなされてきた．しかし，多数の項目を組み合わせた分類方法は，すでに転移した症例や他臓器浸潤を伴う症例において，当然その生物学的悪性度が高く評価されてしまうことから，転移や他臓器浸潤をきたす前に個々の腫瘍の悪性度を予測する因子とはいえなかった[14]．2006 年に，European Neuroendocrine Tumor Society（ENETS）が，現行の WHO 2010 分類のオリジナルとなる，mitotic count と Ki67 index の 2 項目に基づく ENETS 分類を提唱した．この後，2007，2008 年に欧州施設の NET 患者で検討した研究において，この ENETS 分類が生命予後と有意に相関することが，前腸，中腸，後腸由来の NET で示された[15~18]．この結果を受けて，WHO 2010 分類は ENETS 分類を採用する形で，本分類が発行された（**表1**）．

WHO 2010 分類は，腫瘍細胞の有する細胞増殖能を反映した mitotic count と Ki67 index の 2 項目に基づき，NET を G1，G2，NEC（または低分化型 NEC）の 3 つのグレードに分類している（**表1，図13，14**）[2]．この分類方法は確かに簡便な分類方法ではあるが，一方で客観性，再現性の高い mitotic count と Ki67 index の測定がきわめて重要となる．mitotic count と Ki67 index は腫瘍内の視野によって当然異なるが，細胞増殖能の高い領域（いわゆる hot spot）で判定を

する必要がある．したがって，WHO分類の決定のための評価は，カウントを行う視野を適切に選択することから始まる．mitotic countの測定の際には，適切な視野の選択のために少なくとも50HPFs（1HPFを0.2mm²とした場合）を観察し，このうち最も密度の高い領域の10HPFs（合計2mm²）で評価を行った値をmitotic countとする．視野は顕微鏡およびレンズによって異なるため，測定する視野数は適宜調節する．WHO classificationの記載からは，"HPF"が×400を意味していることがわかる．Ki67 indexの測定も，まずはhot spotの選択を行う．腫瘍全体を観察し，最も陽性細胞の多い領域を選択し，500個から2,000個の腫瘍細胞でカウントする（図10, 14）．

生検検体などで観察可能な腫瘍細胞が比較的少ない場合には，観察可能な腫瘍細胞の数と，その中での陽性率を記載し，WHO分類の判定に十分な腫瘍細胞量がないという趣旨を報告するのが望ましい．腫瘍細胞が2,000個に満たない小さな検体で評価したWHO分類と，同一症例の手術検体で評価したWHO分類では，WHO分類の再現性が低いとも報告されており，腫瘍細胞が少ない（2,000個未満）の場合は，WHO分類を記載せず，観察可能な範囲におけるmitotic countとKi67 indexのみを記載する．NET腫瘍細胞では，腫瘍胞巣の間に介在する血管内皮細胞においてもKi67がしばしば陽性となる．図15のように，腫瘍細胞にはほとんどKi67陽性細胞が観察されないものの，血管内皮細胞の多くにKi67が発現する場合がある．したがって，Ki67 indexの評価の際には，免疫染色標本上で，細胞の形状や配列から腫瘍細胞に発現していることを確認しながらカウントする必要がある．

mitotic countとKi67 indexは，いずれも2（/HPFまたは%），20（/HPFまたは%）という共通の閾値が使用されているが，2つのindexが必ずしも同程度の数値を示すわけではない．NET G1, G2では，多くの症例でKi67 indexがmitotic countよりも高い．例えば，mitotic count 1/HPF, Ki67 index 5%のように，2つindexに相違がある場合には，高いほうのindexでWHO分類が決定される．

Ki67は通常，核で明瞭に染色されるが，mitosisは，濃染した核や形状の不整な核などについては，観察者による判断基準に差が生じやすい．一方，Ki67 indexは，画像解析装置を使用した自動測定による客観的な評価方法の可能性についての検討がなされてきた．筆者らの検討では，画像解析装置で

表1｜WHO 2010分類

Grade	mitotic index（10HPF）	Ki67 index（%）
G1	<2	≦2
G2	2〜20	3〜20
NEC	>20	>20

核分裂指数とKi67 indexによって，NET G1, NET G2, NECの3段階に分類される．NECは細胞の大きさによって，small cell NECとlarge cell NECに分類される．近年では，Ki67>20%の症例の中にも，small cell NECやlarge cell NECに比して増殖能が低く，組織学的にもNET G1, G2に類似した組織形態を示す腫瘍の存在が確認されており，NET G3と呼ばれる． （文献2）より引用）

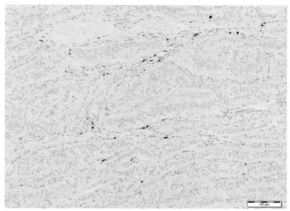

図15｜直腸NETのKi67免疫染色
NETは血管増生が強い腫瘍であり，しばしば血管内皮細胞がKi67陽性となる．この視野ではKi67陽性細胞が多く観察されるが，そのほとんどが血管内皮細胞で，腫瘍細胞における陽性所見はほとんど認められない．免疫染色においても，配列や形状から腫瘍細胞とそれ以外の細胞を区別してカウントする．

Ki67 indexの評価をする場合，用いる解析ソフトに腫瘍細胞の形や色などの情報を正しく認識させる初期設定が的確に行われた場合，画像解析装置で測定されたKi67標識率の結果は高い信頼性が認められた．ただし，①形や色などの情報を正しく認識させるための初期設定に時間を要する，②腫瘍細胞の形状は症例によって異なるため，初期設定を省略することができない，③画像解析装置の価格，などの問題から，実際の日常の病理組織診断に画像解析装置を使用したKi67 indexの測定は，いまだ課題が多いと考える[19]．また，当然ではあるが，形や色などの情報を正しく認識させるための初期設定は観察者の判断に委ねられているため，画像解析装置は"自動化"や"客観的な判断"を目的とした場合には限界があることも理解しておく必要がある．

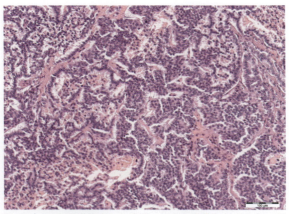

図16 | ESDで切除された直腸NETの組織像（HE染色，弱拡大）
腫瘍細胞は索状，リボン状の胞巣を形成する．胞巣間には細血管が介在する．核は類円型で，高度の異型は認められない．NET G1，G2に観察される高分化型NETの組織像を呈する．

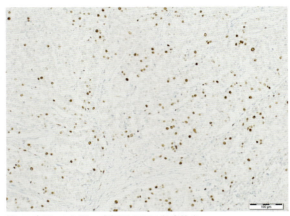

図17 | 図16と同一症例のKi67免疫染色
Ki67 indexが23％．形態的には高分化型NETの像を呈し，Ki67 index＞20％であることから，NET G3と診断される．消化管NETではNET G3は頻度が低い．

　NET G1とNET G2では，核異型の程度や組織構築の特性に相違は認められない．両者とも，前述のような索状胞巣やリボン状の腫瘍細胞胞巣を形成し，網目状の細血管間質を伴う．すなわち，WHO 2010分類でNET G1，G2とされる腫瘍は，組織学的な特徴が明瞭な"高分化型"の腫瘍，すなわち，高分化型NETの形態を呈する腫瘍に相当する．これに対し，先に述べたように，内分泌腫瘍としての特徴的な組織構築や核クロマチン所見を伴わず，内分泌分化を伴う腫瘍を，形態的には"低分化型"の腫瘍という．低分化型腫瘍は，通常きわめて悪性度が高く，形態的にも強い細胞異型や明瞭な核小体を有するなど，"carcinoma"としての特徴を有していることから，低分化型NECと呼称される．したがって，低分化型NECとは形態学的な所見に基づく名称であるが，通常，低分化型NECはKi67 indexが50％を超える高い増殖能を示し，現行の3段階分類においてもWHO分類NET G1，G2となることはない（図5）．

4．WHO分類の次期改訂へ向けての動き

　WHO 2010分類NET G1，G2は高分化型の組織形態を示し，NECは低分化型の組織形態を示すことは先に述べた．しかし，2010年のWHO分類改訂後に，mitotic count＞20 per HPFまたはKi67＞20％となる腫瘍のうち，組織学的に高分化型NETの像を呈する腫瘍の取り扱いについての議論が盛んに行われてきた．Vélayoudom-Céphiseらの検討では，mitotic count＞20 per HPFまたはKi67＞20％に相当する腫瘍では，"高分化型"が12症例，"低分化型"が16例認められ，両者を比較した結果，"高分化型"では"低分化型"よりも，「ソマトスタチン受容体シンチグラフィーの陽性率が高い」，「外科的切除が施行された症例が多い」ことが報告され，反対に，"低分化型"よりも"高分化型"で，「壊死が強い」，「Ki67 indexの高い症例が多い」，「プラチナ併用化学療法の奏効症例が多い」という相違が示されている．この研究は，対象が膵臓NETであり，消化管NETにおける検討は十分とはいえないが，WHO 2010分類で"NEC"と分類される腫瘍群の中の多彩性を示すものであり，この多彩性が古典的な形態的分化度と深い関係があることを示す結果といえる[20]．同時に，mitotic countとKi67 indexのみに基づくWHO 2010分類の限界とも解釈され，特にWHO 2010分類で，"NEC"と定義されるmitotic count＞20 per HPFまたはKi67＞20％の症例の中に，組織学的に"高分化型"の群と"低分化型"の群が存在し，両者の臨床像が異なり，また治療戦略が区別される可能性が示唆されている．

　このような経過から，現在は，mitotic count＞20 per HPFまたはKi67＞20％の腫瘍の中で，形態学的に"高分化型"である腫瘍をNET G3（高分化型NET G3）と呼び（図16，17），低分化型NECとは臨床的・

病理学的にも区別されるようになった[20]．ただし，NET G3 については，現行の WHO 2010 分類には記載がなく，次期の膵臓の NET が含まれる Endocrine Tumor の WHO 分類の改訂で記載が加わる見込みである．

一方，"高分化型"と"低分化型"の境界は必ずしも明瞭ではない．多くの他の悪性腫瘍と同様に，高分化型と低分化型の中間的な形態を示す症例や，両者が混在するような症例も存在し，"高分化型"か"低分化型"かの判断が難しい症例も存在する．Tang らは，多くの領域で"高分化型"の形態を示しているものの，同一腫瘍内の一部に"a morphological apparent high-grade component"を伴う NET 21 症例を抽出し，これらの症例の臨床病理学的な特性を"高分化型"NET と"低分化型"NEC と比較した．この結果，"a morphological apparent high-grade component"を伴う高分化型 NET は，膵臓が圧倒的に多いものの，小腸や直腸などの消化管にも少数例存在し，これらの症例は免疫染色で p53 陰性，Rb 異常発現陰性，DAXX/ATRX/MEN 1 過剰発現を認めるなど，"高分化型"NET と共通の分子生物学的な特性を示すものの，臨床的には高分化型 NET よりも明らかに遠隔転移率が高く（84％），生存期間は"高分化型"と"低分化型"の中間であると報告している[21]．したがって，"高分化型"と"低分化型"の中間に相当する腫瘍群は消化管にも確かに存在し，これらの症例は分子生物学的には NET G1，G2 に類似するものの，臨床的には高分化型 NET よりも悪性度が高い腫瘍であると解釈することができる．

Sorbye らは，SEER database より膵消化管において，低分化型 NEC と診断された 2,546 症例の後ろ向き解析を行った結果，Ki 67 index＜55％の症例では，Ki67≧55％の症例と比較してその生存期間は長く，プラチナ併用化学療法の奏効性が低いことを報告した[22]．この報告は，WHO 2010 分類で"NEC"とされた heterogeneous な疾患群において，治療方針の参考となる明確な指標として臨床的に注目されている．現時点では，WHO 分類の改訂に Ki67 標識率の新しいカットオフ値が採用される予定はないものの，NEC の診断の際には，臨床的に"55％"という数値は治療戦略を考えるうえで重要な意味を持つため，Ki67 index の絶対値を記載する必要がある．

Ki67 index は連続関数であるため，唯一無二のカットオフ値を設定することは難しい．現時点では，2％および 20％（または per HPF）が採択されている

ものの，特に G1 と G2 の間の 2％については，他にも複数のカットオフ値の有用性が報告されており議論が絶えない．ただし，NET G1 と NET G2 は分子生物学的な特性が共通している点や，治療方針の決定に大きな影響を与えない点から，混乱を避けるために，次期 WHO 分類の改訂においても，現行のカットオフ値を継続して使用する可能性が高い．

5. MANEC の組織像と特性

混合型腺神経内分泌癌 mixed adenoneuroendocrine carcinoma（MANEC）は，内分泌腫瘍と外分泌腫瘍が種々の程度に混在し，かつ，腫瘍内に両方の成分が 30％以上存在する腫瘍である（**図 18**）．MANEC の多くは，内分泌腫瘍成分が NEC（低分化型 NEC），外分泌腫瘍成分が腺癌の像を呈する．このため，"carcinoma"という名称が用いられているが，内分泌腫瘍成分が NET G1，G2，外分泌腫瘍成分が腺腫である症例も存在し，この場合でも広義に"MANEC"と呼称されることがあり注意を要する．内分泌腫瘍と外分泌腫瘍が混在するものの，一方の成分が 70％以上を占め，もう一方の成分が 30％に満たない場合には，NEC with ductal differentiation や，adenocarcinoma with neuroendocrine differentiation という名称が使用される（**図 18**）[23]．

消化管 MANEC は，肉眼的に腺癌と同様に多彩な形態を呈し，多くの進行症例では肉眼所見から MANEC と腺癌を区別することが難しい（**第 1 部，図 3 参照**）．筆者の経験では，MANEC の腺癌の成分と NEC の成分は不規則に混在する症例が多い（**図 19**）が，両成分の境界は明瞭な症例も時に存在する．両者の成分が不規則に混在する場合，それぞれの成分が免疫組織学的にも明瞭に腺系・内分泌系と区別可能な症例や，形態的に内分泌腫瘍と外分泌腫瘍の中間的な像を呈し，免疫組織学的に内分泌・外分泌の両方へ分化を示す症例も経験される（**図 20〜22**）．同一の腫瘍細胞に，内分泌顆粒と粘液の両方が確認される細胞から構成される腫瘍を amphicrine carcinoma と呼ぶが，amphicrine carcinoma はきわめて稀で，免疫染色で内分泌・外分泌マーカーの両方が陽性となったり，両者の区別がつきにくい中間的な形態を示したりする腫瘍とは異なる．

MANEC の発生機序としては，①腺癌の組織中で，一部の細胞が内分泌分化を獲得する，②内分泌と外分泌の両者に分化する能力を有する多能性幹細胞に

26　1．消化管 NET

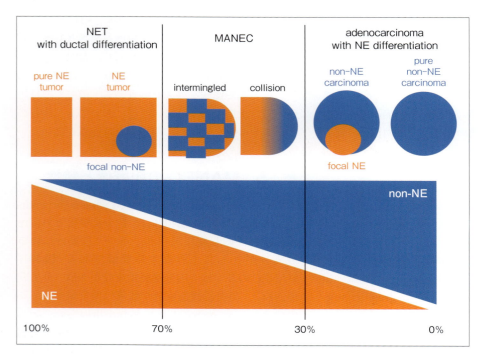

図18 | mixed adenoneuroendocrine carcinoma（MANEC）と neuroendocrine carcinoma, non-endocrine carcinoma の概要
MANEC は内分泌腫瘍の成分（オレンジ）と外分泌腫瘍の成分（青）がいずれも 30％以上存在する．内分泌腫瘍の成分が 70％以上存在し，外分泌腫瘍の成分が 30％未満である場合には併存する腫瘍の組織型を併記し，NET（または NEC）with ductal differentiation のように診断する．
NE：neuroendocrine（文献23）より引用改変）

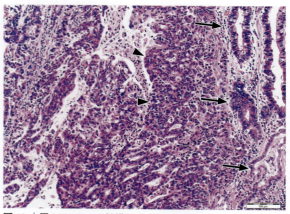

図19 | 胃 MANEC の組織所見（第1部 図3 と同一症例，中拡大）
高分化～中分化型腺癌の成分（矢印）と，neuroendocrine carcinoma（NEC）の成分（矢頭）が混在する．NEC の成分は大型の腫瘍細胞からなり large cell NEC の形態を示す．（仙台医療センター・鈴木博義先生よりのご提供）

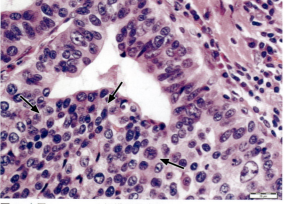

図20 | 胃 MANEC の組織所見（図19 と同一症例，強拡大）
腺管を形成する腺癌成分と，シート状に増殖する NEC の成分が移行する部分では，構築が異なるものの，核や細胞の形態に明瞭な相違が認められないことが多く，内分泌腫瘍成分か外分泌腫瘍成分か判断の難しい細胞も観察される（矢印）．このため，生検などの小さな検体では NEC と低分化腺癌の区別が難しい．（仙台医療センター・鈴木博義先生よりのご提供）

由来する，③内分泌腫瘍と外分泌腫瘍が同一部位に発生する（衝突癌），の3つの仮説が提唱されている．近年では，消化管 MANEC は消化管 NEC とともに，同一症例内に併存する腺癌の成分と NEC の成分が共通する分子生物学的特性を示すことが報告され，MANEC の発生機序に NEC と同様，腺癌と共通の分子が関与していると考えられている[24]．一方，内分泌・外分泌腫瘍の両成分が明らかな境界を有する症例も経験されることから，両成分が偶発的に同じ部位に発生した可能性も念頭に置く必要があると考える．

　MANEC では，内分泌腫瘍成分，外分泌腫瘍成分の悪性度に多彩性があり，また各々の占める割合も多様であることから，治療法や悪性度などに国際基

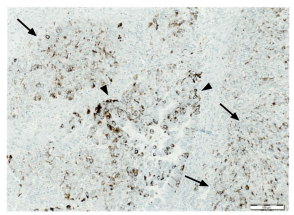

図21 | 胃 MANEC のクロモグラニン A 免疫染色（図20と同一症例）
クロモグラニン A は形態的に内分泌腫瘍の特徴を有する領域に多く染色されているが（矢印），形態的に腺癌の像を示す成分にも散在性に染色され（矢頭），腫瘍内で内分泌・外分泌腫瘍成分の境界線を引くのが難しい．（仙台医療センター・鈴木博義先生よりのご提供）

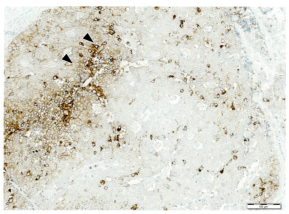

図22 | 胃 MANEC の CEA 免疫染色（図20と同一症例）
MANEC では形態的に明らかな腺癌の成分に CEA が陽性であるが（矢頭），クロモグラニン A と CEA の両者が陽性となる領域も存在し，内分泌・外分泌腺癌の境界が不明瞭な場合が多い．（仙台医療センター・鈴木博義先生よりのご提供）

準を設定することが難しい．しかし，内分泌腫瘍成分が NEC に相当する症例は，外分泌腫瘍成分が腺腫であっても腺癌であってもその臨床予後はきわめて不良であるとされることから，内分泌腫瘍成分の悪性度については，通常の NET と同様に，mitotic count と Ki67 index によって G1，G2，NEC のいずれに相当するかを評価すべきである（**図23**）[23]．

形態的に外分泌腫瘍の像を呈する腫瘍でも，内分泌マーカーが散在性に陽性となる症例は稀ではない．特に，CD56 は腺癌においても広範囲に陽性となる場合がある．MANEC の診断の際の内分泌分化とは，免疫染色の結果のみで決定するのではなく，形態的に内分泌腫瘍の像を呈していることが確認されたうえで，免疫染色結果を参照することが重要である．

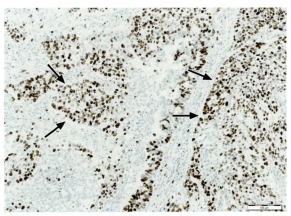

図23 | 胃 MANEC の Ki67 免疫染色（図20と同一症例）
MANEC では外分泌成分が腺癌，内分泌成分が NEC であることが多いが，外分泌成分が腺腫である症例や，内分泌成分が NET G1，G2 である症例も存在し，この場合，通常の NET 病理診断と同様に，Ki67 index の正確な評価が必要となる．本症例では NEC における Ki67 index が 80% 程度を示す（矢印）．（仙台医療センター・鈴木博義先生よりのご提供）

6. NET のソマトスタチン受容体について

ソマトスタチンは，内分泌細胞のペプチドホルモンの合成や分泌，細胞増殖，血管増殖などの多彩な生物学的現象に対して抑制的に作用するペプチドホルモンである．内分泌細胞の細胞膜に存在するソマトスタチン特異的受容体は，細胞膜を通過する G 蛋白とそれに連結する 7 つの蛋白質から構成される．ソマトスタチン受容体 somatostatin receptor（SSTR）には，SSTR1，SSTR2A，SSTR2B，SSTR3，SSTR4，SSTR5 の 6 種類のサブタイプが存在する．SSTR サブタイプの発現状況によって，ソマトスタチンが標的細胞に結合し，異なる生物学的作用を発揮するが，特に SSTR2 と SSTR5 は強いホルモン分泌抑制作用を発揮する．現在，本邦で NET 治療に臨床応用されているソマトスタチン誘導体 somatostatin analog（SA）の octreotide は，SSTR2，SSTR5 と強い親和性を有する．SSTR2 は NET 全体の 80% 程度に発現しているといわれているが，特に消化管 NET での発

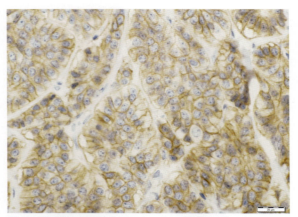

図24 | 回腸NETのソマトスタチン受容体2[somatostatin receptor 2 (SSTR2)]の免疫染色
腫瘍細胞の50％以上で全周性に染色されており，score 3 と判定した症例．SSTR2は腫瘍細胞の細胞膜に染色された場合，ソマトスタチン受容体シンチグラフィーとの一致性が高い．

現頻度が高い（>90％）[25]．octreotideはNETのホルモン分泌抑制作用に加え，腫瘍増殖を抑制することが確認されている．現在では，NETによる過剰ホルモン分泌に伴う症状の改善，または切除不能な進行性消化管NETに対する抗腫瘍薬として認可されている．

octreotideは，腫瘍細胞のSSTR2またはSSTR5に結合し作用を発揮することから，治療方針の選択のためにSSTR2，SSTR5の発現状況を検討することが望まれる．欧米では，ソマトスタチンに放射性同位元素を結合させたものを与えて，radiotracerの集積を核医学的に検出するSSTR scintigraphyが広く行われている．本邦においても，欧米に遅れること15年程度を経てようやく2015年9月に保険承認が得られ，検査が行われるようになった．SSTR scintigraphyの承認までの間，本邦では，SSTRの発現状況を免疫組織化学的に評価するのが一般的であったため，SSTR scintigraphyが承認された現在においても，その簡便性や再現性の高さから免疫染色は一般的な検査方法として普及している．

SSTR2およびSSTR5は，monoclonal抗体（それぞれUMB-1とUMB-4）において，従来使用されてきたpolyclonal抗体よりも感度が高いことが報告されている[26]．これらの染色の結果とSA製剤の奏効性を示す客観的なデータはいまだないものの，筆者の経験からは，monoclonal抗体がpolyclonal抗体よりも細胞膜に選択的に染色され，染色・評価に適し

ていると考える（図24）．免疫染色の判定方法であるが，VolanteらはSSTR2Aの免疫染色パターンを，score 0：染色性なし，score 1：細胞質のみ陽性，score 2：50％未満で細胞膜陽性，score 3：50％以上の細胞で細胞膜陽性，と報告している．その結果，score 2以上においてSSTR scintigraphyの結果と有意に一致すると述べている．したがって，SSTRの免疫染色の判定には細胞膜染色所見を確認する必要がある．

7．TNM分類

病理診断の際には，①発生する臓器名，組織形態学的および免疫組織化学的なNETの特徴，②WHO分類，③TNM分類，④リンパ節転移の有無，転移リンパ節の数，遠隔転移，を病理報告書に記載すべき必須項目としている．このうち，TNM分類には，現在，ENETSが提唱するTNM分類（ENETS-TNM）と，AJCC/UICC（米国がん合同委員会 American Joint Cancer Committee/国際対がん連合 Union Internationale Contrele Cancer）が提唱するTNM分類（AJCC/UICC-TNM）が存在する．両分類のうち，消化管では虫垂のT分類が異なるため注意を要する（表2）[27]．AJCC/UICC-TNM分類は他悪性腫瘍と共通する分類であるが，ENETS-TNM分類はNETに特異的な分類である．後述のように，虫垂NETは虫垂周囲組織/臓器への浸潤はほとんど認められないなど，虫垂のその他の悪性腫瘍と異なることから，ENETS分類は虫垂NETの特徴に沿って区分されている．実際の診療の際には，AJCC/UICC-TNMの認知度に比して，ENETS-TNMの認知度はいまだ低く，NETのみに異なるTNM分類を使用することは混乱を招く可能性が十分にある．したがって，現時点ではいずれの分類を使用してもよいが，臨床医の誤解を招くことのないよう，必ずどちらを用いたかを併記する．

（謝辞：貴重な病理標本をご提供頂きました仙台医療センター・鈴木博義先生，東海大学病理診断学・平林健一先生に心より御礼申し上げます．）

（笠島敦子，笹野公伸）

文 献

1) Garbrecht N, Anlauf M, Schmitt A et al：Somatostatin-producing neuroendocrine tumors of the duodenum and pancreas：incidence, types, biological behavior, associa-

表2 | 虫垂の TNM 分類（ENETS-TNM と AJCC/UICC-TNM の比較）

	ENETS-TNM	AJCC/UICC-TNM
T1	≦1cm：invasion of muscularis propria	pT1a ≦1cm pT1b 1cm<，≦2cm
T2	≦2cm and ＜3mm invasion of subserosa/mesoappendix	2cm<，≦4cm or invasion of cecum
T3	2cm＜ or 3mm＜ invasion of subserosa/mesoappendix	4cm＜ or invasion of ileum
T4	invasion of peritoneum/other organs	invasion of peritoneum/other organs

tion with inherited syndromes, and functional activity. Endocr Relat Cancer 15：229-241, 2008

2) Bosman F, Camerio F, Hruban R et al：WHO Classification of Tumours of the Digestive System, IARC Press, Lyon, 2010

3) Yao JC, Hassan M, Phan A et al：One hundred years after "carcinoid"：epidemiology of and prognostic factors for neuroendocrine tumors in 35,825 cases in the United States. J Clin Oncol 26：3063-3072, 2008

4) Ito T, Igarashi H, Nakamura K et al：Epidemiological trends of pancreatic and gastrointestinal neuroendocrine tumors in Japan：a nationwide survey analysis. J Gastroenterol 50：58-64, 2015

5) Travis WD, Brambilla E, Burke AP et al：WHO Classification of Tumours of the Lung, Pleura, Thymus and Heart, IARC Press, Lyon, 2015

6) Yachida S, Vakiani E, White CM et al：Small cell and large cell neuroendocrine carcinomas of the pancreas are genetically similar and distinct from well-differentiated pancreatic neuroendocrine tumors. Am J Surg Pathol 36：173-184, 2012

7) Basturk O, Tang L, Hruban RH et al：Poorly differentiated neuroendocrine carcinomas of the pancreas：a clinicopathologic analysis of 44 cases. Am J Surg Pathol 38：437-447, 2014

8) Vortmeyer AO, Lubensky IA, Merino MJ et al：Concordance of genetic alterations in poorly differentiated colorectal neuroendocrine carcinomas and associated adenocarcinomas. J Natl Cancer Inst 89：1448-1453, 1997

9) Domori K, Nishikura K, Ajioka Y et al：Mucin phenotype expression of gastric neuroendocrine neoplasms：analysis of histopathology and carcinogenesis. Gastric Cancer 17：263-272, 2014

10) Takizawa N, Ohishi Y, Hirahashi M et al：Molecular characteristics of colorectal neuroendocrine carcinoma；similarities with adenocarcinoma rather than neuroendocrine tumor. Hum Pathol 46：1890-1900, 2015

11) Olevian DC, Nikiforova MN, Chiosea S et al：Colorectal poorly differentiated neuroendocrine carcinomas frequently exhibit BRAF mutations and are associated with poor overall survival. Hum Pathol 49：124-134, 2016

12) Sahnane N, Furlan D, Monti M et al：Microsatellite unstable gastrointestinal neuroendocrine carcinomas：a new clinicopathologic entity. Endocr Relat Cancer 22：35-45, 2015

13) Jiao Y, Shi C, Edil BH et al：DAXX/ATRX, MEN1, and mTOR pathway genes are frequently altered in pancreatic neuroendocrine tumors. Science 331：1199-1203, 2011

14) Solcia E, Klöppel G, Sobin LH：Histological Typing of Endocrine Tumours, 2nd ed, Springer, Berlin, 2000

15) Rindi G, Klöppel G, Alhman H et al：TNM staging of foregut (neuro) endocrine tumors：a consensus proposal including a grading system. Virchows Arch 449：395-401, 2006

16) Rindi G, Klöppel G, Couvelard A et al：TNM staging of midgut and hindgut (neuro) endocrine tumors：a consensus proposal including a grading system. Virchows Arch 451：757-762, 2007

17) Pape UF, Jann H, Müller-Nordhorn J et al：Prognostic relevance of a novel TNM classification system for upper gastroenteropancreatic neuroendocrine tumors. Cancer 113：256-265, 2008

18) Jann H, Roll S, Couvelard A et al：Neuroendocrine tumors of midgut and hindgut origin：tumor-node-metastasis classification determines clinical outcome. Cancer 117：3332-3341, 2011

19) Reid MD, Bagci P, Ohike N et al：Calculation of the Ki67 index in pancreatic neuroendocrine tumors：a comparative analysis of four counting methodologies. Mod Pathol 28：686-694, 2015

20) Vélayoudom-Céphise FL, Duvillard P, Foucan L et al：Are G3 ENETS neuroendocrine neoplasms heterogeneous? Endocr Relat Cancer 20：649-657, 2013

21) Tang LH, Untch BR, Reidy DL et al：Well-differentiated neuroendocrine tumors with a morphologically apparent high-grade component：a pathway distinct from poorly differentiated neuroendocrine carcinomas. Clin Cancer Res 22：1011-1017, 2016

22) Sorbye H, Strosberg J, Baudin E et al：Gastroenteropancreatic high-grade neuroendocrine carcinoma. Cancer 120：2814-2823, 2014

23) La Rosa S, Marando A, Sessa F et al：Mixed adenoneuroendocrine carcinomas (MANECs) of the gastrointestinal tract：an update. Cancers (Basel) 4：11-30, 2012

24) Scardoni M, Vittoria E, Volante M et al：Mixed adenoneuroendocrine carcinomas of the gastrointestinal tract：targeted next-generation sequencing suggests a monoclonal origin of the two components. Neuroendocrinology 100：310-316, 2014

25) Papotti M, Bongiovanni M, Volante M et al：Expression of somatostatin receptor types 1-5 in 81 cases of gastrointestinal and pancreatic endocrine tumors. A correlative immunohistochemical and reverse-transcriptase polymerase chain reaction analysis. Virchows Arch 440：461-475, 2002

26) Kaemmerer D, Lupp A, Peter L et al：Correlation of monoclonal and polyclonal somatostatin receptor 5 antibodies in pancreatic neuroendocrine tumors. Int J Clin Exp Pathol 6：49-54, 2013

27) Klöppel G, Rindi G, Perren A et al：The ENETS and AJCC/UICC TNM classifications of the neuroendocrine tumors of the gastrointestinal tract and the pancreas：a statement. Virchows Arch 456：595-597, 2010

第3部　鑑別ポイント

1. 食　道

　食道に発生する NET は膵消化管 NET 全体の 5 %
と頻度が低い．食道 NET のほとんど（92 %）は低分
化型 NEC であり，高分化型 NET はきわめて稀であ
る[1]．このため，食道の高分化型 NET に遭遇した場
合には，転移性腫瘍の可能性や異所性組織に由来す
る腫瘍の可能性がないか検索することが望ましい．
食道の低分化型 NEC の多くは small cell type の像を
呈する．small cell type の NEC は，しばしば basa-
loid squamous cell carcinoma と組織像が類似する．
特に，小さな検体においては，両者の鑑別が難しい
ことが多い．basaloid squamous cell carcinoma では
内分泌マーカーが陰性であり，食道 small cell type
NEC では扁平上皮系マーカーの染色性がきわめて弱
く，鑑別に有用な所見である．食道 small cell type
NEC は症例数が少なく，いまだ治療方法が確立して
いないが，肺小細胞癌と同様に悪性度の高い腫瘍が
多く，肺小細胞癌に準じた化学療法が選択されるこ
とが多い．このため，食道 small cell type NEC とそ
の他の腫瘍との鑑別はきわめて重要である．

2. 胃

　胃には，セロトニン serotonin を産生する腸クロ
ム親和性細胞 enterochromaffin cell（EC cell），ガス
トリン gastrin を産生する G cell，ソマトスタチン
somatostatin を産生する D cell，ヒスタミン hista-
mine を産生する EC-like cell（ECL cell）など，異な
るホルモンを産生する複数種類の内分泌細胞が存在

し，それぞれが相互に作用し，胃酸分泌や消化運動
を調整している．このうち，ガストリンとヒスタミ
ンは，壁細胞における胃酸分泌に対し促進的に作用
する．胃 NET のうち ECL cell NET は，胃酸分泌環
境の変化や，MEN1 などに伴うホルモン環境の変化
に伴って 2 次的に発生する症例と孤発性に発生する
症例が存在し，臨床像が異なる．Rindi は，胃 ECL
cell NET を 3 つのタイプに分類した[2]．ECL cell 以
外の細胞に由来するガストリンやソマトスタチン，
セロトニンなどを産生する NET については，Rindi
分類は使用されない．

　Rindi 分類 1 型 NET は慢性萎縮性胃炎に伴う高ガ
ストリン血症に関連し，胃 NET のおよそ 50 % 程度
を占める[3]．慢性萎縮性胃炎では，壁細胞の破綻に
より低胃酸または無酸となり，高ガストリン血症を
呈する．ガストリンは ECL cell の増殖を促し，ECL
cell NET が形成される．type 1 NET は中高年の女性
に多く，ほぼ全症例が 1.5 cm 未満と小型で，しばし
ば多発するものの，遠隔転移は稀な予後良好な腫瘍
である．type 1 NET では，胃粘膜の深部でしばしば
ECL cell hyperplasia や micronest を観察する．深部
浸潤や転移が少ないため，内視鏡的切除が推奨され
るが，多発性病変で ECL cell hyperplasia や ECL cell
micronest のため，断端の評価が重要になる．慢性
萎縮性胃炎は欧米では通常，A 型胃炎（自己免疫性
胃炎）に伴って発生するが，本邦では慢性胃炎の多
くが Helicobacter pylori（H. pylori）に関連する B 型
胃炎である．B 型胃炎においても，低胃酸環境や血
清ガストリンの上昇が認められ，type 1 NET に似た
多発性 NET を発生する可能性も示唆されている[4]．た

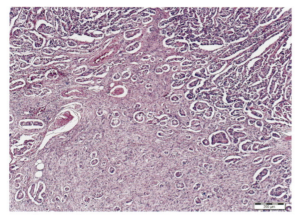

図1 | Vater 乳頭に発生した gangliocytic paraganglioma の組織像（弱拡大，HE 染色）
胞巣状，管状構造を呈して増殖する NET 成分が観察されるが，その間に末梢神経に類似する紡錘形細胞の増生が認められる．（昭和大学藤が丘病院・大池信之先生よりのご提供）

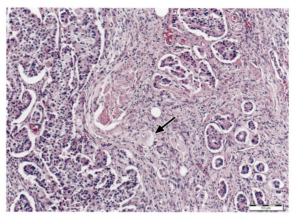

図2 | Vater 乳頭に発生した gangliocytic paraganglioma の組織像（強拡大，HE 染色，図1と同一症例）
NET 成分は NET G1，G2 に類似する．末梢神経に類似する紡錘形細胞と少数の神経節細胞様細胞（矢印）が観察される．（昭和大学藤が丘病院・大池信之先生よりのご提供）

だし，B 型胃炎では，A 型胃炎に比して血清ガストリン値の増加が少なく，A 型胃炎と B 型胃炎では ECL cell NET が発症する機序は異なる可能性も考えられる．

Rindi 分類2型 NET は，MEN1 に随伴して発生したガストリノーマ gastrinoma によって，高ガストリン血症および Zollinger-Ellison 症候群を呈し，ECL cell の増殖が促進され発生する．type 2 NET は胃 NET 全体の5％程度で最も頻度が低い．type 1 NET と同様に，小型で悪性度が低い．多くの症例で，周囲粘膜に ECL cell micronest を観察する[3]．

Rindi 分類3型 NET は，高ガストリン血症を伴わず，散発性に発生し，胃 NET 全体の15％程度を占める．腫瘍径が2cm を超える症例が多く，局所浸潤，遠隔転移率が高い．Rindi 分類3型は悪性度が高く，遠隔転移がない場合には腫瘍径が小さくとも外科的切除が考慮される[3,5]．

この他，胃では低分化型 NEC や MANEC が，胃 NET 全体のそれぞれ21％，7％程度と頻度が高い[3]．いずれも低分化型腺癌との鑑別を要するため，内分泌マーカーの陽性所見を確認する必要があるが，低分化型 NEC ではしばしば内分泌マーカーの発現が低下し，腺癌との鑑別が難しい．前述のように，低分化型 NEC と腺癌は分子生物学的に共通性が示されており，形態的にも中間的な像を呈する腫瘍も存在するため，両者の区別は難しい場合がある．筆者は CEA を併用し，微小な腺腔の有無や粘液の有無を確認し，低分化型腺癌の可能性を検索するようにしている．

3. 十二指腸・Vater 乳頭 NET

十二指腸・Vater 乳頭 NET には，ガストリンやソマトスタチンを産生するホルモン産生性 NET の頻度が高い．このうち，ガストリンを産生する NET が最も多く（46％），ほとんどが球部に発生し，このうち半数程度は臨床的にガストリン産生に伴う臨床症状を伴う（ガストリノーマ）[6]．ソマトスタチン産生を示す NET は，ほとんどが十二指腸下行部または Vater 乳頭に発生し，臨床症状は伴わない．ソマトスタチン産生 NET は，前述のように，明瞭な管状構造を呈することが多いため，腺癌と間違わないように気を付けなくてはいけない（第2部，図5〜7参照）．

Vater 乳頭およびその近傍の十二指腸粘膜は，gangliocytic paraganglioma の好発部位である．gangliocytic paraganglioma は，①高分化型 NET の成分，②末梢神経に類似した紡錘形細胞の成分，③神経節細胞の成分，の3種類から構成される稀な腫瘍であり，そのほとんどが十二指腸，特に Vater 乳頭に発生する[7,8]（図1，2）．gangliocytic paraganglioma は稀な腫瘍で，症例の少なさから腫瘍起源がいまだ未解明であるが，現時点では paraganglioma の亜型とする仮説が支持されている．gangliocytic paraganglioma は局所浸潤する症例が多いにもかかわらず，リンパ節転移や遠隔転移率が低い．gangliocytic paraganglioma の NET 成分は高頻度にソマトスタチ

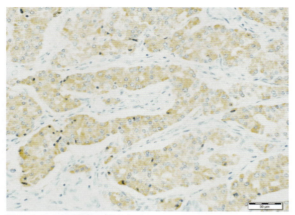

図3 Vater 乳頭に発生した gangliocytic paraganglioma のソマトスタチン免疫染色（図1と同一症例）

gangliocytic paraganglioma の中に観察される NET 成分では，十二指腸 NET と同様にソマトスタチン産生を伴う症例が多く存在するが，NET よりもリンパ節転移の頻度が低く，区別する必要がある．（昭和大学藤が丘病院・大池信之先生よりのご提供）

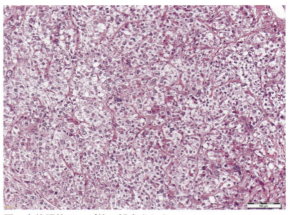

図4 傍腸管リンパ節に観察された paraganglioma

paraganglioma は類円形の充実胞巣（Zellballen）を形成し，胞巣間に細血管が走行する．均質な細胞から構成される点や細胞質が細顆粒状を呈する点などで NET と組織像が類似する．内分泌マーカーが陽性となるが，サイトケラチンは通常陰性であり，鑑別に有用である．

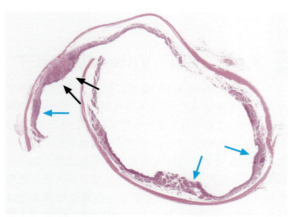

図5 MEN1 に伴うガストリノーマの診断で膵頭十二指腸切除の行われた症例の十二指腸のルーペ像（第1部図4と同一症例）

肉眼的に隆起性病変が認められる部分（黒矢印）の他にも，組織学的に粘膜内〜粘膜下に微小な NET が複数観察される（青矢印）．

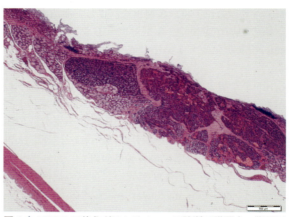

図6 MEN1 に伴うガストリノーマの診断で膵頭十二指腸切除の行われた症例の十二指腸の組織像（弱拡大，図5と同一症例）

腫瘍は Brunner 腺内，または Brunner 腺に接して存在することが多い．

ンや pancreatic polypeptide を産生する（**図1〜3**）[7,8]．

また，きわめて頻度が低いものの，十二指腸および Vater 乳頭には paraganglioma が発生し，Vater 乳頭の paraganglioma は転移の頻度が高いとされているため，NET と paraganglioma および gangliocytic paraganglioma の鑑別も重要である[9]．paraganglioma は，Zellballen といわれる胞巣状構造とその間を走行する細血管が特徴的であり，S100 陽性の sustentacular cell が観察されることが特徴的であるが，HE 染色ではしばしば鑑別が難しい（**図4**）．paraganglioma は，内分泌マーカーが陽性となるが，通常サイトケラチン cytokeratin が陰性であり，NET と区別される．

MEN1 に伴う Zollinger-Ellison 症候群のうち，60％程度はその責任となるガストリノーマが十二指腸に存在する．MEN1 に伴う十二指腸ガストリノーマは，sporadic に発生する十二指腸ガストリノーマに比べてもより腫瘍径が小さく，多くは1cm 未満である（**図5，6，第1部，図4参照**）．MEN1 に伴う NET は，膵消化管に同時性・異時性に多発するため，大きさや悪性度，機能性かどうかなどを考慮して治療方針が決定される．ホルモン症状を認める場

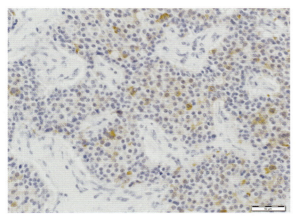

図7 | MEN1に伴うガストリノーマの診断で膵頭十二指腸切除の行われた症例の十二指腸のガストリンの免疫染色(図5と同一症例)
臨床的にガストリノーマと診断されている症例においては,十二指腸病変がガストリン産生の責任病変であることが多い.

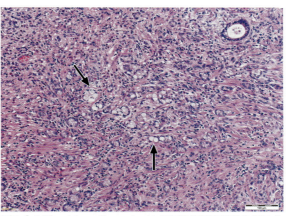

図8 | 虫垂 goblet cell carcinoid の切除症例の組織像(HE染色,中拡大)
小胞巣状,索状胞巣状に増殖する腫瘍細胞とともに,杯細胞に類似した核偏在性の粘液含有細胞(矢印)が増殖している.
(仙台医療センター・鈴木博義先生よりのご提供)

合には,選択的動脈内刺激薬注入法 selective arterial secretagogue injection test (SASI test) などで責任病変の局在を検討したうえで治療方針や術式が決定される[5].膵頭十二指腸切除術や膵温存十二指腸切除などが行われた場合,十二指腸の微小な病変が内視鏡的にも,固定後の肉眼的観察でも同定しづらい場合がある.このため,MEN1の膵頭十二指腸切除検体の切り出しの際は,十二指腸粘膜を十分に観察し,病変が認められない場合においても複数箇所をサンプリングし,微小なガストリノーマの有無を確認する必要がある(図5～7).MEN1の十二指腸ガストリノーマは,しばしば Brunner 腺内に微小な病変を形成して観察される.

頻度がきわめて低いものの,十二指腸および Vater 乳頭は神経線維腫症1型 neurofibromatosis type 1 (NF1) に関連した NET の好発部位とされ,NF1に関連した十二指腸病変の中では,NET の頻度が最も高いとされる[10,11].

胃と同様に,十二指腸および Vater 乳頭は NET 全体からみた低分化型 NEC の頻度が高く,低分化型腺癌や MANEC との鑑別が問題になることがある.

4. 空腸・回腸 NET

空腸,回腸,虫垂などの中腸に由来する NET の頻度は,欧米と本邦で大きな相違がある.欧米では,空腸・回腸 NET が,肺 NET に次いで全身臓器で2番目に頻度が高く30%程度を占めるものの,本邦では全消化管 NET のうち1%程度ときわめて頻度が低い[12,13].空腸・回腸 NET は 90%程度の症例が高分化型 NET であり(NET G1,G2),低分化型 NEC の頻度は少ない(10%程度である)ものの,NET G1,G2でも多くの症例がリンパ節転移を伴う.carcinoid syndrome は,消化管 NET の全消化管 NET の3%程度と頻度が少ないが,このうち最も頻度が高いのは空腸や回腸 NET である[12].

5. 虫垂 NET

虫垂 NET は,虫垂切除術の行われた検体のおよそ0.5～1%程度で偶発的に認められる.虫垂 NET は若年者が多く,8～9割は虫垂の先端に発生する[14].欧米では空腸・回腸に次いで消化管では頻度が高いとされるが,本邦ではいずれも頻度が低い.多くは NET G1 であり,きわめて予後が良い.陰窩の深部に散在する内分泌細胞の他に,粘膜下層に存在し,年齢とともに増加する subepithelial neurosecretory cells が NET の発生起源と考えられており,粘膜下層に病変の由来細胞が存在する点は,他の消化管と異なり虫垂に特徴的である[14].

虫垂の goblet cell carcinoid は,虫垂全悪性腫瘍の15%程度を占める.goblet cell carcinoid は,核偏在性の粘液含有細胞と内分泌細胞が混在する腫瘍である(図8).goblet cell carcinoid の一部は,印環細胞癌や低分化腺癌の母体とも考えられ,現在は悪性外分泌腫瘍として扱われる.内分泌マーカーが陽性

となるが，粘液染色や CEA などの外分泌マーカーの染色で NET との鑑別が可能である．また，多くの虫垂 NET が Ki67 index＜2％であるのに対し，goblet cell carcinoid は通常 Ki67 index＞20％を示す．

6. 直腸 NET，およびその他の大腸に発生する NET

大腸のうち後腸に由来する左半結腸～肛門に発生する NET は，膵消化管 NET 全体の 60％を占める．本邦で最も頻度の高い消化管 NET は直腸 NET であり，その 80％程度は 1cm 未満と小型で，組織学的に 90％以上の症例が NET G1 に相当し，転移症例は少なく，予後の良好な症例が多い．後腸由来の NET で低分化型 NEC の症例は 2％程度と少ない[12]．一方で，大腸のうち中腸に由来する盲腸～右半結腸の NET は，低分化型 NEC や MANEC の頻度が高く，半数以上に転移を認め，予後が不良である[13]．盲腸～右半結腸には高分化型 NET は少ない．後腸由来の NET では機能性 NET は少ないが，直腸 NET では glucagon-like peptide 1，peptide YY，膵ポリペプチド pancreatic polypeptide（PP）など，複数のペプチドホルモンを産生する症例が 60％程度を占める[15]．

直腸 NET は組織学的に索状胞巣状を呈することが多く，十二指腸 NET で見られるような管状構造を示す症例は少ない．直腸 NET は高分化型 NET においても，クロモグラニン A の陽性率は 25％程度と低い[15]．

本邦のガイドラインでは，直腸 NET のうち，転移を認めず，1cm 以下で深達度が sm までの症例では，内視鏡切除術が推奨されている[5]．内視鏡切除の行われた症例では，mitotic count，Ki67 index，断端，脈管侵襲の有無によって，追加切除が検討される．したがって，脈管侵襲の評価は重要であり，弾性線維染色や血管内皮マーカーの染色を追加して検討することが望ましい．しかしながら，内視鏡治療後の追加治療を行う明確な基準はなく，NET G2 や 1cm を超す症例，脈管侵襲を伴う症例の追加治療の是非については，いまだ明確な基準は定まっていないため，個々の症例について臨床医と確認をとり慎重に判断する必要がある[16]．

（謝辞：貴重な病理標本をご提供頂きました昭和大学藤が丘病院・大池信之先生，仙台医療センター・鈴木博義先生，東海大学病理診断学・平林健一先生に心より御礼申し上げます．）

（笠島敦子，笹野公伸）

文献

1) Estrozi B, Bacchi CE : Neuroendocrine tumors involving the gastroenteropancreatic tract : a clinicopathological evaluation of 773 cases. Clinics（Sao Paulo）66 : 1671-1675, 2001

2) Rindi G, Luinetti O, Cornaggia M et al : Three subtypes of gastric argyrophil carcinoid and the gastric neuroendocrine carcinoma : a clinicopathologic study. Gastroenterology 104 : 994-1006, 1993

3) La Rosa S, Inzani F, Vanoli A et al : Histologic characterization and improved prognostic evaluation of 209 gastric neuroendocrine neoplasms. Hum Pathol 42 : 1373-1384, 2011

4) Sato Y, Iwafuchi M, Ueki J et al : Gastric carcinoid tumors without autoimmune gastritis in Japan : a relationship with Helicobacter pylori infection. Dig Dis Sci 47 : 579-585, 2002

5) 日本神経内分泌腫瘍研究会（編）：膵・消化管神経内分泌腫瘍（NET）診療ガイドライン，金原出版，2015

6) Garbrecht N, Anlauf M, Schmitt A et al : Somatostatin-producing neuroendocrine tumors of the duodenum and pancreas : incidence, types, biological behavior, association with inherited syndromes, and functional activity. Endocr Relat Cancer 15 : 229-241, 2008

7) Okubo Y, Wakayama M, Nemoto T et al : Literature survey on epidemiology and pathology of gangliocytic paraganglioma. BMC Cancer 11 : 187, 2011

8) Burke AP, Helwig EB : Gangliocytic paraganglioma. Am J Clin Pathol 92 : 1-9, 1989

9) Bucher P, Mathe Z, Bühler L et al : Paraganglioma of the ampulla of Vater : a potentially malignant neoplasm. Scand J Gastroenterol 39 : 291-295, 2004

10) Klein A, Clemens J, Cameron J : Periampullary neoplasms in von Recklinghausen's disease. Surgery 106 : 815-819, 1989

11) Relles D, Baek J, Witkiewicz A et al : Periampullary and duodenal neoplasms in neurofibromatosis type 1 : two cases and an updated 20-year review of the literature yielding 76 cases. J Gastrointest Surg 14 : 1052-1061, 2010

12) Ito T, Igarashi H, Nakamura K et al : Epidemiological trends of pancreatic and gastrointestinal neuroendocrine tumors in Japan : a nationwide survey analysis. J Gastroenterol 50 : 58-64, 2015

13) Yao JC, Hassan M, Phan A et al : One hundred years after "carcinoid" : epidemiology of and prognostic factors for neuroendocrine tumors in 35,825 cases in the United States. J Clin Oncol 26 : 3063-3072, 2008

14) Alexandraki KI, Kaltsas GA, Grozinsky-Glasberg S et al : Appendiceal neuroendocrine neoplasms : diagnosis and management. Endocr Relat Cancer 23 : R27-R41, 2016

15) Kim JY, Kim KS, Kim KJ et al : Non-L-cell immunophenotype and large tumor size in rectal neuroendocrine tumors are associated with aggressive clinical behavior and worse prognosis. Am J Surg Pathol 39 : 632-643, 2015

16) Nakamura K, Osada M, Goto A et al : Short-and long-term outcomes of endoscopic resection of rectal neuroendocrine tumours : analyses according to the WHO 2010 classification. Scand J Gastroenterol 51 : 448-455, 2016

第4部　臨床との連携

はじめに

神経内分泌腫瘍 neuroendocrine neoplasms（NEN）は，ペプチドホルモン産生能を有する神経内分泌細胞由来の上皮性の腫瘍である．発生臓器は膵 pancreas（P）や消化管 gastrointestine（GI）の他，肺や甲状腺など多岐にわたるが，好発部位には民族間で差が見られ，アメリカ白人では肺が最も多いのに対して，北欧では小腸が最も多く，アジア人やアフリカ系アメリカ人，アメリカ系インディアンでは直腸が最も多い[1,2]．日本での GI-NEN の発生率は 10 万人あたり 3.51 人と算出されており[3]，稀な腫瘍である．2010 年の WHO 分類[4]では，核分裂像と Ki67 index によって，neuroendocrine tumor（NET）G1（核分裂像数＜2％，Ki67≦2％），NET G2（核分裂像数 2〜20％，Ki67 3〜20％），neuroendocrine carcinoma（NEC）（核分裂像数＞20％，Ki67＞20％），mixed adenoneuroendocrine carcinoma（MANEC），hyperplastic and preneoplastic lesions，に分類されるようになった．この NEN の治療方針は，NET G1/G2（図1）と NEC（図2）で治療戦略が異なっている．MANEC は腺癌か NEC の割合によって，治療方針が検討される．

本稿では，GI-NEN に対する治療方針を概説し，臨床との連携として，臨床腫瘍医が必要と考える病理所見について意見を述べる．

1. GI-NET G1/G2 に対する治療戦略

GI-NET G1/G2 に対しては，切除可能であれば切除が第一選択で，切除不能例に対しては内科治療が検討される（図1）．内科的治療としては，肝転移例に対するラジオ波焼灼術 radiofrequency ablation（RFA）や肝動脈化学塞栓術 transcatheter arterial chemoembolization（TACE）などの局所療法，ソマトスタチンアナログなどのホルモン療法，ストレプトゾシン streptozocin（STZ）などの細胞障害性抗癌剤などの薬物療法が行われている[5,6]．また最近，mTOR（mammalian target of rapamycin）阻害薬であるエベロリムスが GI-NET においても良好な治療成績が示され，保険適用が承認され，日常診療で使用されている．さらに，ペプチド受容体放射性核種治療 peptide receptor radionuclide therapy（PRRT）なども欧州で良好な結果が報告され[7]，本邦での導入が期待されている．

1）外科的切除

a）消化管原発巣に対して

局所に限局する病変，内視鏡的治療が困難な病変または内視鏡的治療後の追加治療が必要な場合には，切除術が推奨されている[5,6]．早期の病変に関しては局所切除でも対応可能だが，通常はリンパ節郭清を伴う定型的臓器切除術が推奨される．

b）転移例に対して

腫瘍の遺残のない手術が可能であれば，切除の適応となる．肝転移に対して，90％以上の腫瘍の減量

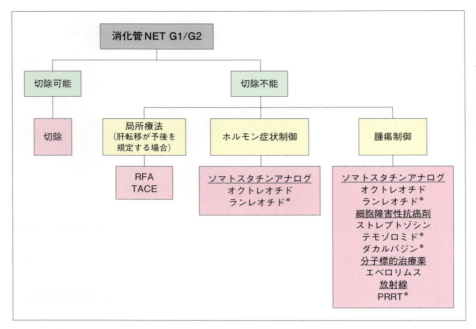

図1 | 消化管 NET G1/G2 に対する治療方針
RFA：ラジオ波焼灼術 radiofrequency ablation, TACE：肝動脈化学塞栓術 transcatheter arterial chemoembolization, PRRT：ペプチド受容体放射性核種治療 peptide receptor radionuclide therapy.
＊：保険未承認

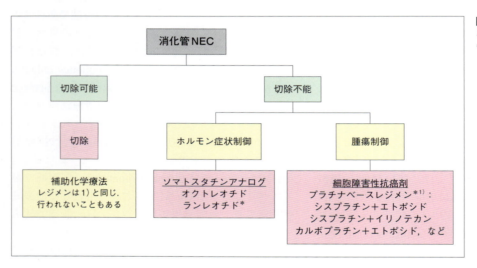

図2 | 消化管 NEC に対する治療方針
＊：保険未承認

効果が期待できる場合は肝切除が推奨される[5,6]．また，肺転移，腹膜播種の切除も，腫瘍の遺残がない切除が可能であれば切除の方針になる．このように遺残のない切除が可能であれば，転移性病変があっても，原発巣，転移巣ともに切除されることが多い．

2）肝転移例に対する局所療法

GI-NET の肝転移例に対しては，切除が第一選択であるが，切除不能例や再発を繰り返す例などに対しては，腫瘍の制御とホルモン過剰症状のコントロール目的で RFA などの局所壊死療法や TACE などが行われる．ともにランダム化比較試験などは行われておらず，延命効果は明らかにされていないが，良好な局所制御効果が示されており，肝転移巣に対する有効な治療として考えられている[5,6,8]．一般に，腫瘍の発育が緩徐である GI-NET G1/G2 の肝転移例を主体に行われている．

a）局所壊死療法

局所壊死療法として，マイクロ波凝固療法，cryosurgery などもあるが，肝細胞癌と同様に RFA が主流である[5,6]．腫瘍径に関する適応は，肝細胞癌に対しては一般に3cm，3結節以内または5cm以内で単

表1 | GI-NET の肝転移に対するラジオ波焼灼術と肝動脈（化学）塞栓術の治療成績

治療法	患者数	奏効割合	生存期間中央値（月）	報告者
ラジオ波焼灼術				
RFA	63	ND	3.9 年	Mazzaglia
RFA	68	ND	73ヵ月	Karabulut
肝動脈（化学）塞栓術				
TAE	25	80％	16	Carrasco
TAE	35	96％	5 年生存割合 54％	Brown
TAE	29	52％	80	Eriksson
TAE	24	67％	69	Loewe
TAE	34	ND	5 年生存割合 51％	Chamberlain
TACE（ドキソルビシン）	30	79％	24	Perry
TACE（ドキソルビシン）	24	35％	24	Therasse
TACE（シスプラチン，ドキソルビシン）	30	37％	15	Kim
TACE（ドキソルビシン）	26	8％	5 年生存割合 48％	Kress

TAE：肝動脈塞栓術 transcatheter arterial embolization（抗癌剤併用なし），TACE：肝動脈化学塞栓術（抗癌剤併用あり），ND：no data.

発とされているが，NET の肝転移例においては明確な基準はなく，10 結節を超える場合でも RFA を繰り返すことで，良好な治療効果が得られたとの報告もある[6]．局所壊死療法による症候性 NET のホルモン症状改善効果は 88〜96％で，5 年生存割合が 46〜76％と報告されている[5,6,8]（表1）．

b）肝動脈化学塞栓術（TACE）

TACE は，GI-NET の肝転移巣に対して行われる．肝細胞癌と同様に血流が豊富であるため，TACE の治療効果が期待しやすいと考えられている．TACE に併用する抗癌剤としては，ドキソルビシンやストレプトゾシンなどが報告されているが，どの薬剤が良いのか，併用したほうが良いのかも明らかにされていない．治療後のホルモン症状悪化（カルチノイドクリーゼなど）の予防目的で，ソマトスタチンアナログの治療前投与を推奨する意見もある．増悪までの期間（中央値）は 12〜24ヵ月，生存期間（中央値）は 20〜80ヵ月と，治療成績にはばらつきがある[5,6,8]（表1）．

3）薬物療法

切除や局所壊死療法，TACE が困難な症例に対して薬物療法が行われている．薬物療法は，ホルモン療法，細胞障害性抗癌剤，分子標的治療薬に分けられる．

a）ホルモン療法

ホルモン療法としては，オクトレオチドとランレオチドの2つのソマトスタチンアナログがあり，ともにソマトスタチン受容体 somatostatin receptor（SSTR）に作用する．SSTR には SSTR1 から SSTR5

までの5つのサブタイプが存在し，ソマトスタチンアナログはそのサブタイプのうち主に SSTR2 と SSTR5 に高い親和性を有している．

オクトレオチドは，ホルモン分泌症状を呈する症例の症状緩和に有効であり，消化管ホルモン産生腫瘍の症状コントロールにも適応がある．また，中腸由来の転移性 NET 患者を対象としてプラセボとのランダム化比較試験が行われ，有意に良好な無増悪期間が報告された[9]（表2）．この結果を受けて，GI-NET に対する腫瘍制御目的の使用において保険適応が承認されている．

ランレオチドは GI のみならず，P，原発不明などの NET 患者を対象として，プラセボコントロールの第Ⅲ相試験が行われ，有意に良好な無増悪生存期間が報告された[10]（表2）．本邦でも GI，P，原発不明 NET 患者に対してランレオチドの第Ⅱ相試験が承認申請目的にて行われ，現在，NEN の適応追加申請中である．

b）細胞障害性抗癌剤—ストレプトゾシン（STZ）—

STZ は，膵ランゲルハンス島を選択的に破壊する作用を有するニトロソウレア系に属するアルキル化剤である．基礎実験では，マウスやラットで1型糖尿病モデルを作製する際の誘発薬として用いられていることが多い[11]．本邦では NET に承認されている唯一の細胞障害性抗癌剤である．

1979 年に Moertel らが，カルチノイド（GI-NET）の患者を対象として，5-FU＋シクロホスファミドと 5-FU＋STZ のランダム化比較試験[12]，1984 年に Engstrom らが，カルチノイド（GI-NET）の患者を対象として，ドキソルビシンと 5-FU＋STZ のランダ

38 　1．消化管 NET

表 2 ｜ 神経内分泌腫瘍（NET G1/G2）に対する主な治療成績

	対　象	症例数	奏効割合	無増悪生存期間/無増悪期間	ハザード比(95 % CI)p-value	生存期間	ハザード比(95 % CI)p-value	著者, 年	文献番号
オクトレオチド	中腸 NET	42	2.3 %	14.3 ヵ月	0.34(0.20-0.59)0.00072	−	−	Rinke A, 2009	9
プラセボ		43	2.3 %	6.0 ヵ月		−	−		
ランレオチド	P, GI-NET	101	−	NR	0.47(0.30-0.73)<0.001	−	−	Caplin ME, 2014	10
プラセボ		103	−	18.0 ヵ月		−	−		
STZ+5-FU	カルチノイド(GI-NET)	42	33 %	−	−	11.2 ヵ月	NS	Moertel CG, 1979	12
STZ+CPA		47	26 %	−		12.5 ヵ月			
STZ+5-FU	カルチノイド(GI-NET)	80	22 %	−	−	64 週	NS	Engstrom PF, 1984	13
DOX		81	21 %	−		48 週			
STZ+5-FU	カルチノイド(GI-NET)	88	16.0 %	4.5 ヵ月	0.17	24.3 ヵ月	0.0267	Sun W, 2005	14
5-FU+DOX		88	15.9 %	5.3 ヵ月		15.7 ヵ月			
TMZ+カペシタビン	P-NET	30	70 %	18 ヵ月	−	−	−	Strosberg JR, 2011	16
TMZ+ベバシズマブ	カルチノイド	19	0 %	7.3 ヵ月		18.8 ヵ月		Chan JA, 2012	17
TMZ+サリドマイド	カルチノイド	15	7 %	−		−		Kulke MH, 2006	18
エベロリムス	GI, 肺, 原発不明-NET	205	2 %	11.0 ヵ月	0.48(0.35-0.67)<0.00001	−	0.64(0.40-1.05)0.037	Yao JC, 2016	20
プラセボ		97	1 %	3.9 ヵ月		−			

STZ：ストレプトゾシン，5-FU：5-フルオロウラシル，CPA：シクロホスファミド，DOX：ドキソルビシン，TMZ：テモゾロミド，NR：not reached，NS：not significant，NET：神経内分泌腫瘍，P：膵，GI：消化管，−：データなし．

ム化比較試験を報告したが[13]，いずれも有意な差は認めなかった．2005 年に Sun らが，カルチノイド（GI-NET）の患者を対象として，5-FU＋ドキソルビシンと 5-FU＋STZ のランダム化比較試験を行い，奏効割合と無増悪生存期間に有意な差を認めなかったものの，生存期間において 5-FU＋STZ が良好であることを報告した（p＝0.0267）[14]．したがって，STZ は GI-NET に対して有効な治療法となっている．

本邦でも，NET に対する有効性が期待され，進行性 P, GI-NET の患者を対象とした STZ 単剤の第Ⅰ/Ⅱ相試験が行われた[15]．P-NET の患者は 15 例中 2 例（14.3 %）に奏効例が認められたが，GI-NET の患者は 4 例中 0 例（0 %）で，奏効例は得られなかった．STZ はグルコーストランスポーター2（glucose transporter 2：GLUT2）を介して細胞内に取り込まれて，DNA をアルキル化し，DNA 合成を阻害することにより腫瘍増殖を抑制するが，GI-NET では GLUT2 の発現割合が低く，このことが GI における STZ の低い有効性の原因であると示唆されている．しかし，これまでの海外での成績[11〜14]が良好であったことを勘案して，GI-NET に対しても承認され，2015 年 2 月に GI も含めて承認が得られている．GI-NET に対する STZ の有用性は今後の，明らかにすべき課題とされている．

c）細胞障害性抗癌剤―テモゾロミド―

テモゾロミドは，P-NET の患者を対象にカペシタビンとの併用療法が施行され，奏効割合 70 %，病勢制御割合 97 %，無増悪生存期間（中央値）18 ヵ月と良好な抗腫瘍効果が示され，NET において有望な薬剤である[16]．カルチノイドに対するテモゾロミド＋ベバシズマブ，テモゾロミドとサリドマイドの併用で，奏効割合はそれぞれ 0 % と 7 % と非常に低値であり，GI-NET に対しテモゾロミドはあまり良い結果が報告されていない[17, 18]．テモゾロミドは DNA 修復酵素（O^6-methylguanine-DNA methyltransferase：MGMT）の発現が低下している腫瘍において良好な効果が得られることが示されており[19]，P-NET には MGMT の発現の低下は約半数に認められている．一方，GI-NET に対してはほとんど認められていないことが示されており[19]，作用機序からも GI-NET に対して有効性を疑問視する意見もある．

d）細胞障害性抗癌剤―その他―

ダカルバジン，カペシタビン＋オキサリプラチン，ゲムシタビンなどの抗癌剤も検討されたが，良好な結果は得られておらず，GI-NET に対するこれらの薬剤の位置付けは明らかにされていない[5, 6]．

e）分子標的治療薬―エベロリムス―

エベロリムスは，mTOR の選択的な阻害薬である．

肺，原発不明，GI-NETで，6ヵ月以内に画像上の明らかな増悪を認めたNET G1/G2症例を対象として，エベロリムスとプラセボを比較した第Ⅲ相試験が行われた[20]．無増悪生存期間はエベロリムス群で有意に良好で，生存期間においても良好な傾向が示された．この結果から，エベロリムスはGI-NETに対する標準治療の1つとして位置付けられた．本邦でも，肺，原発不明，GI-NETに対する適応拡大が承認されている．

4) NET G1/G2に対する薬物療法の使い分け

このように，NET G1/G2に対しては，ホルモン療法のオクトレオチド，細胞障害性抗癌剤のSTZ，分子標的治療薬のエベロリムスが標準治療として考えられている．それでは，それぞれの薬剤をどのように使い分ければよいのか？

ソマトスタチンアナログは，単剤で用いる場合，病勢進行が穏やかで腫瘍量の多くない症例に対する病勢制御目的の使用が良い適応とされている[21]．また，ソマトスタチンアナログは有害事象が少なく，他の薬剤との併用もしやすいため，細胞障害性抗癌剤や分子標的治療薬との併用療法として用いられることも多い．

切除や局所療法，ソマトスタチンアナログでコントロールができないような進行例に対しては，STZやエベロリムスなどの化学療法が適応となる．STZなどの細胞障害性抗癌剤は腫瘍縮小効果が高いことが期待され，腫瘍量が多く，腫瘍の増大に伴う症状を有するような例にしばしば用いられている[21]．一方，分子標的治療薬であるエベロリムスは腫瘍縮小効果が高くはないが，有意な無増悪生存期間の延長が示されており，腫瘍量が少ない，または腫瘍の増大に伴う症状のないような症例が良い適応といわれている[21]．しかし，エベロリムスは近年行われた第Ⅲ相試験であり，1980年代から2000年代にかけて行われたSTZの比較試験と比べて，エビデンスレベルも高いと考えられ，しかも細胞障害性抗癌剤がGI-NETではあまり期待できない可能性も指摘されているため，細胞障害性抗癌剤に優先して投与されることも多くなると思われる．

5) NET G1/G2に対する臨床医が求める病理所見

a) NET G1/G2の診断

NETの診断は，切除標本においては組織量も十分あるため，ほぼ問題にならないと思われる．今後，再発した際にどのような治療を施すべきかを検討する，または再発のリスクを考慮するうえで重要な指標になるので，Ki67 indexはどの程度か，腺癌成分は含まれているのかどうか，リンパ管浸潤，脈管浸潤があるかどうか，などの所見が必要である．

切除不能例では初回の診断時に生検材料しかないことも多々あるため，診断に難渋することが予測される．小さな生検材料では腺癌との鑑別が困難なことが多々ある．NETに対する治療ではなく，浸潤性膵管癌に対する治療が施行されることになるため，確実なNETの診断が望まれる．CTなどの画像診断でNETが疑われる場合には，臨床医からも情報収集するように心がけているが，NETを疑っていないこともあり，腺癌の鑑別は重要である．NETと診断されれば，次に悪性度が重要な指標となる．

b) Ki67 index

進行の遅い腫瘍か速い腫瘍かの指標として，Ki67 indexの情報は臨床上も不可欠である．Ki67 indexが低いNET G1であれば，進行が緩やかである可能性が高く，オクトレオチドなどのソマトスタチンアナログが検討される．また，Ki67 indexが10%を超えるほど高ければ，急速に増殖する可能性があり，細胞障害性抗癌剤の適応を考慮することとなる．

c) SSTRの発現の有無

臨床医が欲しい情報はSSTRの発現の有無である．SSTRが陽性であればソマトスタチンアナログの有効性が期待できるため，治療方針の決定の際に有用な情報となる．最近，ソマトスタチン受容体シンチグラフィーの保険適応が承認され，SSTRの発現の有無を調べることも可能となっているものの，高額な検査であり被曝の問題もあるため，SSTRの病理学的検討はいまなお重要である．

このように，患者背景，全身状態，NETの進行度などの臨床的な情報とともに，病理標本からの情報はNETの治療方針の決定においても有益な情報となる．

2. NECに対する治療戦略

GI-NECに対しては，GI-NET同様に切除可能例は切除だが，遠隔転移例や再発例は化学療法の適応となる．切除不能例には一般に化学療法が選択されている（表3，図2）．

表3 | NEC に対するシスプラチン＋エトポシド，シスプラチン＋イリノテカンの治療成績

抗癌剤	対象	症例数	奏効割合（%）	生存期間中央値（月）	報告者	報告年
シスプラチン＋エトポシド	P，GI	18	67	19	Moertel CG	1991
シスプラチン＋エトポシド	P，GI	41	42	15	Mitry E	1999
シスプラチン＋エトポシド	肺外小細胞癌	13	69	NA	Lo Re G	1994
シスプラチン＋エトポシド	P，GI	36	55	19	Fjällskog ML	2001
シスプラチン＋エトポシド	肝胆膵	21	14	5.8	Iwasa S	2010
シスプラチン＋エトポシド	肝胆膵，GI	46	27	7.3	Machida N	2012
シスプラチン＋イリノテカン	GI	18	43	NA	Hou Z	2003
シスプラチン＋イリノテカン	P，GI	15	7	11.4	Kulke MH	2006
シスプラチン＋イリノテカン	食道	41	83	14	Chin K	2008
シスプラチン＋イリノテカン	P，GI	19	58	NA	Mani MA	2008
シスプラチン＋イリノテカン	胃	12	75	22.6	Okita NT	2011
シスプラチン＋イリノテカン	肺外	15	67	11.1	Jin S	2011
シスプラチン＋イリノテカン	肝胆膵，GI	160	50	13	Machida N	2012

P：膵，GI：消化管，NA：not available.

1）外科的切除

GI-NEC の切除可能例は，リンパ節郭清を伴う定型的臓器切除術の適応となる．遠隔転移がある場合，NET G1/G2 では根治切除が可能であれば切除を選択するが，NEC では切除することはほとんどない．NEC は再発のリスクが高く，転移巣を含めた切除はあまり推奨されない[5,6]．

2）薬物療法

a）細胞障害性抗癌剤
―プラチナベースの化学療法―

GI-NEC に対する化学療法は，小細胞肺癌のレジメンに準じて，シスプラチン＋エトポシド，シスプラチン＋イリノテカンなどのプラチナベースのレジメンがよく用いられている．シスプラチン＋エトポシド療法については，これまでの主な報告（**表3**）では，奏効割合 14〜69％，生存期間（中央値）5.8〜19ヵ月であった[5,6,21]．シスプラチン＋イリノテカン療法においては，奏効割合 7〜83％，生存期間（中央値）11.1〜22.6ヵ月と報告されている[5,6,22]．ただし，これらの報告の多くは小規模な後ろ向きの検討であり，多数例での前向き試験の結果は示されていない．また，2つのレジメンの優劣も明らかにされていない．現在，この2つのレジメンを比較したランダム化試験（TOPIC-NEC UMIN000014795）が日本で進行中である．

切除後の補助療法として，小細胞肺癌に準じて，シスプラチン＋エトポシド，シスプラチン＋イリノテカンの補助療法や，局所進行例に対しては化学放射線療法が行われることがあるが，まとまった治療成績の報告はなく，その有用性は明らかにされていない[5,6]．

最近，NEC の中でも Ki67 が非常に高い（Ki67 index＞50％）低分化型の NEC と，Ki67 があまり高くない（Ki67 index 20〜50％）高分化型の NEC が混在していることが指摘されている．Sorbye らがまとめた NORDIC の多施設共同研究[23]では，Ki67＜55％の NEC 症例は，予後は良好だが，プラチナ製剤による奏効は期待できないこと（Ki67＜55％，奏効割合 15％，生存期間中央値 14ヵ月；Ki67≧55％，奏効割合 42％，生存期間中央値 10ヵ月）が報告されており，米国の NCCN ガイドラインにも記載されている．このように，高分化型 NEC は臨床的にその他（低分化型）の NEC と異なることが示唆されており，NEC と分けて NET G3 という新しい概念が提唱されている．NEC の中に NET G3 が含まれる割合は，これまでの報告では 18〜49％と頻度にばらつきがあるが，ある一定頻度で含まれているようである[24]．この対象に対するプラチナ製剤以外の治療薬の開発も必要である．

b）分子標的治療薬

NEC に対する分子標的治療薬の有効性についての大規模な報告はない．しかし，エベロリムスの有効性を示唆する報告がいくつかある．Shida らは，P・GI-NET/NEC 20 人の病理標本で mTOR の活性体である phosphorylated mTOR（p-mTOR）の発現を検討し，NET よりも NEC，NEC の中では small cell type よりも large cell type で，p-mTOR が高発現していることを報告している[25]．Catena らも，低分化型 NEC 36 人の 80％に mTOR の過剰発現が認められた

ことを報告している[26]．Bollardらは，NECのxeno-graft modelにおいて，エベロリムスの有効性が示唆される結果を報告している[27]．また，前述のプラチナ製剤で奏効が得られにくいといわれるNET G3に対して，エベロリムスが有用ではないかと期待されている．現在，NECに対するエベロリムスの臨床試験がいくつか進行中である〔P・GI-NECの初回化学療法例を対象としたテモゾロミドとエベロリムスの併用療法の第II相試験（NCT02248012），プラチナベースの一次治療に不応のNEC患者を対象としたエベロリムス療法の第II相試験（NCT02113800，EVINEC試験）〕．

3）NEC に対する臨床医が求める病理所見

a）NEC の病理診断

NECは転移しやすいため，切除されることは少なく，生検診断が重要となる．しかし，生検でのNECの診断は難しく，腺癌や未分化癌などとの鑑別は非常に難渋すると思われる．画像上も腺癌との鑑別は困難な場合が多く，臨床側もNECを疑うという情報は提供しにくいため，病理での判断が重要となる．

b）NET G3 か否か

また前述のように，NECの中にNET G3という新しい疾患概念が盛り込まれるようになってきた．NECであっても，高分化型NECと低分化型NECの鑑別が必要となっている．特に，NET G3にはプラチナ製剤が奏効しにくいということがいわれており，治療方針を検討するうえでも分化度は必要な所見となる．今後，WHO分類も改訂予定であり，次版にはNET G3の概念が盛り込まれることがいわれており，分化度の評価が不可欠となる見込みである．

c）Ki67 index と small cell type/large cell type

Ki67 indexはNET G3かどうかの判断の補助となるため，有用である．Ki67 indexが50％以上のNECであれば，small cell typeかlarge cell typeかも欲しい情報である．一般に，small cell typeはプラチナ製剤が奏効しやすいともいわれており，治療効果予測に有用であるかもしれない．

3．MANEC に対する治療戦略

MANECは，NECに腺癌を30％以上併存した場合に診断される（70％以上が腺癌の場合は，腺癌と診断される）．GIにおけるNECの細胞は，腺癌や扁平上皮癌を原発として，癌の深部浸潤部で神経内分泌細胞の性格を有した腫瘍細胞に分化すると考えられており，生検で浸潤部が採取されない時は診断が困難である．したがって，MANECの診断が付けられるのは，切除標本の場合がほとんどである．また，NECの腫瘍部分が採取されても，低分化腺癌，未分化癌，悪性リンパ腫との鑑別に難渋することもある．やはり，内分泌細胞マーカーでの検索を必須にしておかないと診断が困難となる．

MANECに対する治療方針は，切除可能例であれば，リンパ節郭清を伴う定型的腸管切除術の適応となる．遠隔転移があり，根治切除が可能であれば切除を検討するが，切除したほうが良いのかどうかは明らかにされていない．切除不能例は化学療法を検討するが，腺癌に準じた治療をすべきか，NECに準じた治療をすべきか確立した方針はない．日常診療では，NECと腺癌のどちらの腫瘍量が優位かで治療方針を検討している．ただし，切除後の再発巣や遠隔転移例でどちらが優位かは判別困難なことが多い．一般に，腫瘍マーカーでどちらのマーカーが高いかを確認し，治療方針を選択することが多い．

◎ MANEC に対する臨床医が求める病理所見

MANECは診断が難しい．前述のように，NEC成分は低分化腺癌，未分化癌，悪性リンパ腫との鑑別に難渋することもあり，NECを念頭に置いて，内分泌細胞マーカーでの検索が必要である．また，診断が確定した場合には，腫瘍がどのくらいの割合で存在するのか，どちらの成分が優位なのかは臨床医が欲する情報である．ただし，MANECに対しては確立した治療方針がないため，臨床医としても症例毎にtumor board conferenceなどで検討して，治療法を決めているのが現状である．

おわりに

GI-NENは希少であるが故，疑わなければ診断にたどり着かない．NETをきちんと診断することで，臨床医も適切な治療を提供することが可能になる．NETのシンボルマークであるゼブラリボン（馬の足音を聞いた時，普通の馬でなく，ゼブラ＝シマウマかもしれない，と考えてもらいたいために付けられたシンボルマークである）に象徴されるように，疑わない限り診断することは困難である．日常診療においても，常にNETも意識して，臨床医と病理医が協力して，的確な診断，適切な治療を施すことが，

NET 患者の治療成績の向上において重要である.

（池田公史，奥山浩之，高橋秀明，
今岡　大，奥坂拓志）

文　献

1) Modlin IM, Lye KD, Kidd M : A 5-decade analysis of 13,715 carcinoid tumors. Cancer 97 : 934-959, 2003

2) Hauso O, Gustafsson BI, Kidd M et al : Neuroendocrine tumor epidemiology : contrasting Norway and North America. Cancer 113 : 2655-2664, 2008

3) Ito T, Igarashi H, Nakamura K et al : Epidemiological trends of pancreatic and gastrointestinal neuroendocrine tumors in Japan : a nationwide survey analysis. J Gastroenterol 50 : 58-64, 2015

4) Bosman FT, Carneiro F, Hruban RH et al : WHO Classification of Tumours of the Digestive System, IARC Press, Lyon, 2010

5) 日本神経内分泌腫瘍研究会 (JNETS)，膵・消化管神経内分泌腫瘍診療ガイドライン作成委員会編：膵・消化管神経内分泌腫瘍 (NET) 診療ガイドライン 2015 年，第 1 版，金原出版，東京，2015

6) 今村正之：膵・消化管神経内分泌腫瘍 (NET) 診断・治療実践マニュアル，総合医学社，東京，2011

7) Strosberg JR, Wolin EM, Chasen B et al : NETTER-1 phase Ⅲ : Efficacy and safety results in patients with midgut neuroendocrine tumors treated with 177Lu-DOTATATE. J Clin Oncol 34, 2016 (suppl ; abstr 4005)

8) Pavel M, Baudin E, Couvelard A et al : ENETS Consensus Guidelines for the management of patients with liver and other distant metastases from neuroendocrine neoplasms of foregut, midgut, hindgut, and unknown primary. Neuroendocrinology 95 : 157-176, 2012

9) Rinke A, Müller HH, Schade-Brittinger C et al : Placebo-controlled, double-blind, prospective, randomized study on the effect of octreotide LAR in the control of tumor growth in patients with metastatic neuroendocrine midgut tumors : a report from the PROMID Study Group. J Clin Oncol 27 : 4656-4663, 2009

10) Caplin ME, Pavel M, Ćwikła JB et al : Lanreotide in metastatic enteropancreatic neuroendocrine tumors. N Engl J Med 371 : 224-233, 2014

11) Okusaka T, Ueno H, Morizane C et al : Cytotoxic chemotherapy for pancreatic neuroendocrine tumors. J Hepatobiliary Pancreat Sci 22 : 628-633, 2015

12) Moertel CG, Hanley JA : Combination chemotherapy trials in metastatic carcinoid tumor and the malignant carcinoid syndrome. Cancer Clin Trials 2 : 327-334, 1979

13) Engstrom PF, Lavin PT, Moertel CG et al : Streptozocin plus fluorouracil versus doxorubicin therapy for metastatic carcinoid tumor. J Clin Oncol 2 : 1255-1259, 1984

14) Sun W, Lipsitz S, Catalano P et al : Phase Ⅱ／Ⅲ study of doxorubicin with fluorouracil compared with streptozocin with fluorouracil or dacarbazine in the treatment of ad-

vanced carcinoid tumors : Eastern Cooperative Oncology Group Study E1281. J Clin Oncol 23 : 4897-4904, 2005

15) ストレプトゾシン，審議結果報告書，平成 26 年 8 月 26 日，医薬食品局審査管理課 http://www.pmda.go.jp/drugs/2014/P201400139/620095000_22600AMX01315_A100_2.pdf

16) Strosberg JR, Fine RL, Choi J et al : First-line chemotherapy with capecitabine and temozolomide in patients with metastatic pancreatic endocrine carcinomas. Cancer 117 : 268-275, 2011

17) Chan JA, Stuart K, Earle CC et al : Prospective study of bevacizumab plus temozolomide in patients with advanced neuroendocrine tumors. J Clin Oncol 30 : 2963-2968, 2012

18) Kulke MH, Stuart K, Enzinger PC et al : Phase Ⅱ study of temozolomide and thalidomide in patients with metastatic neuroendocrine tumors. J Clin Oncol 24 : 401-406, 2006

19) Kulke MH, Hornick JL, Frauenhoffer C et al : O6-methyl-guanine DNA methyltransferase deficiency and response to temozolomide-based therapy in patients with neuroendocrine tumors. Clin Cancer Res 15 : 338-345, 2009

20) Yao JC, Fazio N, Singh S et al : Everolimus for the treatment of advanced, non-functional neuroendocrine tumours of the lung or gastrointestinal tract (RADIANT-4) : a randomised, placebo-controlled, phase 3 study. Lancet 387 : 968-977, 2016

21) Yao J, Phan AT : Optimising therapeutic options for patients with advanced pancreatic neuroendocrine tumours. Eur Oncol Haematol 8 : 217-223, 2012

22) Ikeda M, Okuyama H, Takahashi H et al : Chemotherapy for advanced poorly differentiated pancreatic neuroendocrine carcinoma. J Hepatobiliary Pancreat Sci 22 : 623-627, 2015

23) Sorbye H, Welin S, Langer SW et al : Predictive and prognostic factors for treatment and survival in 305 patients with advanced gastrointestinal neuroendocrine carcinoma (WHO G3) : the NORDIC NEC study. Ann Oncol 24 : 152-160, 2013

24) Hijioka S, Hosoda W, Mizuno N et al : Does the WHO 2010 classification of pancreatic neuroendocrine neoplasms accurately characterize pancreatic neuroendocrine carcinomas? J Gastroenterol 50 : 564-572, 2015

25) Shida T, Kishimoto T, Furuya M et al : Expression of an activated mammalian target of rapamycin (mTOR) in gastroenteropancreatic neuroendocrine tumors. Cancer Chemother Pharmacol 65 : 889-893, 2010

26) Catena L, Bajetta E, Milione M et al : Mammalian target of rapamycin expression in poorly differentiated endocrine carcinoma : clinical and therapeutic future challenges. Target Oncol 6 : 65-68, 2011

27) Bollard J, Couderc C, Blanc M et al : Antitumor effect of everolimus in preclinical models of high-grade gastroenteropancreatic neuroendocrine carcinomas. Neuroendocrinology 97 : 331-340, 2013

2. 膵 NET

2. 膵 NET

第1部　検鏡前の確認事項

Ⅰ. 確認事項

はじめに

　膵に発生し、神経内分泌分化を特徴とする腫瘍は、膵神経内分泌新生物 neuroendocrine neoplasm（膵NEN）と総称され、主に高分化な神経内分泌腫瘍［well differentiated neuroendocrine neoplasm, neuroendocrine tumor（NET）］、低分化な神経内分泌癌［poorly differentiated neuroendocrine neoplasm, neuroendocrine carcinoma（NEC）］および混合型腺神経内分泌癌 mixed adenoneuroendocrine carcinoma（MANEC）に分類される[1]。臨床的に NET は機能性、非機能性および遺伝性に分類される。NET は比較的緩徐な発育を示すのに対し、NEC は急速な進展を示し、きわめて予後不良である。膵 NEN の病理診断を行う際には、患者の既往や家族歴、症状、ホルモン値、臨床画像、腫瘍の進展状況などの臨床情報を十分に把握しておく必要がある。

1. WHO 分類（グレード判定、TNM 分類）

　現在、膵 NEN の組織型分類は、WHO 消化器腫瘍分類 2010 に準じている（**表1**）[1,2]。細胞増殖動態（核分裂、Ki67）に基づくグレード判定（**表2**）と、腫瘍の大きさや進行度を表す TNM 分類を併用する[3,6]。T 分類は出処によって内容に若干の違いがある（**表3**）が、次回の AJCC/UICC 分類は ENETS 分類に基づいて改訂される予定である。また、WHO 消化器腫瘍分類 2010 では NET G3 は NEC（G3）の範疇に含まれているが、2017 年に刊行予定の WHO 内分泌腫瘍分類では両者は別々に扱われる方向で改訂作業が進んでいる（**第3部**、「**5. 低分化神経内分泌癌 neuroendocrine carcinoma（NEC）の鑑別疾患**」の項参照）。

2. グレード判定

　グレード判定（**表2**）に関わる核分裂像数および Ki67 指数の一般的な算出法は以下の通りである。

1) 核分裂像数

　中倍率視野（100〜200 倍：接眼レンズ 10 倍×対物レンズ 10〜20 倍）で核分裂像の目立つ領域（hot spots）の見当をつけ、高倍率視野（400 倍：10 倍×40 倍）にして 50 視野中の核分裂像を数え、10 視野中の値を算出する。

2) Ki67 指数

　精度の高い自動計測機が使用できる施設は限られる。陽性細胞がきわめて少ない症例では目視によって G1 と判定することも可能であるが、多くの症例において再現性のある計測が求められる。お金がからず、より正確で再現性が高く、かつ簡便な方法として manual count of camera-captured/printed image 法がある（**図1**）[7]。中倍率視野で陽性細胞の目立つ領域を抽出し、高倍率視野にして光学顕微鏡用デジタルカメラで撮影、カラーでプリントアウト

表1 | 膵神経内分泌腫瘍の WHO 分類の変遷と比較

WHO 1980	WHO 2000/2004	WHO 2010
Islet cell tumour (adenoma/carcinoma)	Well-differentiated endocrine tumour/carcinoma (WDET; WDEC)	Neuroendocrine tumour NET G1/G2
Poorly differentiated endocrine carcinoma	Poorly differentiated endocrine carcinoma/small cell carcinoma (PDEC)	Neuroendocrine carcinoma NEC G3 large or small cell type
	Mixed exocrine-endocrine carcinoma (MEEC)	Mixed adeno-neuroendocrine carcinoma (MANEC)
Pseudotumour lesions	Tumour-like lesions (TLL)	Hyperplastic and preneoplastic lesions

表2 | 膵神経内分泌腫瘍のグレード判定

グレード	核分裂像数(/10高倍率視野)	Ki67指数(%)
G1	<2	<3
G2	2〜20	3〜20
G3	>20	>20

表3 | 膵NETにおけるT分類

	AJCC/UICC TNM [3]	ENETS TNM [4,5]	膵癌取扱い規約 [6]
T1	膵内に限局,≤2cm	膵内に限局,<2cm	膵内に限局,≤2cm
T2	膵内に限局,>2cm	膵内に限局,2〜4cm	膵内に限局,>2cm
T3	膵外に進展	膵内に限局,>4cmまたは胆管,十二指腸に浸潤	膵内胆管,十二指腸,膵周囲組織に浸潤
T4	腹腔動脈幹または上腸間膜動脈に浸潤	他臓器に浸潤または大血管(腹腔動脈幹または上腸間膜動脈)に浸潤	腹腔動脈幹または上腸間膜動脈に浸潤

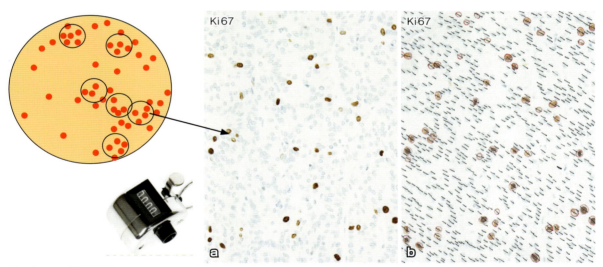

図1 | Ki67指数の算出
光学顕微鏡用デジタルカメラでhot spotを強拡大(400倍)で撮影し,カラープリントし,カウンターを使って陽性細胞数と全腫瘍細胞数をカウントする.bの写真で,赤丸で陽性細胞(50個),黒斜線で腫瘍細胞(853個)がマークされている.Ki67指数は5.9%で,G2に分類される.

し,全腫瘍細胞と陽性細胞をそれぞれカウントし,百分率で算出する.500〜2,000個の腫瘍細胞数を必要とするが,NETはたいてい1視野に約300〜1,000個の腫瘍細胞が含まれるため,1視野分のデータで十分と言える.症例によっては転移巣でより高いKi67指数を示すことがあるがその逆もあり,総じて原発巣および転移巣の間に大きな乖離はない[8].な

お,必ずしもhot spotsが選択されるとは限らない小さな生検材料では,参考値として扱い,過小評価になることを避ける.

3. ホルモン産生腫瘍

NETはホルモン産生能を有する.産生するホルモ

表4 | 膵機能性（症候性）NET の分類

種類	頻度	ホルモン過剰症状	MEN1合併頻度	膵以外の発生
インスリノーマ	過半数	低血糖症候群	少	
グルカゴノーマ	少	グルカゴノーマ症候群	少	
ソマトスタチノーマ	稀	ソマトスタチノーマ症候群	少	十二指腸，空腸
ガストリノーマ	少	ガストリノーマ症候群（Zollinger-Ellison 症候群）	少（十二指腸に多い）	十二指腸，胃
VIPoma	少	WDHA 症候群	少	神経，副腎，傍神経節，腸管（十二指腸など）
（症候性）セロトニン産生腫瘍	稀	カルチノイド症候群	稀	消化管（小腸，虫垂など），肺・気管支，胸腺，他
ACTHoma	稀	Cushing 症候群	稀	下垂体，肺・気管支，胸腺，他
（症候性）カルシトニン産生腫瘍	稀	下痢	少	
GRHoma	稀	先端巨大症	少	肺，空腸，他
PTHrPoma	稀	高カルシウム血症	稀	

WDHA 症候群：watery diarrhea, hypokalemia, and achlorhydria syndrome（水様性下痢・低カリウム血症・無胃酸症候群）

表5 | 膵 NET を合併する主な遺伝性腫瘍症候群

	遺伝形式（頻度）	責任遺伝子	蛋白質	膵 NET の合併	ホルモン産生
多発性内分泌腫瘍症1型（MEN1）	常染色体優性（1/10,000～40,000）	11q13（MEN1）	Menin	30～82％	グルカゴン，PP，インスリン，非機能性
von Hippel-Lindau（VHL）病	常染色体優性（1/30,000～36,000）	3p25.5（VHL）	pVHL	2～17％	非機能性
神経線維腫症I型（NF1）（von Recklinghausen 病）	常染色体優性（1/3,500）	17q11.2（NF1）	Neurofibromin	稀	非機能性
結節性硬化症 tuberous sclerosis	常染色体優性（1/6,000）	9q34（TSC1）16p13.3（TSC2）	Hamartin Tuberin	稀	インスリン，非機能性

ンには，ランゲルハンス島（ラ島）ホルモン［インスリン，グルカゴン，ソマトスタチン，膵ポリペプチド pancreatic polypeptide（PP）］の他，異所性ホルモン［ガストリン，血管作動性腸管ポリペプチド vasoactive intestinal polypeptide（VIP），セロトニン，副腎皮質刺激ホルモン adrenocorticotropic hormone（ACTH），カルシトニン，成長ホルモン放出ホルモン growth hormone-releasing hormone（GHRH/GRH），副甲状腺ホルモン関連蛋白 parathyroid hormone-related protein（PTHrP），インスリン様成長因子 insulin-like growth factor（IGF），ニューロテンシンなど］がある．これらのホルモンを単独または複数産生する．多発性腫瘍では腫瘍間でホルモン産生の種類が異なることもある．特定のホルモンを過剰に産生・分泌し，特有のホルモン過剰症状をひき起こす腫瘍は機能性 NET ないし症候性 NET と呼ばれ（前者の用語が広く用いられている），それぞれ「ホルモン名-oma」（インスリノーマ，ガストリノーマ

など）と呼称される（**表4**）．また，無症候性であっても，血清での異常高値や免疫染色で際立って広範な発現を示すホルモンが同定される場合は，「ホルモン名＋産生腫瘍」とすることも可能である．臨床的にインスリノーマは小型（1cm 前後）でもホルモン過剰症状をきたし，小型のうちに発見される機会が多い．ほかのホルモン産生腫瘍や非機能性腫瘍が発見されるのは，2～3cm を超えてからが多く，転移を合併する頻度が高い．機能性 NET の組織材料が得られた場合には，責任腫瘍の同定のため，産生ホルモンやプロホルモンの発現を免疫染色などで検索する必要がある．また，非機能性（無症候性）であっても産生しているホルモンを検索しておくことは再発モニタリングに活用できる．

4. 遺伝性腫瘍症候群

NET の多くは散発性であるが，**表5**にあげる遺伝

表 6 | 膵神経内分泌腫瘍の鑑別診断に有用な免疫染色マーカー

組織型	CKAE1/AE3	ビメンチン	トリプシン/bcl-10 (clone 331.1)	クロモグラニンA	シナプトフィジン	その他
神経内分泌腫瘍（NET）	+	−	−	+	+	Ki67, SSTR, CD56, NSE, 各種ホルモン
神経内分泌癌（NEC）	+	−	−	+	+	NSE, CD56, p53, RB1, Ki67, セロトニン, TTF1
solid-pseudopapillary neoplasm	−/+	+	−	−	+	βカテニン（核）, CD10, CD56, Eカドヘリン
腺房細胞癌	+	−	+	−/+	−/+	リパーゼ, キモトリプシン, AFP
mixed acinar-neuroendocrine carcinoma	+	−	+	+	+	リパーゼ, キモトリプシン, AFP
膵芽腫	+	−	+	−/+	−/+	βカテニン（核）, リパーゼ, キモトリプシン, AFP, CD56, CD10, CA19-9, CEA
漿液性嚢胞性腫瘍	+	−	−	−	+	インヒビン, MUC6
膵管癌	+	−	−	−	−	CK7, CA19-9, CEA, MUC1
mixed ductal-neuroendocrine carcinoma	+	−	−	+	+	CK7, CA19-9, CEA, MUC1
腺扁平上皮癌	+	−	−	−	−	p40, p63, CK5/6, CK14
退形成癌	+	+	−	−	−	G-CSF
粘液癌	+	−	−	−/+	−/+	CDX2
髄様癌	+	−	−	−	−	EBER, MLH1, MSH2, MSH6, PMS2
肝様癌	+	−	−	−	−	hep-par1, AFP

性腫瘍症候群［多発性内分泌腫瘍症 1 型 multiple endocrine neoplasia type 1（MEN 1），von Hippel-Lindau（VHL）病など］に合併する．若年発生，多発性といった遺伝性疾患としての特徴が共通してみられる．ラ島過形成からの腫瘍発生が示唆される所見も観察される．また，それぞれに特徴的な病理所見がある（第 2 部，Ⅰ-10 の項参照）．膵全摘以外に根治は困難であるが，個々の腫瘍の生物学的振る舞いは散発例と変わらない．NEC との合併は稀である．

5. 遺伝子異常

NET と NEC は異なった遺伝子異常を示す．前者では *MEN1*，*VHL*，*DAXX/ATRX*，*mTOR* 経路関連因子の関与がみられる[9,10]．一方，後者では（膵管癌と同様の）*p53*，*RB1*，*CDKN2A/p16*，*KRAS*，*DPC4* の変異が報告されている．

6. 診断に必要な免疫染色

神経内分泌分化の証明には，銀還元性反応や好銀反応を利用した特殊染色や，神経内分泌細胞マーカー［クロモグラニン A，シナプトフィジン，CD56，neuron-specific enolase（NSE）など］を使った免疫染色および電顕が用いられるが，免疫染色が最も実用的である．膵発生 NET の診断にはクロモグラニン A とシナプトフィジンで十分であるが，NEC では特にクロモグラニン A の発現が乏しいことがあり，その場合には CD56 や NSE の染色性も参考にする．ホルモン抗体は可能な範囲でとなるが，インスリン，グルカゴン，ソマトスタチン，PP，ガストリン，VIP，セロトニンの使用頻度が高い．各種膵腫瘍との鑑別診断に有用なマーカーを表 6 にあげた．特に solid-pseudopapillary neoplasm（SPN）や腺房細胞癌との鑑別のための，βカテニン（SPN で核内発現を示す）と bcl-10（clone 331.1）[11]（最も有用な腺房マーカー）の必要性が高い（第 3 部，図 3 参照）．NET はソマトスタチン受容体シンチグラフィーやソマトスタチンアナログ製剤の良い対象であり，免疫染色でソマトスタチン受容体 somatostatin receptor（SSTR）の発現を確認することも意義がある．

表7 | 膵神経内分泌腫瘍の病理レポート（膵癌取扱い規約第7版＋WHO分類）

膵体部腫瘍，膵体尾部切除：

局在・肉眼：	Pb, TS2 (30×30×28 mm), nodular type
組織型：	neuroendocrine tumor (NET, G2)
進展様式：	med, INFa, mpd0
脈管・神経侵襲：	ly0 (D2-40), v2 (VB/EVG), ne0
局所進展度：	pT3 [pS0, pRP1, pPV0, pA0]
切除断端：	pPCM0, pDPM0, R0
リンパ節転移：	pN0 (0/8)
免疫染色：	CgA (+), SYP (+), insulin (-), glucagon (+, focal), somatostatin (-), PP (+, focal), SSTR2 (+)
機能性・症候性：	non-functioning
WHO分類：	NET G2, pT3N0MX (UICC)
増殖動態：	mitotic index 1/10 HPFs, Ki67 index 4.7 % (24/506)

7．レポート作成

切除材料における病理組織診断の記載項目を**表7**に示す．現段階においては，膵癌取扱い規約（第7版）[6]に準じた記載に，WHO消化器腫瘍分類2010のグレード分類やTNM分類を追記する形が望ましい．

Ⅱ．病理標本の取り扱い方

超音波内視鏡下穿刺吸引法 endoscopic ultrasound-guided fine needle aspiration（EUS-FNA）の急速な普及により，膵疾患においても，組織学的診断に基づいて治療方針が決定される度合いが一気に高まっている．NETの場合も，臨床的にNETを支持する所見が十分そろっている場合は別として，基本的には治療方針決定前に質的診断をつけておくことが推奨される．また，ホルモン産生，遺伝性といった特色に加え，昨今多種類の分子標的薬が開発されており，生検材料や切除材料の取り扱いにおいては，これらの検討に対応できるようにしておく必要がある．NETを含む膵腫瘍全般に対する病理標本の取り扱い方，標本作製法については，すでに刊行されている腫瘍病理鑑別診断アトラス「胆道癌・膵癌」[12,13]に詳しい記載がある．ここでは主にNETに関わる事柄に絞り，日頃注意すべき点を述べる．

1．生検，細胞診標本

EUS-FNAの検体処理方法について，筆者らの施設では，シャーレ上のハンクス液中に採取検体を押し出し，糸状の組織形状部（白色片のみならず，赤褐色片など色調の異なるものを含める）を凝血塊とともにホルマリン固定で組織診へ，残りをハンクス液に入れて細胞診用としている．組織診検体が適正な場合，HE染色の他に，免疫染色（クロモグラニンA，シナプトフィジン，Ki67など）を行い，慎重に鑑別診断を行う．組織診検体が不適正な場合には，細胞診検体でセルブロックの作製や細胞転写法を検討する．NETは膵管内に進展する場合もあり（**図2，第2部，図2a** 参照），内視鏡的逆行性胆膵管造影（ERCP）下膵液細胞診や膵管擦過細胞診・膵管生検組織診で腫瘍細胞が検出されることもある．転移例での検体採取は，原発巣，転移巣のどちらか採取しやすいほうでよい．

2．手術検体の取り扱い

1）術中迅速診断，固定前検体

NET症例での術中迅速診断の主な目的は，術前にNETの診断がついていない場合での組織所見の確認や，腫瘍が小さい場合，切除検体内に病変が含まれ

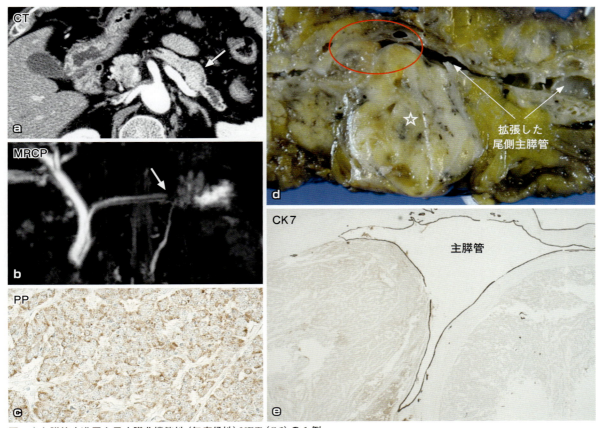

図2 | 主膵管内進展を示す膵非機能性（無症候性）NET（G2）の1例
a：膵体部に不均一な造影効果を示す腫瘤（矢印）がみられ，尾側膵管の拡張を伴っている．b：膵体部に主膵管の途絶（矢印）がみられ，尾側膵管に不整な拡張がみられる．c：免疫染色で広く膵ポリペプチド（PP）の発現がみられる（PP産生NET）．d：腫瘍（☆）は主膵管を圧排し，一部は主膵管内に進展し，閉塞をきたしている（赤線枠）（腫瘍と主膵管との関係をわかりやすくするため，主膵管の走行に沿ってスライスしている）．e：dの赤線枠部分のCK7免疫染色像．主膵管内に進展した腫瘍の表面は膵管上皮（CK7陽性）に覆われている．

ているかの確認にある．腫瘍が周囲膵実質と見分けがつきにくい（**第2部，図9c**参照）ことがあるので，硬さや色に注意する．副脾様（**第2部，図9a**参照），瘢痕結節様を呈することもある．NETの多くは境界明瞭な結節性腫瘍であり，断端の評価が問われることは少ない．機能性（症候性）腫瘍例において，迅速診断の段階でホルモンの発現を確認することは難しく，責任病巣かどうかの決定は困難である．電顕観察が可能な施設においては，腫瘍の一部を電顕用固定する．NETや鑑別疾患（腺房細胞癌，MANECなど）の診断に非常に有力な診断根拠になる場合がある（**第2部，図23・24**参照）．遺伝性腫瘍例や研究用に遺伝子検査を行う予定がある場合には，腫瘍の一部を凍結保存する．

2）固定および固定後の切り出し

NETの診断に免疫染色（Ki67など）は必須であり，一般的に推奨されている固定時間（8〜36時間）を遵守することが望まれる．48時間以上の過固定はなるべく避ける．肉眼所見をとる際は臨床画像との対比を考慮し，腫瘍の位置（膵頭・体・尾，膵内・膵外），大きさ，色調，硬さ，嚢胞，出血，壊死，被膜形成，境界，周囲進展，主膵管や主要血管との関係などをよく観察する．切り出し方は，原則的には膵癌取扱い規約に準じて行われるが，通常の膵管癌と違って，たいてい病変は限局的であり，臨床画像との対比や局所進展に焦点をあてた割面を作製することを優先しても，診断に大きな支障はない．主膵管との関係を示したい場合は，主膵管の走行と腫瘍の中心部が同一面で表せるような割面を作製する（図

2，第2部，図2a・13a 参照）．写真撮影は，検体全体の腹側・背側，腫瘍部分の外表および割面全部を撮り，さらに最大割面や重要と思われる割面は接写しておく．多くの症例では腫瘍部の全割標本を作製してもそれほどブロック数が多くなることはない．一方，大型腫瘍の場合，腫瘍全部を標本にすることは難しいので，腫瘍最大面の作製を基本とし，色調などの様相が異なる部分，辺縁不整部分，周囲進展部分，剝離面近接部分，EUS-FNA穿刺部位などを切り足す．残検体は後日追加切り出しが必要になった場合に備え，オリエンテーションがつくようにしておく．なお，境界不明瞭な浸潤性を示すNECは通常型膵癌と同等に扱い，膵癌取扱い規約に準じた切り出しを行い，各種断端や剝離面などを詳細に評価し，R0手術だったかどうかを報告することが優先される．また最近では，消化管NECと同様，膵NECでも腺癌成分などの先行病変が存在することが知られるようになり，この先行病変の検索のためにもなるべく多数の標本作製が推奨される．

（大池信之，野呂瀬朋子）

文　献

1) Rindi G, Arnold R, Bosman FT et al：Nomenclature and classification of neuroendocrine neoplasms of the digestive system. in Bosman FT, Carneiro F, Hruban RH et al(eds)："WHO Classification of Tumours of the Digestive System", IARC Press, Lyon, 2010, pp13-14

2) Klimstra DS, Arnold R, Capella C et al：Neuroendocrine neoplasms of the pancreas. in Bosman FT, Carneiro F, Hruban RH et al(eds)："WHO Classification of Tumours of the Digestive System", IARC Press, Lyon, 2010, pp322-326

3) Edge S, Byrd DR, Compton CC et al(eds)：Exocrine and Endocrine Pancreas. AJCC Cancer Staging Manual, Springer, New York, 2010, pp241-249

4) Rindi G, Klöppel G, Ahlman H et al：TNM staging of foregut (neuro)endocrine tumors：a consensus proposal including a grading system. Virchows Arch 449：395-401, 2006

5) Klöppel G, Rindi G, Anlauf M et al：Site-specific biology and pathology of gastroenteropancreatic neuroendocrine tumors. Virchows Arch 451 (Suppl 1)：S9-27, 2007

6) 日本膵臓学会編：膵癌取扱い規約，第7版，金原出版，2016

7) Reid MD, Bagci P, Ohike N et al：Calculation of the Ki67 index in pancreatic neuroendocrine tumors：a comparative analysis of four counting methodologies. Mod Pathol 28：686-694, 2015

8) 大池信之，諸星利男：膵・消化管に発生する神経内分泌腫瘍．病理と臨床 29：451-459，2011

9) Yachida S, Vakiani E, White CM et al：Small cell and large cell neuroendocrine carcinomas of the pancreas are genetically similar and distinct from well-differentiated pancreatic neuroendocrine tumors. Am J Surg Pathol 36：173-184, 2012

10) 笠島敦子，笹野公伸：神経内分泌腫瘍．鬼島　宏，福嶋敬宜編：腫瘍病理鑑別診断アトラス　胆道癌・膵癌，文光堂，2015，pp154-162

11) La Rosa S, Franzi F, Marchet S et al：The monoclonal anti-BCL10 antibody (clone 331.1) is a sensitive and specific marker of pancreatic acinar cell carcinoma and pancreatic metaplasia. Virchows Arch 454：133-142, 2009

12) 細田和貴，谷田部恭：生検，細胞診標本．鬼島　宏，福嶋敬宜編：腫瘍病理鑑別診断アトラス　胆道癌・膵癌，文光堂，2015，pp14-19

13) 三橋智子：手術切除標本．鬼島　宏，福嶋敬宜編：腫瘍病理鑑別診断アトラス　胆道癌・膵癌，文光堂，2015，pp20-28

14) Lloyd R, Osamura RY, Kloppel G et al(eds)：WHO Classification of Tumours of Endocrine Organs, 4th ed, IARC Press, Lyon, 2017 (in press)

第2部　組織型と診断の実際

I. 神経内分泌腫瘍 neuro-endocrine tumor (NET)

1. 定義・概念

膵に発生する高分化な神経内分泌腫瘍［well differentiated neuroendocrine neoplasm, neuroendocrine tumor（NET）］で，神経内分泌分化を示唆する類器官構造を示し，広く神経内分泌マーカー（シナプトフィジン，クロモグラニンA）の発現がみられる．細胞異型や悪性度は軽度〜中等度で，緩徐な発育を示す．細胞増殖能によってグレード判定（G1〜3）される（第1部，表2参照）．ただし，G1＝"良性腫瘍"ではない．臨床画像的に描出される大きさのおおよそ5mm以上の病変から，転移能を持った腫瘍とみなされる．ホルモン産生能を有し，ホルモン過剰症状をひき起こすものは機能性腫瘍に分類される（第1部，表4参照）．遺伝性腫瘍症候群に合併することがある（第1部，表5参照）．

2. 臨床的事項

幅広い年齢層に発症する（機能性：平均55歳，非機能性：平均59歳[1]）が，遺伝性腫瘍では若年者にみられる．性差はほとんどみられない．非機能性腫瘍が60〜90％を占める．機能性腫瘍ではインスリノーマが過半数を占め，ガストリノーマやグルカゴノーマが続く．臨床画像では境界明瞭な多血性腫瘍として描出される．多くの腫瘍でソマトスタチン受容体 somatostatin receptor（SSTR）の発現がみられ，SSTRシンチグラフィーの有用性が高い．腫瘍の増大とともに，周囲へ浸潤し，2〜3cmを超えると転移リスクが高まる．いったん遠隔転移を合併してしまうと，完全治癒は難しいが，どの段階においてもその発育は緩徐で，全体的に数年〜数十年単位の生存が期待できる．発見時から数ヵ月〜1年前後で腫瘍死に至る低分化な神経内分泌癌［neuroendocrine carcinoma（NEC）］（後述）とは対照的である．転移は肝や所属リンパ節に多く，晩期には肺や骨などにもみられる．ごく稀に，複数のホルモン過剰症状が同時性あるいは異時性に重複することがあるが，比較的予後不良である．

3. 肉眼所見

多くは単発性であるが，特に遺伝性では多発する．膵の頭・体・尾部のいずれからも発生する．膵外への突出（膵外性発育）もみられる．腫瘍は境界明瞭な充実性腫瘤を形成し，髄様性・膨張性で軟らかい．割面は黄白色〜褐色調や，灰白色や赤褐色（充血性）の色調を示し，分葉化とともにモザイク調を呈することもある（図1）．膵管内進展もみられる（図2a）．腫瘍辺縁は部分的あるいは全体的に線維性被膜で囲まれる．腫瘍が増大すると周囲へ進展し，辺縁不整な輪郭を呈する．膵頭部病変では総胆管や十二指腸（図1b），膵尾部病変では脾臓，腸間膜や胃腸管に浸潤する（図1e）．また，脾静脈などの大型血管を巻き込み，腫瘍塞栓や血栓を形成する（図2b）．腫瘍内部

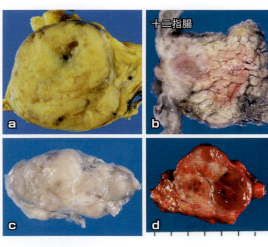
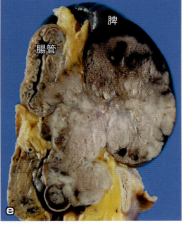

図1 | 膵NETの割面像
a：淡黄色調で、被膜を有する．
b：灰白色調で、被膜を欠き、十二指腸に浸潤している．
c：灰白色〜淡褐色調で、分葉状を示す．
d：分葉状で、赤褐色調の部分と淡褐色調の部分がみられる（モザイクパターン）．
e：灰白色〜暗赤色調の大型腫瘤で、辺縁不整、脾臓や腸管への浸潤を示す．

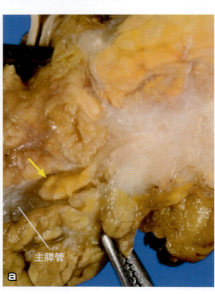
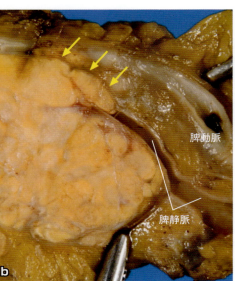

図2 | 膵尾部NETの割面像（a, bは同一症例）
黄色分葉状〜白色充実性の腫瘤．
a：主膵管内にポリポイドな腫瘍の進展（矢印）がみられる．
b：脾静脈内に腫瘍塞栓形成（矢印）がみられる．側副血行路の発達もみられた．

にはさまざまな二次的変化がみられ、臨床画像診断を困難にする要因になる．例えば、高度の線維化や瘢痕化を伴った腫瘍は臨床画像で遅延性濃染を示す．大きな囊胞を形成した腫瘍は、単房性囊胞の様相を呈する．その他、うっ血、浮腫、出血、石灰化などがみられる．なお、何らかの要因で梗塞的な変性・壊死や組織崩壊性・自己融解性の変性・壊死を合併することはあっても、腫瘍の急速な増大による（高悪性度腫瘍を示唆する）通常の腫瘍壊死がマクロサイズでみられることはまずない．

4．組織学的所見

NETの組織像は一見単調にみえるが、神経内分泌分化を示唆する、多彩な類器官構造パターン（索状・リボン状，脳回状，腺様・ロゼット状，偽管状，管状，胞巣状，小葉状・充実性など）を呈し（図3），しばしば混在する．小腸NETに特徴的な腫瘍胞巣辺縁の柵状配列（peripheral palisading）（図3e）がみられることはまずない．機能性腫瘍と非機能性腫瘍の間に組織像の違いはみられない．腫瘍細胞の基本像は類円形で異型の乏しい小型な核と、淡好酸性〜両好性，あるいは淡明な広めの胞体を有する類円形ないし多稜形細胞である．後述のさまざまな亜型も部分的にあるいは広くみられる．細胞境界は不明瞭である．核は通常、細胞の中心に位置するが、偏在することもある．核質はいわゆる"salt and pepper（ごま塩状）"と呼ばれるクロマチンの分布を示す．核分裂像は少ない．腫瘍細胞は発達した毛細血管に囲まれ、富血管性（多血性）腫瘍の様相を呈する．間

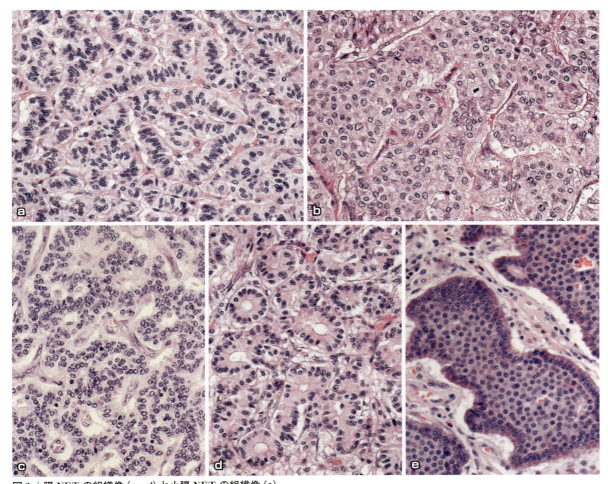

図3 | 膵NETの組織像（a～d）と小腸NETの組織像（e）
a：索状配列を示す．毛細血管網を伴う．b：胞巣状の配列を示す．毛細血管網を伴う．c：毛細血管を芯とした偽管状配列を示す．d：ロゼット状ないし小型管状配列を示す．e：peripheral palisadingを伴った島状配列を示す．

質にはさまざまな程度に線維化，硝子化，アミロイド沈着，石灰化（砂粒体形成もみられる），うっ血・浮腫，囊胞化などの二次的変化がみられる（図4, 5）．著しい線維化のため腫瘍細胞が圧縮され，いわゆる硬化結節を形成することもある．間質線維化反応（desmoplastic reaction）はあっても限局的かつ軽度である．血管拡張や浮腫で，腫瘍細胞が疎らに分布することもある．囊胞化を示すNETは全周性に線維性被膜に覆われていることが多く，腫瘍全体に微小囊胞microcystを形成するものや，中央に大きな囊胞macrocystを形成するもの，その混合型がある（図5）．神経周囲浸潤や脈管侵襲を伴うが，特に静脈血管に親和性を持ち，Victoria blue（VB）/elastica van Gieson（EVG）染色を行うと，静脈侵襲が高頻度に証明される．通常，腫瘍壊死はみられないが，比較的高い増殖能（Ki67指数高値）を示す腫瘍細胞胞巣の中央に斑状の小さな壊死がみられることがある．梗塞性や組織崩壊性の変性・壊死部周囲の腫瘍細胞に格段に高い増殖能はみられない（図6, 7d）．小型（早期）の腫瘍で被膜を欠き境界不明瞭な広がりを示すものがあるが，悪性度の高さを意味しない．腫瘍内部に小膵管や腺房細胞が混在することがあるが，entrapされた正常細胞の他，腫瘍の化生現象を思わせるものもある．

5．組織亜型

NETには多様な亜型が存在する．これはNETの組織学的鑑別疾患が多岐にわたることも意味する（第3部，「2．NETの亜型と鑑別疾患」の項参照）．主な

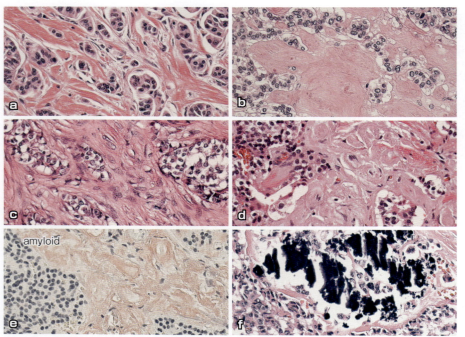

図4 | 線維化を伴った膵NETの組織像

a:膠原線維化を示す.
b:硝子化を示す.
c:線維芽細胞の軽度増生がみられる.
d:血管壁を含め間質にアミロイドの沈着がみられる.
e:dのDylon染色.軽度陽性反応がみられる.
f:粗大石灰化がみられる.

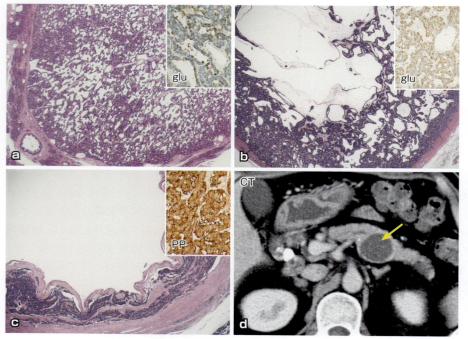

図5 | 囊胞性変化を伴った膵NETの組織像およびCT画像

a:腫瘍全体に微小囊胞状の空隙がみられる.免疫染色でグルカゴン(glu)の産生がみられる.
b:微小囊胞および中央に大きな囊胞がみられる.免疫染色でグルカゴン(glu)の産生がみられる.
c:中央に大きな囊胞がみられ,壁在にrim様のNET成分と線維性結合組織からなる層形成がみられる.免疫染色で広く膵ポリペプチド(PP)の発現がみられる.
d:囊胞性NET(矢印)は多種多様な膵囊胞性疾患との鑑別を要する.
(cは東邦大学医療センター大森病院病理診断科・根本哲生先生,栃木直文先生よりのご提供)

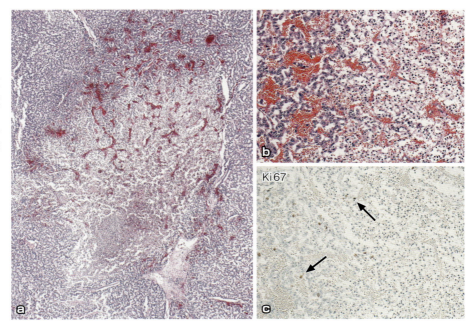

図6 │ 出血・変性を伴った膵NETの組織像
a：腫瘍中央に変性がみられる．うっ血・小出血を伴っている．
b：変性した腫瘍細胞は核濃縮を示す（右半分）．脱核の所見は乏しく，Ki67陽性細胞（矢印）は少数である（c）．高悪性度を示唆する通常の壊死（図20・22参照）とは区別される．

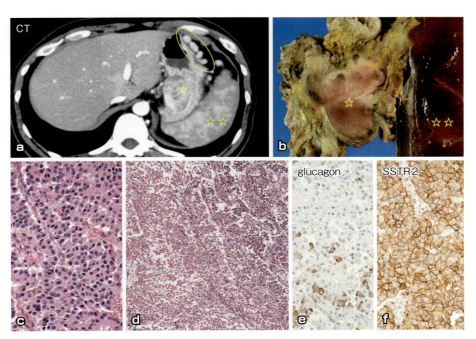

図7 │ 膵非機能性NET（G2）の1例（胃静脈瘤出血による吐血を契機に発見された）
a：不均一に造影される膵尾部腫瘍（☆）（φ6 cm）．脾腫（☆☆）や胃静脈瘤の怒張（楕円枠）もみられる．
b：辺縁不整な充実性腫瘍（☆）がみられ，周囲の胃腸管を巻き込んでいる．
c：好酸性の胞体を有するNETの所見がみられる．
d：広く壊死性変化がみられるが，腫瘍や血栓による血管閉塞を伴った梗塞性壊死の可能性がある（周囲の腫瘍細胞にKi67陽性細胞の格段の増加はみられない）．
e：免疫染色ではグルカゴン陽性細胞が少数みられる．
f：広くSSTR2Aの膜発現がみられる．

ものとして，オンコサイト型，淡明細胞型，ラブドイド型，パラガングリオーマ様型，多形型，紡錘細胞型があげられる．機能性腫瘍・非機能性腫瘍の両者にみられ，小さな病変でもみられる．基本的に通常のNETと悪性度は変わらないが，オンコサイト型では比較的aggressiveな経過を示したとする報告が散見される．

6．免疫組織化学的特徴

すべてのNETにシナプトフィジンやクロモグラニンAの発現が広くみられるが，クロモグラニンAの染色性は一定しない（腫瘍細胞内の神経内分泌顆粒の多寡に左右される）．機能性腫瘍では責任病巣の確認のため該当するホルモン染色を行うことが推奨

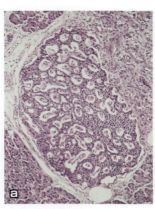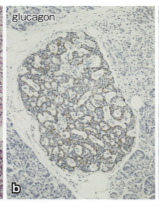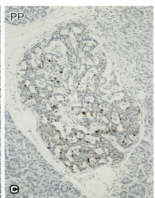

図 8 膵神経内分泌微小腺腫 neuroendocrine microadenoma
a：膵癌切除例の背景膵にみられた φ2 mm の微小結節．
b, c：免疫染色でグルカゴン陽性細胞と PP 陽性細胞が少数ずつみられる．

されるが，責任病巣であっても，神経内分泌顆粒がわずかしか残っておらず，そのホルモン（やクロモグラニン A）の染色性が弱い場合がある．術前・術後の症状や血中ホルモン値などの変動を参考にする．インスリノーマはプロインスリン染色が有用である（**図 10d・11c** 参照）．多発病変の場合，必ずしも最大の腫瘍が責任病巣とは限らない．SSTR（特に SSTR2）の発現が高率にみられる（**図 7f・11d・12f** 参照）．

7．生検組織診・細胞診

　超音波内視鏡下穿刺吸引法 endoscopic ultrasound-guided fine needle aspiration（EUS-FNA）の普及により細胞診や生検組織診の機会が増加している．弱拡大では，背景はきれいで，壊死や炎症がみられることは稀である（二次的変化による壊死様背景に注意する）．多くは疎な細胞結合性を示すが，集団状の細胞集塊も観察され，ロゼット形成や索状，胞巣状などの類器官構造が観察されることもある．強拡大では，腫瘍細胞は小型〜中型一様で，核は類円形〜卵円形均一，核縁は整で，ごま塩状とされる砂粒状・粗顆粒状のクロマチンの凝集が認められる．形質細胞様の偏在核を示すこともある．核小体は不明瞭か，みられても小さいことが多いが，好酸性の胞体を有するオンコサイト型の腫瘍細胞では目立つ．核分裂像がみられることは少ない．細胞質は豊富な微細顆粒状〜乏しいこともある．必要に応じて，免疫染色での検討を加える．

8．電顕所見

　免疫染色の普及により，実施される機会は減っているが，神経内分泌顆粒を直接的に証明する手段であり，特殊な組織型の診断においては最も有力な根拠となりうる（**図 23・24** 参照）．神経内分泌顆粒は高電子密度で，halo を伴う二重の基底膜構造（限界膜）を有している．その分布は毛細血管に面した腫瘍細胞の基底側に局在する傾向があるが，不均一なこともある．また，神経内分泌顆粒のサイズや性状が産生されるホルモンによって異なることも知られている．例えば，グルカゴン顆粒は電子密度の高い均一な球形を示すが，インスリン顆粒は電子密度は比較的低く，形は不ぞろいで，丸いものや正〜長方形の結晶状のものが混じ，広い halo を有する．

9．非機能性・機能性腫瘍の特徴的な病理所見

1）非機能性（無症候性）NET

　非機能性腫瘍といっても，血中でのホルモン値の上昇や免疫染色でのホルモンの発現が 1 種類あるいは数種類みられる（免疫染色で全くホルモン産生がみられないというのは稀で，約 4 割には複数のホルモン産生がみられる）．すなわち，症状をひき起こさない程度にホルモンが産生されている腫瘍，ホルモンの分泌が不能な腫瘍，プロホルモンまでは産生されている腫瘍，特有のホルモン症状を持たない腫瘍などが含まれる．未知のホルモンの産生・分泌や症状を示している腫瘍の存在も推測される．非機能性腫瘍は無症候性のため，腫瘍の増大や周囲臓器への浸潤や，転移により生じた症状を契機に発見される（**図 7**）が，臨床画像診断の進歩や普及で，最近では偶然発見される機会が増加し，臨床的に扱われる NET の多くを占めるようになっている．また，これ

第2部　組織型と診断の実際　57

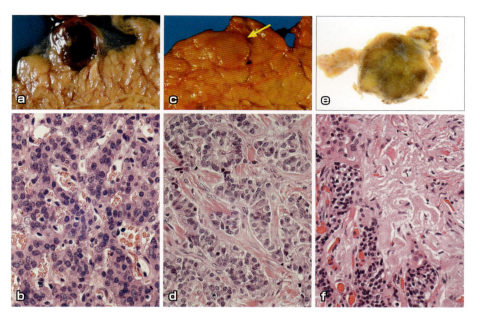

図9 | 小型膵インスリノーマの3例
a, b：膵外に突出する腫瘍で，暗赤色調の割面を示す．副脾に似る．組織像では充血調の毛細血管が目立つ．
c, d：膵内腫瘍（c；矢印）で，背景膵と同様の色調の割面を示し，同定しづらい．組織像では軽度の線維化がみられる．
e, f：核出された腫瘍で，淡褐色と黄色の部分が混在した割面を示す．組織像では巣状・散在性にアミロイド間質がみられる．

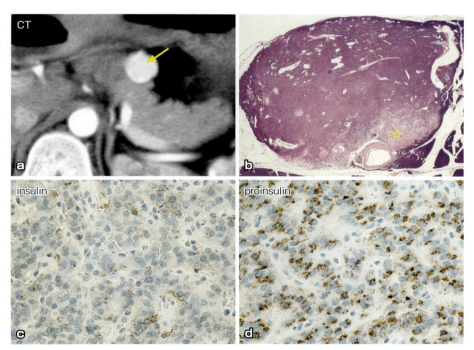

図10 | 膵インスリノーマ（G1）の1例
a：膵外性に発育する造影効果のある結節性腫瘍（矢印）．
b：富細胞性で，一部（☆）にアミロイド間質を伴う．
c：インスリン免疫染色では陽性所見は弱い．
d：プロインスリンの免疫染色でドット状（perinuclear Golgi-pattern）の明瞭な発現がみられ，責任病変と判断される．

まで頭部に多いとされてきた局在についても，体・尾部の腫瘍の発見が増加することが予想される．なお，切除材料や剖検で偶然見つかる顕微鏡サイズ（5mm未満がコンセンサス）の非機能性（無症候性）腫瘍は神経内分泌微小腺腫 neuroendocrine microadenoma と呼ばれ，"良性腫瘍"として扱われる（図8）．多発することもある（microadenomatosis）．免疫染色ではしばしばグルカゴンや膵ポリペプチドの産生がみられる．この microadenoma が治療対象となる NET に発育するのかは不明である．

2) インスリン産生腫瘍（インスリノーマ insulinoma）

インスリンやプロインスリンを産生する腫瘍細胞からなる高分化な NET で，低血糖症候群をひき起こすものはインスリノーマと呼ばれる．機能性腫瘍の中で最も頻度が高い．多発例には MEN1 や insu-

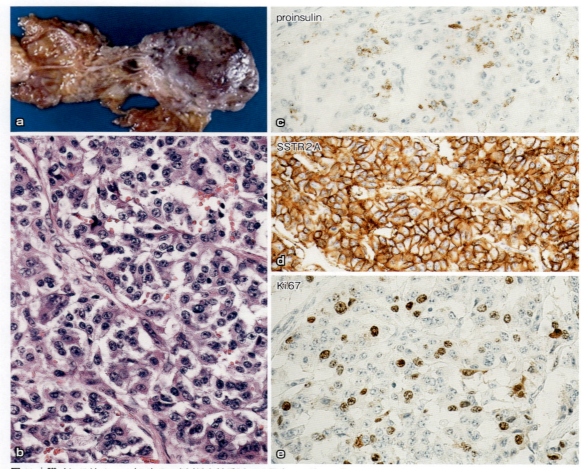

図11｜膵インスリノーマ（G2）の1例（低血糖昏睡での発症から約2ヵ月で死亡．肝転移あり）
a：膵尾部に7cm大の灰白色〜赤褐色調の充実性腫瘤がみられる．b：腫瘍細胞は軽度〜中等度の核異型を示す．c：免疫染色で，プロインスリンの陽性所見が少量みられる（インスリン免疫染色はほとんど陰性）．d：免疫染色で，広くSSTR2A陽性（膜発現）がみられる．e：Ki67指数は19％で，G2に相当する．

linomatosisがみられる．膵以外での発生はきわめて稀である．2cm以下の小型のうちに診断されることが多く（図9, 10），転移例はきわめて稀で，その予後の良さが際立っている（10年生存率はほぼ100％）が，2〜3cmを超えるものでは他のNETと同様，しばしば転移する（図11）．診断にはインスリンやプロインスリンの発現を免疫染色で確認することが大切で，特に多発例では必須である．しばしば硝子様間質を伴い，アミロイド［islet amyloid polypeptide（IAPP）またはamylin］の沈着が証明されることもある．転移例では経過中，他のホルモン（ガストリン，グルカゴンなど）を過剰産生し，関連症状をひき起こすことがごく稀にある．

3）グルカゴン産生腫瘍（グルカゴノーマ glucagonoma）

グルカゴンやグルカゴン前駆体由来ペプチドを産生する腫瘍細胞からなる高分化なNETで，壊死性遊走性紅斑や糖尿病などのグルカゴノーマ症候群をひき起こすものはグルカゴノーマと呼ばれる（図12）．多発例にはMEN1やglucagon cell hyperplasia and neoplasia（GCHN）がある．膵体・尾部に多い．高頻度に転移を合併する．囊胞化を示すNETにグルカゴン産生が証明されることが多いが特異的ではない（図5）．死因は糖尿病などのホルモン過剰症状の重症化によるものではなく，腫瘍自体の進展によることが多い．

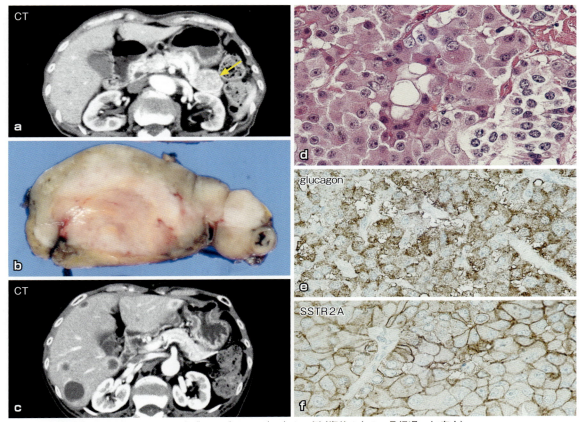

図12 | 壊死性遊走性紅斑を合併した膵グルカゴノーマ（G2）の1例（術後2年7ヵ月経過，加療中）
a：膵尾部に不均一な造影効果を示す腫瘍（矢印）がみられる．b：腫瘍は灰白色髄様で，分葉状，辺縁不整を示す．c：術後1年3ヵ月，肝転移再発を合併．d：組織学的に好酸性胞体を有するオンコサイト型NETの所見を含む．e：免疫染色で，広くグルカゴン陽性がみられる．f：免疫染色で，広くSSTR2A陽性（膜発現）がみられる．（a〜cは神奈川県立がんセンター病理診断科・横瀬智之先生，同消化器内科・上野　誠先生よりのご提供）

4）ソマトスタチン産生腫瘍（ソマトスタチノーマ somatostatinoma）

　ソマトスタチンを産生する腫瘍細胞からなる高分化なNETで，ソマトスタチノーマ症候群（耐糖能異常，胆石症，脂肪性下痢など）をひき起こすものはソマトスタチノーマと呼ばれる．一般的な症状のため見過ごされている可能性もある．高頻度に転移を合併する．組織学的にパラガングリオーマ様構造（Zellballenパターン）が特徴の1つとされるが特異的ではない．Vater乳頭部やその近傍に発生するソマトスタチン産生腫瘍はvon Recklinghausen病に合併し，砂粒体を伴った腺管状配列を特徴とする（「1. 消化管NET」の章参照）が，膵では稀である．

5）膵ポリペプチド産生腫瘍

　膵ポリペプチド pancreatic polypeptide（PP）を産生する腫瘍細胞からなる高分化なNETである（図13，第1部，図2参照）．特有の過剰症状は明らかになっておらず，非機能性（無症候性）NETのうち，免疫染色でPPの発現が広く独占的にみられる腫瘍が該当する．MEN1にもみられる．腹側膵（膵鉤部）では炎症・線維化や腫瘍などに随伴してPP細胞の結節状増生がみられる（図14）が，腫瘍性の腫瘤形成に乏しく，ほかのラ島ホルモン細胞の増生も混じてみられることから，NETとは区別される．

6）ガストリン産生腫瘍（ガストリノーマ gastrinoma）

　ガストリンを産生する腫瘍細胞からなる高分化なNETで，難治性消化性潰瘍などのガストリノーマ症候群（Zollinger-Ellison症候群）をひき起こすものはガストリノーマと呼ばれる（図15）．高頻度に転移を合併する．なお，MEN1合併ガストリノーマの責任

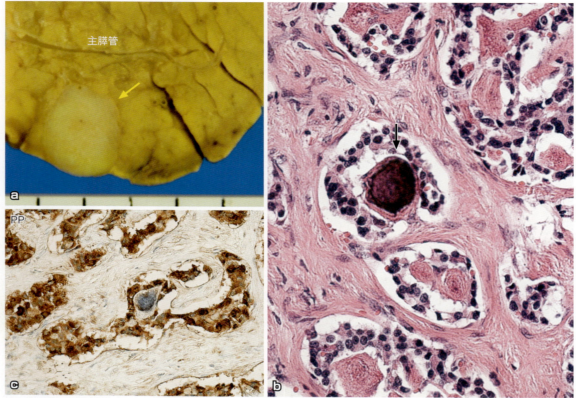

図13 | 膵PP産生腫瘍（G1）の1例
a：膵尾部に1cm大の白色結節（矢印）がみられる．b：著明な線維化を伴ったNET G1で，砂粒体（矢印）も散見される（砂粒体形成は十二指腸乳頭部付近のソマトスタチン産生腫瘍に高頻度にみられるが，膵のインスリノーマや非機能性腫瘍などにもみられる）．c：免疫染色で，広く膵ポリペプチド（PP）の発現がみられる．

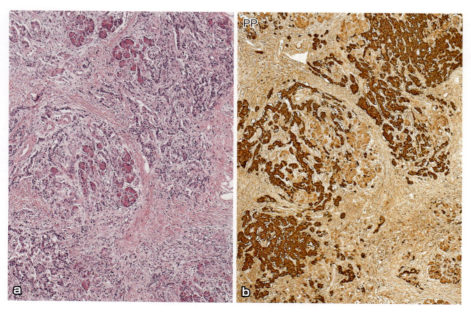

図14 | 膵鉤部PP細胞過形成

a：膵鉤部（腹側膵）の限局的な線維化病変で，膵腺房細胞が広く脱落しているのに対し，神経内分泌細胞の索状〜結節状の増生がみられる．
b：神経内分泌細胞の大多数はPP細胞からなる．
（さいたま赤十字病院病理部・安達章子先生よりのご提供）

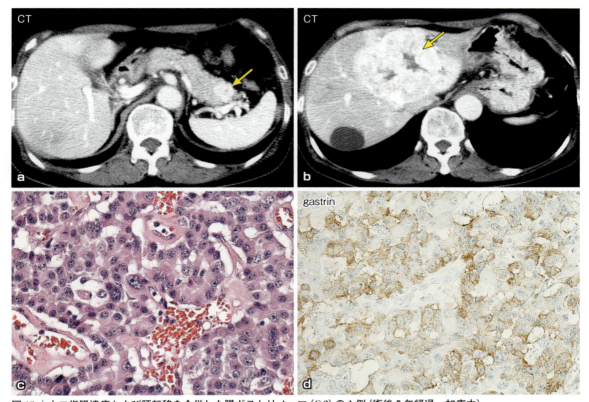

図15 | 十二指腸潰瘍および肝転移を合併した膵ガストリノーマ(G2)の1例(術後5年経過,加療中)
a, b：膵尾部に濃染される腫瘍(φ2 cm；aの矢印)がみられ,肝S^4を中心に多発する多血性肝腫瘍(最大約9 cm；bの矢印)がみられる．c：軽度～中等度の核異型がみられるが,核分裂像は乏しい．壊死もみられない．d：免疫染色でガストリン産生がみられる．

病巣の多くは十二指腸に存在する(図17d・e参照).

7) VIP産生腫瘍(VIPoma)

VIPを産生する腫瘍細胞からなる高分化なNETで,大量の水様性下痢とそれに伴う低カリウム血症,代謝性アシドーシスなどを呈するWDHA(watery diarrhea-hypokalemia-achlorhydria)症候群をひき起こすものはVIPomaと呼ばれる．Verner-Morrison症候群とも呼ばれる．VIPomaはNETのような上皮性腫瘍と神経性腫瘍(神経節神経腫,神経節細胞芽腫,褐色細胞腫など)に分類される．前者は成人例の膵に多いが,消化管(第3部,図15参照)や腎,肺などにもみられる．後者は小児の交感神経節や副腎,後腹膜や縦隔に発生する．高頻度に転移を合併する．

8) セロトニン産生腫瘍

セロトニンを産生する腫瘍細胞からなる高分化なNETである．カルチノイド症候群を示すことは稀であるが,転移例にみられる．比較的特異的な病態として,腫瘍が主膵管近傍に発生し,密な線維硬化性の間質を伴いながら胞巣状,管状の増殖を示し,主膵管を全周性にあるいは側方から狭窄し,尾側膵管の拡張をきたすものがあり(図16),小型のうちに発見されうる．セロトニン産生性の小腸NETにみられるperipheral palisadingパターン(図3e)は稀である(みられる場合は小腸NETの膵転移を疑う)(第3部,図14参照)．なお,NECにセロトニン産生がみられることがある(図21c参照).

9) ACTH産生腫瘍(ACTHoma)

ACTHを産生する腫瘍細胞からなる高分化なNETで,Cushing症候群をひき起こす．Cushing症候群における異所性ACTH産生腫瘍の頻度は4～15%で,そのうち膵NETの割合は約6～10%と少ない(多くは肺小細胞癌である)．時にZollinger-Ellison症候群,稀にインスリノーマ症候群を続発する．Zollinger-Ellison症候群合併例はCushing症候群単

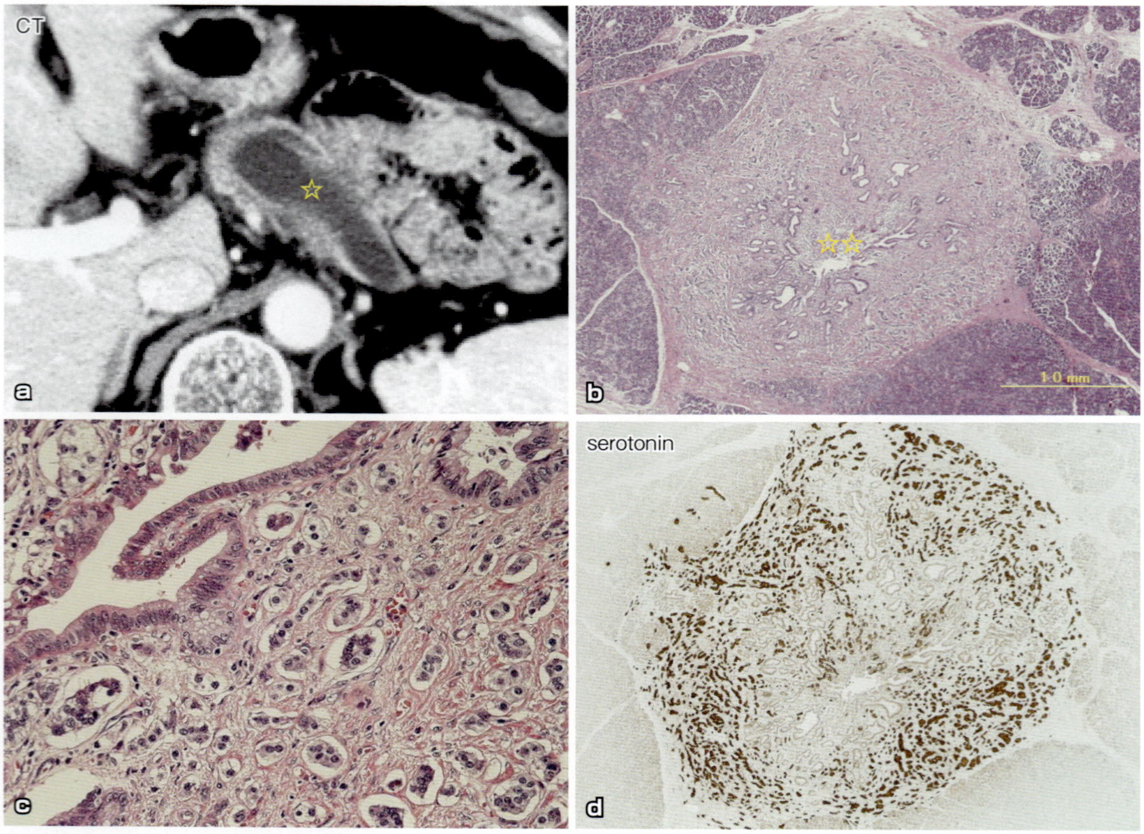

図16 | 膵セロトニン産生腫瘍の1例

a：主膵管の著明な拡張（☆）がみられる．b：その頭側に主膵管（☆☆）を狭窄するNETがみられる．c：NETは胞巣状，索状で，広く線維化を伴っている．d：免疫染色で広くセロトニン産生がみられる．（神奈川県立がんセンター病理診断科・横瀬智之先生，同消化器内科・上野　誠先生よりのご提供）

独例より予後が悪い．ACTHのほか，proopiomelanocortin（POMC）由来のβエンドルフィン beta-endorphin が血中で増加する．下垂体でみられるCrooke 変性の所見は稀である．なお，NECにACTH産生がみられることがある．

10. 遺伝性腫瘍症候群に合併する膵NETの特徴的な病理所見

1) MEN 1 (multiple endocrine neoplaia type 1)

　膵では多数・びまん性に microadenoma がみられ（microadenomatosis），しばしば5mmを超えるNET（macrotumor）を1個ないし数個合併する（**図17**）．臨床上，30～75％にNETが指摘され，剖検例ではほぼ全例に microadenoma やNETがみられる．閉塞性・随伴性膵炎を合併する．NETの多くは非機能性であるが，機能性腫瘍もみられ，低血糖症候群（イ

ンスリノーマ），グルカゴノーマ症候群（グルカゴノーマ），WDHA症候群（VIPoma），先端巨大症（GRHoma）などがみられる（**第1部，表4**参照）．無数に病変がある割に転移は稀で，個々の腫瘍の転移リスクは散発例と同じである．組織像も散発例と同様であるが，輪郭が不鮮明なものや，高度に硝子化や硬化したもの，peliosis 様に血液貯留を示すもの，好酸性細胞や淡明細胞が目立つものなど多彩な像が観察される．免疫染色では，多くの場合，ある1種類のホルモン産生が優勢にみられるが，複数のホルモン発現が混在する．グルカゴン陽性細胞が最も高頻度で，次いでPP，インスリン，ソマトスタチン陽性細胞がみられ，その他は稀である．グルカゴン染色ではラ島の過形成様病変と腫瘍性病変（11q13 LOHを伴う）の連続的な病変が観察される．ガストリン陽性細胞はほとんどみられない．MEN1に高頻度にみられるガストリノーマ（Zollinger-Ellison 症候群）

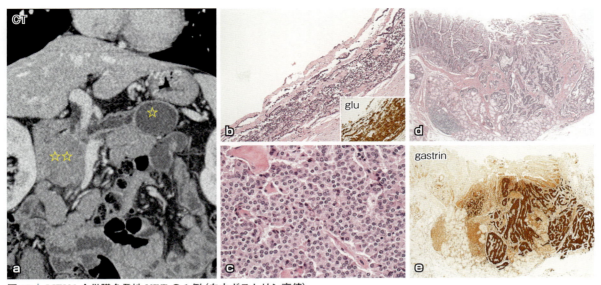

図17 | MEN1合併膵多発性NETの1例（血中ガストリン高値）
a：膵尾部に5cm大の囊胞性腫瘤（仮性囊胞様）（☆），膵頭部に6cm大の充実性腫瘤（☆☆）がみられる．b：膵尾部囊胞は，辺縁にrim状のNET（G1）成分がみられる（免疫染色でグルカゴン陽性）．c：膵頭部腫瘤は，NET（G2）の充実性増殖がみられる．免疫染色で特定のホルモン産生はみられない．d, e：ガストリン高値の責任病変として，十二指腸に小さなNET（4mm以下）が数個みられ，免疫染色でガストリン産生がみられる（膵には上記以外にも小型NETが多数みられたが，ガストリン産生はみられなかった）．

の責任病巣は十二指腸の粘膜や粘膜下層（図17d・e），潰瘍辺縁部にある（「1．消化管NET」の章参照）．

2）von Hippel-Lindau（VHL）病

膵では漿液性囊胞腺腫（35〜90％）に次いで，NET（2〜17％）の合併がみられる．半数以上が多発し，多くは非機能性（無症候性）で，悪性度は散発例と変わらない．切除材料では，治療対象となったNET（macrotumor）の他，背景膵に多数（MEN1ほどではない）のmicroadenoma（microadenomatosis）が観察される．腫瘍には部分的あるいは広範囲に，脂質やグリコーゲンに富んだ泡沫状・微小空胞状の淡明な胞体を示す腫瘍細胞がみられ，その割面像は黄色調を呈する（図18）．淡明細胞を特徴とするVHL病関連腫瘍（腎細胞癌の膵転移，充実型の漿液性囊胞腫瘍，血管芽腫）との鑑別を要する．淡明細胞は膵組織内にも孤在性にみられる（図18d）．この淡明化には，VHL遺伝子異常により生じる低酸素誘導因子hypoxia-inducible factor（HIF）の活性化の関与が指摘されている．ただし，淡明細胞はMEN1や散発例にもみられ，VHL病合併NETに必ずしも特異的とはいえない．免疫染色ではグルカゴン，PP，ソマトスタチン陽性細胞が種々の程度に混じてみられる．インスリン陽性細胞は少ない．

3）神経線維腫症I型（neurofibromatosis type 1）（von Recklinghausen病）

膵病変としては腺癌の合併が多く，稀に神経性腫瘍の他，NETの発生がみられるが，Vater乳頭部やその近傍に発生する砂粒体形成性ソマトスタチン産生NETや神経節細胞傍神経節腫gangliocytic paragangliomaを膵内に合併することは稀である．

4）結節性硬化症 tuberous sclerosis

膵病変はきわめて稀であるが，血管筋脂肪腫やNET（非機能性腫瘍やインスリノーマ）の報告がある．

5）glucagon cell hyperplasia and neoplasia（GCHN）

グルカゴン陽性細胞が多数を占めるラ島過形成やmicroadenoma/macrotumorが多発してみられる（図19）．glucagon receptor（GCGR）の変異がみられる[2]．診断にはMEN1やVHL病の除外を要する．

6）MEN4

MEN患者において，*MEN1*遺伝子変異が認められない一部の症例で，*CDKN1B*遺伝子変異が認められる[3,4]．これをMEN4と分類する傾向にあるが，膵NETに特徴的な病理所見があるかは不明である．

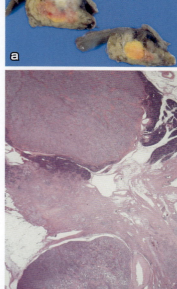
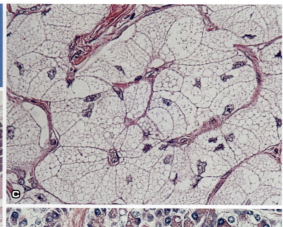
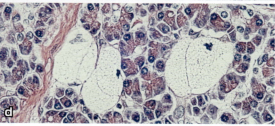

図18 | von Hippel-Lindau（VHL）病合併膵多発性NETの1例
a：膵頭部に白色調や黄色調を呈する多結節性腫瘤（最大2.5cm）がみられる．
b：NETが多発性にみられる．
c：泡沫状・微小空胞状を呈する腫瘍細胞がみられる．
d：腺房細胞間に淡明細胞が散見される．
（東京都保健医療公社荏原病院検査科・高橋　学先生よりのご提供）

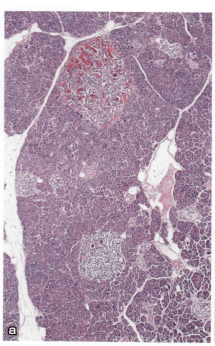
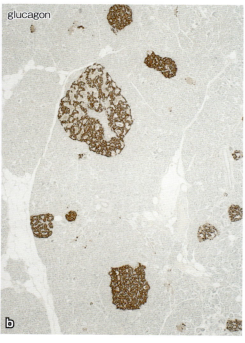

図19 | 膵 glucagon cell hyperplasia and neoplasia（GCHN）の1例
a, b：主にグルカゴン陽性細胞からなる過形成やmicroadenomaが多発性にみられる．

11. 悪性度に関わる因子

　グレード分類，大きさや転移を含むTNM分類の他，脈管侵襲や肉眼的浸潤性発育は重要な因子である．また，免疫染色での検討が可能なもので，CK19，CD117，CD99，CD44，p27，CEA，AFP，HCGα，progesterone receptor，PTENの発現と予後との関連が報告されているが，広く実用化には至っていない．

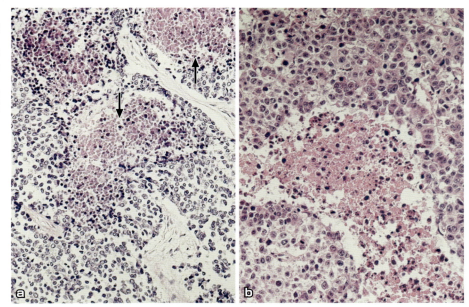

図20 ｜ 膵NECの組織像
a：小細胞型NEC．裸核状の高度異型細胞のシート状の増殖がみられる．類器官構造を欠き，壊死（矢印）を伴っている．
b：大細胞型NEC．広めの細胞質を有する大型異型細胞のシート状の増殖がみられる．類器官構造を欠き，壊死を伴っている．

Ⅱ．NEC

1．定義・概念

　膵に発生する低分化な神経内分泌癌［poorly differentiated neuroendocrine neoplasm, neuroendocrine carcinoma（NEC）］で，肺の小細胞癌や大細胞型神経内分泌癌に類似し，きわめて悪性度の高い癌腫である．グレード分類ではG3に属する．小細胞型と大細胞型に分類される．腫瘍は急速に増大し，高率に転移を合併し，予後はきわめて不良である．ホルモン過剰症状をひき起こすことは稀である．

2．臨床的事項

　きわめて稀で，膵腫瘍全体の1%未満，膵NENの2%未満である．多くは高齢者に発症し，性差はみられない．頭部発生が多い．通常の膵管癌に類似し，背部痛，黄疸や腹部症状を主訴とする．喫煙と関係する．ホルモンの過剰産生は稀である．MEN1やVHL病との合併はほとんどみられない．SSTRの発現は乏しく，SSTRシンチグラフィーも陰性のことが多い．診断時，多くが晩期の進行癌で，生存期間は大多数が月単位である．

3．肉眼像

　腫瘍は髄様浸潤性の広がりを示し，境界不明瞭な充実性腫瘤を形成する．腫瘍内部には壊死がみられる．

4．組織像

　小細胞型は肺の小細胞癌に類似し，N/C比の高い異型細胞の索状・シート状〜びまん性浸潤からなる（図20a）．類器官構造は不明瞭となる．大細胞型は大型でvesicularな核と両好性の広めの細胞質を持った比較的均一な類円形〜多稜形細胞のシート状・充実性の増殖からなる（図20b）．核小体も目立つ．大型不整ながら胞巣状の類器官構造を示すものもある（図21a）が，腫瘍全体が異型の高度な癌腫の様相を呈する（細胞異型が軽度で緻密な構築を示す高分化なNETとは異なる）．小細胞型および大細胞型のどちらのタイプでも広い壊死巣がみられ，核分裂像が多数観察される（たいてい40〜50個以上/10高倍率視野）．

5．免疫組織化学的特徴

　広く神経内分泌マーカー（シナプトフィジン，ク

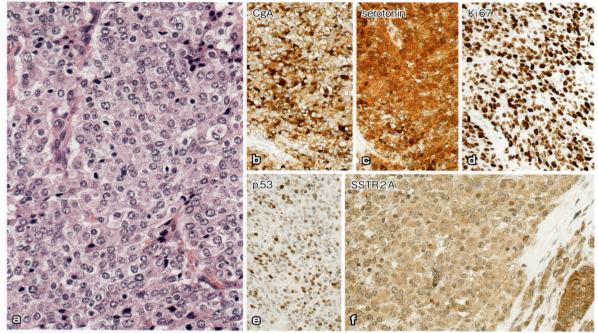

図21｜大細胞型 NEC の組織像および免疫染色像
a：vesicular な大型核と広めの細胞質を有する大型異型細胞の充実性増殖がみられる．毛細血管に囲まれた胞巣状の類器官構造を示し，NET との鑑別を要する（図3b 参照）が，胞巣は大型不整で一様に異型が強く，核分裂像も多数認められる．b：広くクロモグラニン A（CgA）の発現がみられる．c：広くセロトニンの発現がみられる．d：Ki67 指数は 80％を超える．e：p53 陽性細胞が多数みられ，p53 変異が示唆される．f：SSTR2A 免疫染色では，細胞質に淡く陽性反応がみられるが，有意とされる細胞膜の発現は不明瞭である（右下隅のラ島細胞には膜発現がみられている）．

ロモグラニン A）の発現がみられる（図21b）が，腫瘍細胞内の神経内分泌顆粒が微量で，クロモグラニン A の発現が乏しいこともある．このような場合には，他の神経内分泌マーカー（CD56, NSE, proGRP）の追加や除外診断（腺房細胞癌，低分化腺癌，未分化癌，非上皮性腫瘍，転移腫瘍など）を慎重に行う必要がある．Ki67 指数はたいてい 50％を超える（図21d, 22e）．固定などの影響で染色性に問題がある場合には，HE 像（分化，核分裂像，壊死）と臨床像とを併せ総合的に判断する．免疫染色でp53（図21e）や p16 の過剰発現や RB1 発現の欠失がみられる．ごく稀にセロトニン（図21c）や ACTH の発現がみられる．SSTR は陰性のことが多い（図21f）．

6. 先行病変（組織発生）

多くは *de novo* 発生の様相を示すが，時に腺癌や NET が先行病変として考慮される症例がみられる[5]．腺癌からの NEC の合併は，両者の移行像，腺癌病変内部における NEC 成分の混在，共通の遺伝子異常（KRAS など）で証明される（図22）．NET からの NEC への移行の証明は困難であるが，組織学的分化度・異型度の明らかな違いや，それに対応する明らかな増殖能の違いや p53 発現態度が参考になる．

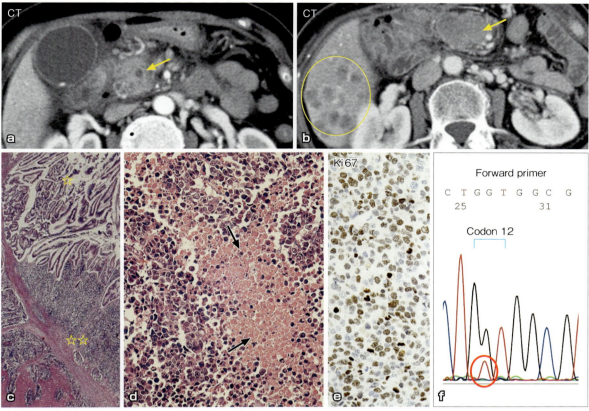

図22 | 膵NEC（小細胞型）の1例（術後6ヵ月，腫瘍死）
a：膵頭部に造影効果の乏しい腫瘤（約3cm大）（矢印）がみられる．b：術後2ヵ月，膵頭部付近の局所再発（矢印）と多発肝転移（丸枠）が指摘される．c：NEC（☆☆）が広くみられ，一部に先行病変と思われる膵管内乳頭粘液性腫瘍 intraductal papillary mucinous neoplasm（IPMN）様の乳頭状腺癌成分（☆）がみられる．d：NEC成分には腫瘍壊死（凝固壊死）（矢印）がみられる．e：Ki67指数は80％を超える．f：NEC成分および乳頭状腺癌成分ともに，同じKRAS変異（Codon 12 GGT → GTT）がみられる．

III. mixed adeno-neuro-endocrine carcinoma（MANEC）

1．定義・概念

　腺癌や腺房細胞癌などの外分泌癌に，神経内分泌分化（組織形態的および免疫組織化学的）が30％以上の有意な割合で合併する癌腫を指す．各成分の組み合わせから，mixed ductal-neuroendocrine carcinoma，mixed acinar-neuroendocrine carcinoma，mixed acinar-neuroendocrine-ductal carcinoma に分類される．厳密には，これらの mixed feature が浸潤先進部や転移巣でもみられることを確認できた場合，診断が確定できる．膵ではきわめて稀であるが，構成成分の1つあるいは両方が低いグレードである腫瘍に遭遇することもあり（特に消化管），それぞれの成分に対する grading が求められる［これらを包括する形で2017年に刊行予定のWHO内分泌腫瘍分類では，mixed neuroendocrine-nonneuroendocrine neoplasm（MiNEN）との総称が検討されている］．より的確な定義や名称について今後も検討が重ねられていくと思われるが，実際の診断において大事なことは，治療ターゲットになると思われる成分について，具体的にレポートすることである（表1）．

2．mixed ductal-neuroen-docrine carcinoma

1）臨床的事項

　膵管癌の亜型であり，膵管癌に類似した臨床像を

2．膵 NET

表1 | 神経内分泌分化を伴った膵管癌（DAC）・腺房細胞癌（ACC）の分類

	混合パターン	浸潤先進部・転移巣	治療方針
Ductal adenocarcinoma (DAC) with neuroendocrine differentiation	・amphicrine type 　ductal morphology 　solid morphology ・combined (biphasic) type 　DAC + NET 　DAC + NEC	amphicrine, ductal	DAC に準じる
		amphicrine, solid	DAC に準じる
		DAC + NET	DAC に準じる （あるいは両者をカバーする）
		DAC + NEC	主たる成分に準じる （あるいは両者をカバーする）
		DAC (pure) *	DAC に準じる
		NEC (pure) *	NEC に準じる
Acinar cell carcinoma (ACC) with neuroendocrine differentiation	・amphicrine type 　ACC morphology ・combined (biphasic) type 　ACC + NET 　ACC + NEC	amphicrine, ACC	ACC に準じる
		ACC + NET	ACC に準じる （あるいは両者をカバーする）
		ACC + NEC	主たる成分に準じる （あるいは両者をカバーする）
		ACC (pure) *	ACC に準じる
		NEC (pure) *	NEC に準じる
	(pancreatoblastoma)	(pancreatoblastoma)	ACC に準じる

＊MANEC の定義から外れる．

呈する[6]．予後も不良である．ホルモン過剰症状をひき起こすことは稀であるが，Zollinger-Ellison 症候群を合併したとする報告がある．現時点では治療方針は膵管癌に準じることが適切であると考えられる（NEC 成分が一方的に増殖しているような症例は，NEC と診断とし，NEC の治療が行われるべきである）（**表1**）．

2）病理像

肉眼像も通常の膵管癌に類似するが，種々の程度で髄様浸潤性を含む．組織学的には主に3つのパターンに特徴付けられる（**表1**）．1つは，腺系細胞，神経内分泌系細胞，あるいは両者の性格を併せ持つ細胞（amphicrine cells）が密に混在し，通常の膵管癌ではあまりみられない富細胞性・髄様性の増殖を特徴としながら，腺管状，篩状，索状などの多彩な組織構造を形成しながら増殖するパターンである（amphicrine, solid タイプ）（**図23**）．しばしば細胞内粘液（杯細胞，印環細胞）や細胞外粘液（粘液の漏出・貯留）を含む．膵上皮内腫瘍性病変 pancreatic intraepithelial neoplasia（PanIN）もみられる．2つ目は，単一の腫瘍性病変の中で，腺癌成分と NET/NEC 成分がそれぞれ領域性を持ちながら増殖しているパターン（biphasic タイプ）で，HE 染色標本で mixed feature が認識される．3つ目は組織形態的には通常の

膵管癌（管状腺癌）でありながら，免疫染色でのみ広範囲（30％以上が目安）にわたって神経内分泌マーカーの発現が認められるパターンである（amphicrine, ductal タイプ）．これらはしばしば混在してみられる．特殊染色や免疫染色において，腺系マーカーには PAS，消化 PAS，CK7，MUC1，CEA が，神経内分泌マーカーにはシナプトフィジン，クロモグラニン A が用いられる．また，特殊な組織型ゆえ，電顕での神経内分泌顆粒の同定も求められる．遺伝子異常は今のところ不明瞭であるが，KRAS 変異がみられる場合には，膵管癌の亜型としての位置付けが強調される（**図23g**）．

3. mixed acinar-neuroendocrine carcinoma

1）臨床的事項

腺房細胞癌の亜型として位置付けられる中間悪性～高悪性度の腫瘍である．腺房細胞癌にはしばしば神経内分泌マーカーの発現がみられる．その多くは限局的なものであるが，時に広範囲（30％以上が目安）に及ぶことがあり，mixed acinar-neuroendocrine carcinoma の定義に該当する．腺房細胞癌に類似した臨床像を呈し[7]，治療方針も腺房細胞癌に準じることが適切であると考えられる症例がほとんど

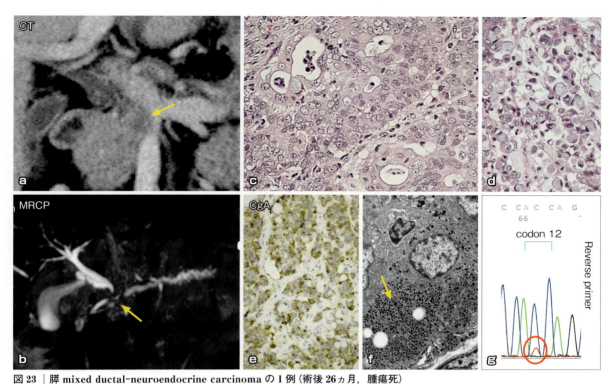

図 23 | 膵 mixed ductal-neuroendocrine carcinoma の 1 例（術後 26 ヵ月，腫瘍死）
a, b：膵頭部に low density な腫瘍（矢印）がみられ，門脈を巻き込んでいる（a）．磁気共鳴胆管膵管造影 magnetic resonance cholangiopancreatography（MRCP）では主膵管と総胆管の閉塞（矢印）を伴い，上流の膵管および胆管の拡張を伴っている（b）．膵癌を疑わせる画像所見である．c, d：腺管構造や印環細胞を含む低分化な腺癌像を示すが，富細胞性・髄様性で，通常の膵管癌とは異なる．c は粘表皮癌様を呈する．e：免疫染色では膵管上皮系マーカー（CK7，CEA，MUC1）だけではなく，クロモグラニン A（CgA）やシナプトフィジンも広く陽性を示す．f：電顕で毛細血管に面した基底膜側の細胞質に多数の内分泌顆粒（矢印）が観察される．g：KRAS 変異（codon 12 GGT → GAT）がみられる．

である（表 1）．

2）病理像

大型結節状で，分葉状・充実性の腫瘍を形成する．壊死や出血，囊胞変性を伴う．膵管内進展もみられる．多くの腫瘍では，組織学的に通常の腺房細胞癌 acinar cell carcinoma（ACC）の所見を示すが，免疫染色によって 30% 以上の割合で神経内分泌分化が証明されることで診断される（amphicrine, ACC タイプ）（図 24）．比較的稀ではあるが，組織形態的にACC と NET/NEC の 2 種類の成分が領域をもってみられる（biphasic タイプ）こともある．免疫染色において，腺房マーカーにはトリプシンや bcl-10（clone 331.1）が，神経内分泌マーカーにはシナプトフィジン，クロモグラニン A が用いられる．二重染色は amphicrine cells の存在を証明する．mixed ductal-neuroendocrine carcinoma と同様，可能であれば電顕によるチモーゲン顆粒（250〜900 nm）と神経内分泌顆粒（100〜300 nm）の同定も求められる（図 24 e, f）．AFP の発現がみられることがある．遺伝子異常も腺房細胞癌と同様（APC/β カテニン経路異常など）である[8]．

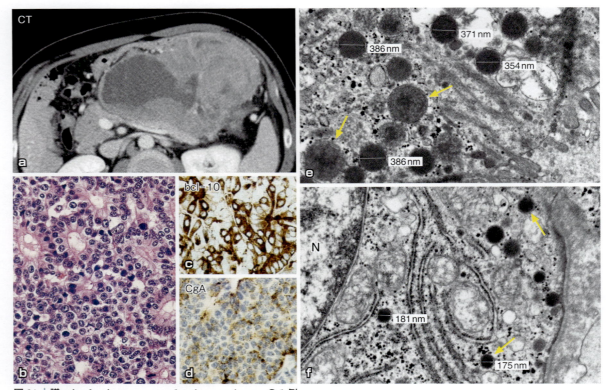

図24 | 膵 mixed acinar-neuroendocrine carcinoma の1例
a：囊胞変性を伴った大型腫瘤がみられる．b：腺房状〜充実性配列がみられる．c, d：免疫染色では bcl-10（clone 331.1）強陽性およびクロモグラニン A（CgA）弱陽性を示す．e, f：電顕では腫瘍細胞の腺腔側にチモーゲン顆粒（矢印）(e) が，基底側に神経内分泌顆粒（矢印）(f) がみられる．N：核

IV. 過形成性，前腫瘍性病変

糖尿病母体児や Beckwith-Wiedemann 症候群患者などにみられるラ島過形成 islet hyperplasia，膵炎や加齢・萎縮変化に伴うラ島増生 islet aggregation，MEN1 や VHL 病の膵にみられるラ島過形成 islet hyperplasia，さらに膵島細胞症 nesidioblastosis にみられる adenomatous hyperplasia や ductulo-insular complex といった病態が含まれる．

1. nesidioblastosis

持続性高インスリン性低血糖症 persistent hyperinsulinemia hypoglycemia（PHH）をきたす膵神経内分泌細胞の種々の形態的変化全般（インスリノーマを除く）を指す．神経内分泌細胞の島状増生やびまん性・腺腫様の増生（adenomatous hyperplasia）や，膵管上皮からの神経内分泌細胞の新生像（ductulo-insular complex）がみられる（図25）．これらの所見は慢性膵炎などでもみられ，特異的なものではないが，免疫染色などで β 細胞の増生が主体であることが証明されれば，PHH に対応した病変と解釈されやすい．その他，β 細胞の核腫大，核クロマチン量の増加がみられる．成人では非インスリノーマ膵原性低血糖症候群 non-insulinoma pancreatogenous hypoglycemia syndrome（NIPHS）とも呼ばれる．

（大池信之）

文　献

1) Halfdanarson TR, Rabe KG, Rubin J et al：Pancreatic neuroendocrine tumors（PNETs）：incidence, prognosis and recent trend toward improved survival. Ann Oncol 19：1727-1733, 2008
2) Sipos B, Sperveslage J, Anlauf M et al：Glucagon cell hyperplasia and neoplasia with and without glucagon receptor mutations. J Clin Endocrinol Metab 100：E783-E788, 2015
3) Pellegata NS：MENX and MEN4. Clinics（Sao Paulo）67

図25｜膵島細胞症 nesidioblastosis の組織像

a：膵小葉の大部分が腺腫様に増生した神経内分泌細胞で占められ（adenomatous hyperplasia），辺縁に腺房細胞の残存（矢印）が少量みられる．

b：膵管上皮からの神経内分泌細胞の新生像（ductulo-insular complex）がみられる．

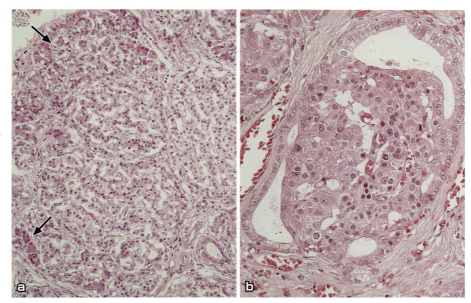

　　Suppl 1：13-18, 2012
4) Thakker RV：Multiple endocrine neoplasia type 1 (MEN1) and type 4 (MEN4). Mol Cell Endocrinol 386：2-15, 2014
5) Basturk O, Tang L, Hruban RH et al：Poorly differentiated neuroendocrine carcinomas of the pancreas：a clinicopathologic analysis of 44 cases. Am J Surg Pathol 38：437-447, 2014
6) Ohike N, Jurgensen A, Pipeleers-Marichal M et al：Mixed ductal-endocrine carcinomas of the pancreas and ductal adenocarcinomas with scattered endocrine cells：characterization of the endocrine cells. Virchows Arch 442：258-265, 2003
7) Ohike N, Kosmahl M, Klöppel G：Mixed acinar-endocrine carcinoma of the pancreas. A clinicopathological study and comparison with acinar-cell carcinoma. Virchows Arch 445：231-235, 2004
8) Furlan D, Sahnane N, Bernasconi B et al：APC alterations are frequently involved in the pathogenesis of acinar cell carcinoma of the pancreas, mainly through gene loss and promoter hypermethylation. Virchows Arch 464：553-564, 2014
9) Lloyd R, Osamura RY, Kloppel G et al (eds)：WHO Classification of Tumours of Endocrine Organs, 4th ed, IARC Press, Lyon, 2017 (in press)

2. 膵NET

第3部　鑑別ポイント

はじめに

　膵神経内分泌新生物 neuroendocrine neoplasm（膵NEN）には，多種多様な鑑別疾患が存在するが，膵内・外分泌系マーカーの免疫染色をうまく活用することが重要である[1~3]．

1. 高分化神経内分泌腫瘍 neuro-endocrine tumor（NET）と組織学的類似性を示す SPN, 腺房細胞癌との鑑別

　それぞれ特徴的な組織像がある（**図1**）．solid-pseudopapillary neoplasm（SPN）には細胞結合性の弱い腫瘍細胞による血管性間質を軸とした偽乳頭状配列がみられる．腺房細胞癌は色調が強く，腺房状配列を含む．また，これらの典型像が乏しくても，多少の鑑別点はある（**図2**）が，いずれにしても免疫染色は必須である．SPN ではビメンチン陽性，β カテニン核内発現，CD10 陽性が，腺房細胞癌ではトリプシン陽性，bcl-10（clone 331.1）陽性が有用な所見になる（**第1部，表6**参照）．これらは超音波内視鏡下穿刺吸引法 endoscopic ultrasound-guided fine needle aspiration（EUS-FNA）のような小さな検体にも活用できる（**図3**）．なお，SPN はシナプトフィジンや CD56 に陽性になること，腺房細胞癌もシナプトフィジンやクロモグラニン A の陽性細胞を含むことに注意する．

2. NET の亜型と鑑別疾患

1) オンコサイト型

　著明な好酸性顆粒状の胞体を示す（**図4**）．多数のミトコンドリアの含有による．核は腫大し，軽度～中等度の異型を有し，核小体が目立つ．核分裂像も比較的見つかりやすい．鑑別疾患には，腺房細胞癌，mixed acinar-neuroendocrine carcinoma，オンコサイト型の膵管内乳頭粘液性腫瘍 intraductal papillary mucinous neoplasm（IPMN），肝様癌があがる．腺扁平上皮癌や退形成癌でも好酸性変性が目立つことがある．肝細胞癌や副腎癌の転移にも注意する．

2) 淡明細胞型

　泡沫状・微小空胞状の淡明な胞体を呈する（**図5**）．脂質やグリコーゲンの集積による．VHL 病患者にみられやすい（**第2部，図18**参照）．鑑別疾患には，漿液性嚢胞腫瘍 serous cystic neoplasm（SCN）の solid type，空胞変性を示す SPN，血管芽腫があがる．SCN および SPN ともシナプトフィジン陽性を示す点に注意する．腎細胞癌や悪性黒色腫の転移や副腎皮質腫瘍の進展にも注意する．細胞異型度が違うが，膵管癌もしばしば淡明・泡沫状の胞体を示す．化学療法による淡明化もみられる．

3) ラブドイド型

　核偏在と封入体様細胞質を伴ったラブドイドな細胞形態を示す（**図6**）．中間径フィラメント（ケラチンやビメンチン）の蓄積による．鑑別疾患には，印環細胞癌，未分化癌，肉腫があがり，胃癌，乳癌，肺

第3部　鑑別ポイント　73

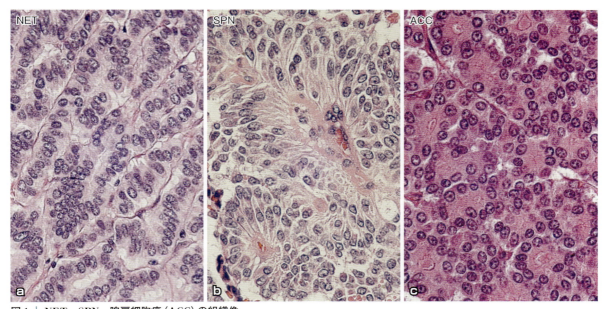

図1｜NET，SPN，腺房細胞癌（ACC）の組織像
それぞれの典型像で，HE標本のみでもある程度鑑別できる．NET（a）は索状配列，SPN（b）は偽乳頭状配列，ACC（c）は腺房状配列を示す．

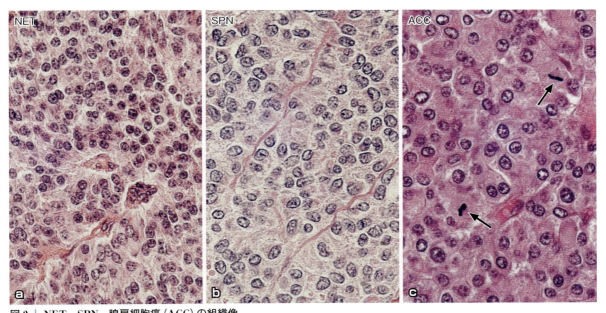

図2｜NET，SPN，腺房細胞癌（ACC）の組織像
いずれも充実性配列を示し，HE標本のみでは鑑別は難しく，免疫染色を要する．SPN（b）は核のくびれ・核溝がみられる．ACC（c）は色調の強い胞体を有し，核分裂像（矢印）が観察されやすい．

癌，悪性黒色腫の転移にも注意する．

4）パラガングリオーマ様型

膵外の発生ではパラガングリオーマと診断される組織像で，いわゆるZellballenパターンと呼ばれる胞巣状形態を示す（**図7**）．S100陽性支持細胞を伴う（多くは部分的）．時に腫瘍細胞内には褐色顆粒（ヘモジデリン，ニューロメラニン）がみられる．核に

74　2．膵NET

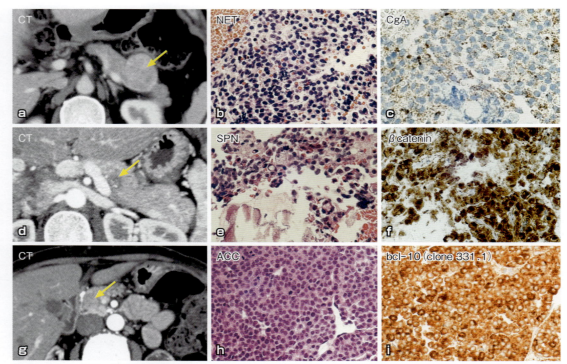

図3 ｜ NET，SPN，腺房細胞癌（ACC）の EUS-FNA（生検）
a〜c：NET G2．クロモグラニン A（CgA）の陽性反応は微細顆粒状で弱くみえることが多い．d〜f：SPN．小型のうちから二次的変化がみられやすい．βカテニンの核陽性所見は有用な所見である．g〜i：腺房細胞癌．色調が強い．bcl-10（clone 331.1）は有用な腺房マーカーである．

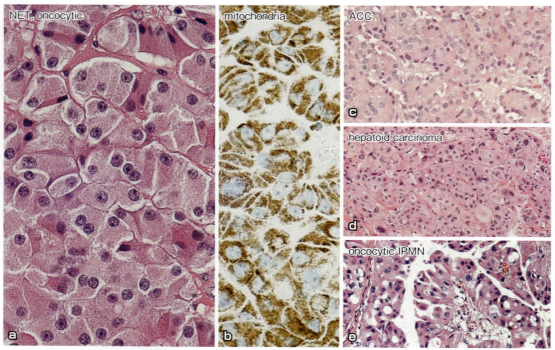

図4 ｜ オンコサイト型 NET と鑑別疾患
a：オンコサイト型 NET．好酸性の広い胞体を示す．b：ミトコンドリア免疫染色で強陽性を示す．c〜e：好酸性の胞体を示す腺房細胞癌（c），肝様癌（d），オンコサイト型 IPMN（e）．

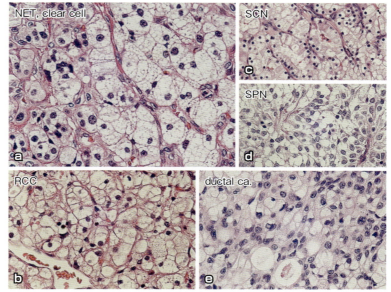

図5 | 淡明細胞型 NET と鑑別疾患
a：淡明細胞型 NET. 微小空胞状の明るい胞体を示す.
b：腎細胞癌の膵転移.
c〜e：淡明な胞体を示す SCN (c), SPN (d), 膵管癌 (e).

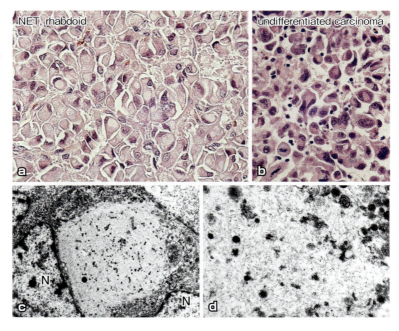

図6 | ラブドイド型 NET と鑑別疾患
a, b：ラブドイドな形態を示す NET (a) と, 鑑別を要する未分化癌 (b).
c, d：電顕で, a の腫瘍細胞の胞体内には中間径フィラメント（ケラチン, ビメンチン）の蓄積がみられる.
N：核

多形性がみられやすく, 多形型や紡錘細胞型とオーバーラップする. しばしばソマトスタチンの発現を示すが特異的ではない.

5) 多形型

大型奇怪な核を含む核の多形性を示す（**図 8a**). 悪性度と相関しない. 鑑別疾患には, 低分化膵管癌, 退形成癌, 肉腫があがる. SPN でも bizarre な核を持った細胞がみられる.

6) 紡錘細胞型

紡錘形化を示す（**図 8c**). 鑑別疾患には, 退形成癌（癌肉腫, 紡錘細胞癌), 腺扁平上皮癌, 非上皮性腫瘍があがり, 線維芽細胞の反応性増生にも注意する.

76 2. 膵 NET

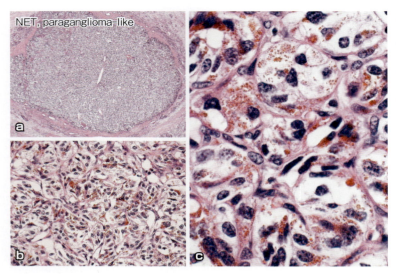

図7 | パラガングリオーマ様型NETの1例
a：膵癌切除例の背景膵内にみられたφ4mm の neuroendocrine microadenoma.
b：腫瘍細胞は充実性胞巣状配列（Zellballen）を示す．
c：腫瘍細胞内に褐色顆粒（ヘモジデリン，ニューロメラニン）がみられる．

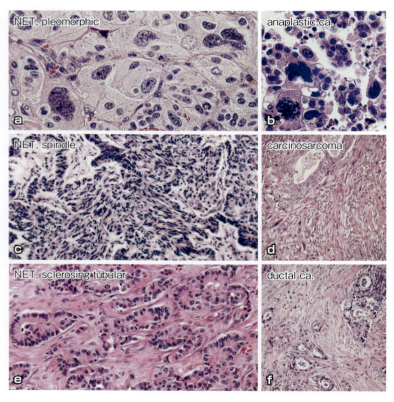

図8 | NET 亜型と鑑別疾患
a, b：多形を示す NET（a）と退形成癌（b）．
c, d：紡錘形を示す NET（c）と癌肉腫（紡錘細胞癌）（d）．
e, f：sclerosing tubular パターンを示す NET（e）と膵管癌（f）．

3. NET と膵管癌との鑑別

NET が線維化を伴い，腺管状配列を示す場合（sclerosing tubular パターン）（図8e），膵管癌との鑑別を要する．細胞異型度や増殖様式が大きく異なり，免疫染色で鑑別可能である．

4. 臨床画像所見からの NET と鑑別疾患

1）線維化を伴った NET

遅延性濃染を示す結節状腫瘤で，上皮性・非上皮性の充実性腫瘍の他に，過誤腫や炎症性腫瘤（自己

第3部 鑑別ポイント 77

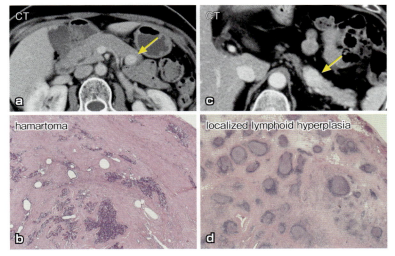

図9 遅延性濃染を示す膵腫瘤
線維化を伴った NET との鑑別を要する．
a, b：膵過誤腫 hamartoma（矢印）．硝子化線維性間質からなり，膵腺房や小型膵管を含む．
c, d：限局性（結節性）リンパ組織過形成（矢印）．多数のリンパ濾胞と線維性間質からなる．

免疫性膵炎，限局性リンパ組織過形成など）との鑑別を要する（図9）．

2）囊胞化を伴った NET（第2部，図5参照）

多種多様な膵囊胞性疾患[IPMN，粘液性囊胞腫瘍（MCN），SCN，SPN，仮性囊胞など]との鑑別を要する．

3）主膵管内進展・発育を伴った NET（第1部，図2，第2部，図2a 参照）

腺房細胞癌，退形成癌，膵管癌（比較的髄様性，乳頭状）や膵管内乳頭状腫瘍などの膵腫瘍や転移（腎癌，悪性黒色腫，大腸癌）との鑑別を要する．

4）主膵管狭窄を伴った NET

セロトニン産生腫瘍（第2部，図16参照）や膵管癌との鑑別を要する．

5．低分化神経内分泌癌 neuroendocrine carcinoma（NEC）の鑑別疾患

1）高悪性度充実性腫瘍

低分化膵管癌，腺房細胞癌（ACC），mixed adenoneuroendocrine carcinoma（MANEC），退形成癌（未分化癌），悪性リンパ腫，原始神経外胚葉性腫瘍 primitive neuroectodermal tumor（PNET），硬化性類上皮線維肉腫，線維形成性小円形細胞性腫瘍が鑑別にあがる[4]．中でも，神経内分泌マーカーに陽性反

表1 膵 NET G3 と NEC（G3）の比較

	NET G3	NEC（G3）
年齢	中高年	高齢者
進行	比較的緩徐	急速
神経内分泌分化形態	高分化	中～低分化
神経内分泌マーカー発現	びまん性	びまん性～部分的
核分裂像	20/10 HPF 以上	20/10 HPF 以上（通常 40<）
Ki67 指数	20％<	20％<（通常 50％<）
壊死	稀	あり
機能性	あり	稀
SSTR 発現	あり	稀
MEN1 や VHL 病の合併	あり	稀
p53，p16，RB1，KRAS の異常	稀	あり
ATRX，DAXX の異常	あり	稀
先行病変・共存病変	NET G1-G2	腺癌，NET？
悪性度	高い	きわめて高い
予後	年単位	月単位

応を示す ACC，MANEC や PNET の除外診断は重要で，腺房マーカーのトリプシン，bcl-10（clone 331.1）やビメンチン，CD99（MIC2）の免疫染色は必須といえる．肺大細胞癌，他臓器の NEC（小細胞型，大細胞型），悪性黒色腫の転移にも注意する．

2）NET G3

2017年に刊行予定の WHO 内分泌腫瘍分類では，

78   2. 膵 NET

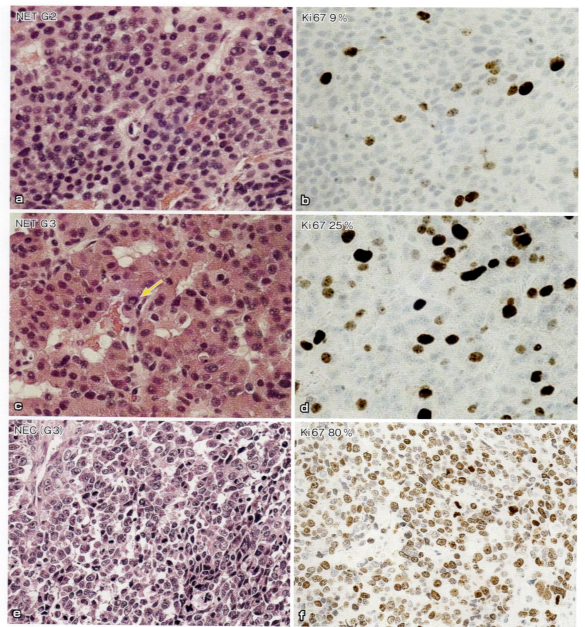

図10 | NETとNECの組織像とKi67指数
a, b：胞巣状の類器官構造を示す高分化な神経内分泌腫瘍．Ki67指数は9％でNET G2と診断される．c, d：索状〜胞巣状の類器官構造を示す高分化な神経内分泌腫瘍．好酸性の広い胞体を有し（オンコサイト様），核分裂像（矢印）も散見される．Ki67指数は25％とG3に相当するが，e, fのNEC（G3）とは区別される．e, f：類器官構造を欠く低分化な神経内分泌腫瘍．Ki67指数は80％でNEC（G3）と診断される．

　NET G3とNEC（G3）は別々に扱われることが検討されている[5]．シスプラチン療法に対する治療反応や予後の違いなどの臨床的要因の他，病理学的にも両者には差異がみられる（表1）．
①NET G3はNET G1〜G2と同様の高分化腫瘍で，神経内分泌分化を示す緻密な類器官構造をとり，細胞異型は軽度〜中等度で，腫瘍内のどこかしこにG1，G2に相当する成分を含む．一方，NECは低分化腫瘍で，類器官構造の不明瞭なシート状・びまん性の増殖を示す（図10，第2部，図20参照）．大細胞型では胞巣状の類器官構造がみられる場合があるが，胞巣は大型不整で，一様に細

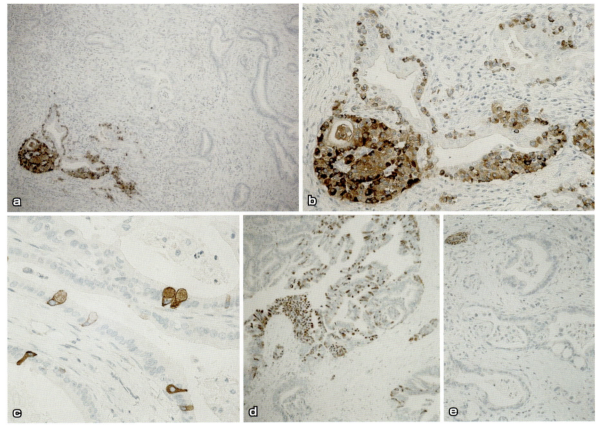

図11｜膵管癌のクロモグラニンA（CgA）免疫染色像
a, b：膵管癌病変の辺縁に，癌に取り込まれた CgA 陽性細胞（非腫瘍性細胞）の増生がみられる．癌腺管の基底に沿った配列やラ島様所見を呈する． c：膵管癌の腫瘍細胞間に CgA 陽性細胞が散見される． d, e：膵管内乳頭状病変に多数の CgA 陽性細胞がみられる（d）が，その浸潤癌成分には CgA 陽性細胞はみられない（e）．

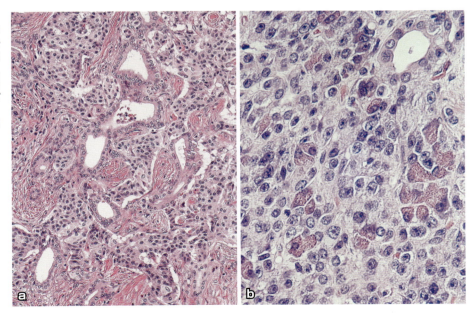

図12｜膵 NET の組織像
a：NET 病巣内に小型膵管がみられる．たいてい NET に取り込まれた非腫瘍性膵管上皮であるが，この所見が転移巣でもみられる場合，ductulo-insular NET と呼ばれる．
b：NET 病巣内に正常腺房細胞が取り込まれている．

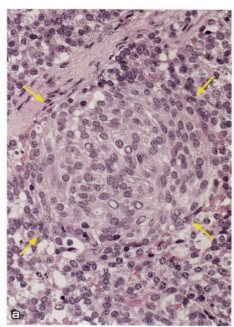
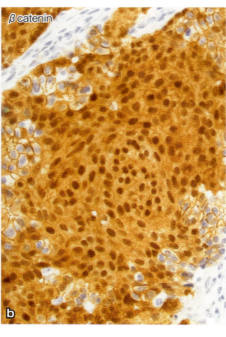

図13 | 膵芽腫のsquamoid nestの組織像とβカテニン免疫染色像

a：squamoid nest（矢印）の所見．ビオチン集積のため一部核内が白く抜けて見える．

b：免疫染色でβカテニン異常発現（核内局在）がみられる．

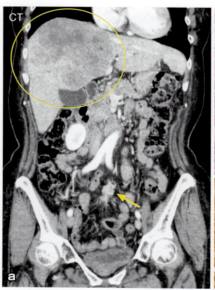
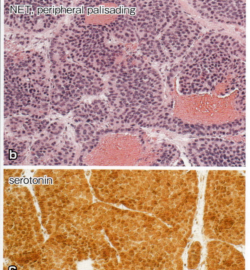

図14 | 原発不明NETの1例

a：肝右葉・左葉S[4]を占拠する不均一な造影効果を示す充実性腫瘤（丸枠）がみられる．

b, c：エコー下生検でNETと診断され，peripheral palisadingの組織像やセロトニン産生から小腸原発が疑われるも，小腸内視鏡では粘膜面に異常なし．しかしながら，小腸間膜根部にて不整形結節（a：矢印）があり，desmoplastic reactionと思われる形状を示す．NETの腸間膜リンパ節転移に矛盾しない所見で，近傍に原発巣が存在する可能性が示唆される．

胞異型が目立ち，G1，G2相当の成分は乏しく，むしろ腺房細胞癌や低分化腺癌，退形成癌などの高悪性度の癌腫との鑑別が問題となる（第2部，図21参照）．

②NET G3およびNECとも核分裂像が容易に観察されるが，NECではきわめて多数みられる（たいてい40〜50個以上/10高倍率視野）．

③NET G3およびNECともにKi67指数が20％を超えるが，NECではたいてい50％を超える異常高値を示す（図10，第2部，図21・22参照）．

④NET G3に壊死がみられることは稀であるが，NECには高頻度にみられる（第2部，図20・22参照）．

⑤NET G3には種々の程度にホルモン産生がみられるのに対し，NECでは稀である．

⑥NET G3にはソマトスタチン受容体somatostatin receptor（SSTR）の強い発現が高頻度にみられるの

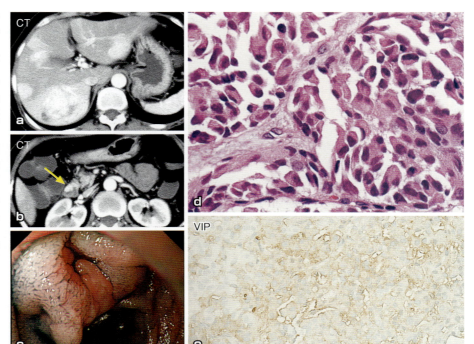

図15 | WDHA症候群および肝転移を合併したVIPomaの1例
a：肝両葉に造影効果を示す腫瘤がみられる．
b：十二指腸前壁にも早期に強く造影される腫瘤（矢印）がみられる（膵原発ではなく，十二指腸原発と診断された）．
c：上部内視鏡検査で，副乳頭付近に中央に発赤・陥凹を有する粘膜下腫瘍様の隆起性病変がみられる．
d：組織学的にラブドイドな変性を示すNETの所見を示す．
e：免疫染色ではVIPの軽度発現がみられる（血中VIP値は906 pg/mL）．

に対し，NECでは弱い発現あるいは陰性であることが多い（第2部，図21参照）．
⑦NET G3は遺伝性腫瘍症候群（MEN1，VHL病など）の関連腫瘍として合併しうるが，NECではみられても偶発的な側面が強い．
⑧NET G3はDAXXやATRX発現の欠失がみられるのに対し，NEC（G3）ではp53，RB1，p16，SMAD4，KRASの異常がみられる（第2部，図22参照）[6,7]．
⑨NECでは時に先行病変と考えられる腺癌成分がみられる[7,8]（第2部，図22参照）．
⑩NET G3はG1やG2よりも腫瘍の進展は活発であるが，年単位の生存が期待され，ほとんどが月単位であるNECと異なる．

6．MANECと混同されやすい病態の鑑別（除外）診断

1）mixed ductal-neuroendocrine carcinoma

以下の病態が存在することを念頭に，mixed ductal-neuroendocrine carcinomaの診断確定を行う必要がある[9]．
①膵管癌の病変内（特に辺縁）に，しばしば正常のラ島細胞が取り込まれ，これらの細胞が反応性に増生している場合がある（図11a, b）．
②膵管癌では，免疫染色でしばしば神経内分泌マーカー陽性細胞がみられるが，腫瘍の30％を超えることは稀である（図11c）．
③膵管癌やIPMNなどの膵管内乳頭状病変では，免疫染色で多数の神経内分泌マーカー陽性細胞がみられるが，浸潤癌成分では減少ないし消失する（図11d, e）．
④膵管癌やIPMNなどの外分泌腫瘍に，NETやNECが隣接して発生することがある（衝突癌）．
⑤NET病巣内には，しばしば正常の膵管上皮が取り込まれる（図12a）．
⑥NETでは，化生性に膵管上皮分化がみられる（ductulo-insular NET）．

2）mixed acinar-neuroendocrine carcinoma

①腺房細胞癌では，免疫染色でしばしば神経内分泌マーカー陽性細胞がみられるが，通常30％を超えない．
②NET病巣内には，しばしば正常の腺房細胞が取り込まれる（図12b）．
③膵芽腫は主に腺房細胞癌像を示すが，多彩な分化を含み，mixed acinar-neuroendocrine carcinomaに相当する成分もみられる．squamoid nests（図

13) の有無が鑑別ポイントとなる.

7. 原発部位の同定

ホルモン過剰症状,血中ホルモンの異常高値や肝転移巣の生検などから神経内分泌腫瘍の診断が下された場合,臨床画像的に原発巣が精査される(**図14**,**15**)とともに,組織学的検討からの原発巣の推定も求められる.産生ホルモンの種類(**第1部,表4**参照)や組織分化マーカー(膵NETはIslet1やPDX1,空腸・回腸NETはCDX2,肺気管支NETはTTF1)の発現態度も参考になるが,これらは必ずしも特異的ではない.peripheral palisadingおよびセロトニン産生の所見は小腸原発を支持する(**図14b,c**).

（大池信之）

文　献

1) Klimstra DS, Fukushima N, Hruban RH et al：Diagnostic algorithms for tumours of the pancreas. in Bosman FT, Carneiro F, Hruban RH et al (eds)："WHO Classification of Tumours of the Digestive System", IARC Press, Lyon, 2010, pp334-337
2) 大池信之,諸星利男：膵・消化管に発生する神経内分泌腫瘍.病理と臨床 29：451-459, 2011
3) 大池信之：非膵管上皮系腫瘍の鑑別診断.病理と臨床 31：285-296, 2013
4) 大池信之：稀な膵腫瘍－非上皮性腫瘍,腫瘍様病変.鬼島　宏,福嶋敬宜編：腫瘍病理鑑別診断アトラス　胆道癌・膵癌,文光堂,2015,pp168-179
5) Basturk O, Yang Z, Tang LH et al：The high-grade (WHO G3) pancreatic neuroendocrine tumor category is morphologically and biologically heterogenous and includes both well differentiated and poorly differentiated neoplasms. Am J Surg Pathol 39：683-690, 2015
6) Yachida S, Vakiani E, White CM et al：Small cell and large cell neuroendocrine carcinomas of the pancreas are genetically similar and distinct from well-differentiated pancreatic neuroendocrine tumors. Am J Surg Pathol 36：173-184, 2012
7) Tang LH, Basturk O, Sue JJ et al：A Practical Approach to the Classification of WHO Grade 3 (G3) Well-differentiated Neuroendocrine Tumor (WD-NET) and Poorly Differentiated Neuroendocrine Carcinoma (PD-NEC) of the Pancreas. Am J Surg Pathol 40：1192-1202, 2016
8) Basturk O, Tang L, Hruban RH et al：Poorly differentiated neuroendocrine carcinomas of the pancreas：a clinicopathologic analysis of 44 cases. Am J Surg Pathol 38：437-447, 2014
9) Ohike N, Jurgensen A, Pipeleers-Marichal M et al：Mixed ductal-endocrine carcinomas of the pancreas and ductal adenocarcinomas with scattered endocrine cells：characterization of the endocrine cells. Virchows Arch 442：258-265, 2003
10) Lloyd R, Osamura RY, Kloppel G et al (eds)：WHO Classification of Tumours of Endocrine Organs, 4th ed, IARC Press, Lyon, 2017 (in press)

2. 膵 NET

第4部　臨床との連携

はじめに

神経内分泌腫瘍 neuroendocrine tumor/neoplasm（NET/NEN）とは神経内分泌細胞由来の腫瘍のことである[1]．神経内分泌細胞は全身に分布するため，腫瘍も全身諸臓器に発生するが，その臓器別の発生頻度には偏りがあり，米国での調査によると，消化器に発生するものは 60％と過半数を占め，その中では特に膵臓に発生するものが最も多い[2]．国内でも 2005 年，2010 年に全国調査がなされており，比較すると 5 年間で人口 10 万人あたりの有病患者数は 1.2 倍に，1 年間の新規発症率は 1.25 倍に増加していた[3]．

興味あることに，2005 年では機能性膵 NET の患者が多かったのに対し，2010 年では非機能性の膵 NET の患者が機能性に比し多く，2005 年の 1.7 倍の新規発症数となっている．

これは，健診機会の増加や画像検査機器の進歩とともに，NET の認識が広がったことも影響していると考えられ，今後も増加傾向が継続すると予想される．

膵腫瘍の質的診断を行ううえで，今や超音波内視鏡下穿刺吸引法 endoscopic ultrasound-guided fine needle aspiration（EUS-FNA）は必須の検査となった[4]．膵神経内分泌腫瘍 pancreatic NEN（pNEN）の診断における EUS-FNA の役割は，大きく 2 つに分けられる．1 つは EUS にて膵腫瘍を指摘し，正確に膵 NET と診断することである．膵 NET は典型的な像を呈すれば，他のモダリティでも間接的に診断可能と考えられるが，非典型像を呈することもあり，

細胞診，組織診による病理学的な診断も必要となる．もう 1 つは，膵 NET と診断したうえで，Ki67 index や mitotic index により質的診断を行うことである[5]．WHO 2010 分類[6]における grading では，Ki67 index が重視されており，EUS-FNA で得られた検体で Ki67 index を算出することで Grade 分類が可能となる．しかし，WHO 2010 分類で定義される NEC は，病理組織学的に異なる疾患群を含むことが徐々に明らかになってきており，免疫染色や遺伝子診断を活用した鑑別診断の成績の向上が試みられている．

本稿では，膵 NET の画像診断および EUS-FNA 診断における病理との連携について述べたい．

1. 画像診断と病理の連携

1）典型例の画像診断

典型例とされる膵 NET は膨張性発育のため，線維性被膜を形成し境界明瞭（図 1）で，内部は間質や線維成分が比較的少ない髄様の腫瘍で，毛細血管成分に富む（図 2）．画像ではこれらの所見を反映し，腹部エコーや EUS では類円形で境界明瞭・辺縁整，内部が均一な低エコー腫瘤像を呈する（図 1）．多血性腫瘍のため，ダイナミック CT の動脈相で膵実質と比較し，強く濃染されることが特徴的である（図 2）．遅延相では濃度が低下するが，膵実質よりは濃染は持続することが一般的である．

多血性膵腫瘍として，膵 NET と鑑別を要するものには，腎癌膵転移，漿液性嚢胞腫瘍 serous cystic neoplasm（SCN）solid variant type，膵内副脾，膵動静脈奇形（遺伝性出血性毛細血管拡張症に合併）など

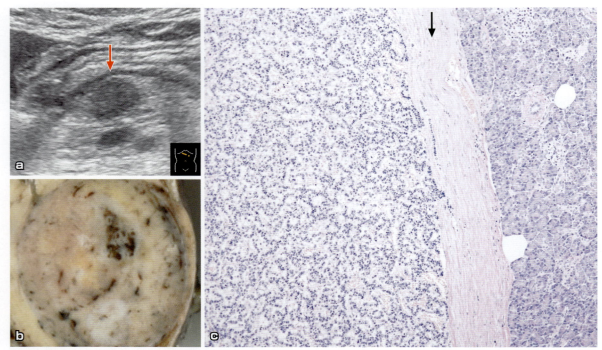

図1 | 膵NETの典型例（NET G1）の超音波画像と病理所見
a：超音波所見．膵体部に15mm大の辺縁整，境界明瞭な低エコー腫瘤を認める（矢印）．b：割面像．境界明瞭な類円形腫瘤．c：腫瘍は線維性被膜（矢印）により正常膵実質と明瞭に判別可能である．この線維性被膜の存在により境界明瞭な腫瘤像を形成する．

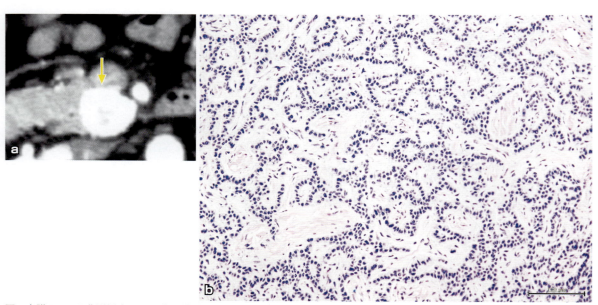

図2 | 膵NETの典型例（NET G1）の造影CT画像と病理所見
a：膵頭部に18mm大の早期相にて強い造影効果を有する腫瘤（矢印）を認める．b：索状・リボン状に配列したNET細胞が多数の血管とともに髄様に認められる．この多数の血管が腫瘍内に存在するため多血性充実性腫瘍となる．

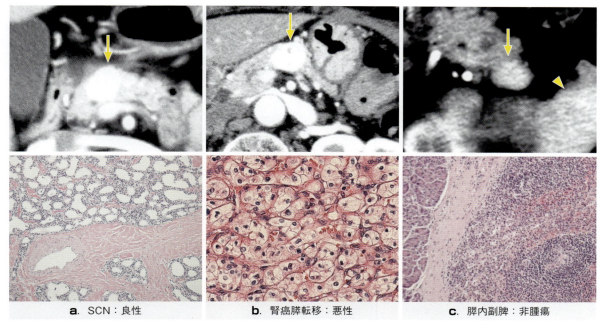

図3 | 膵NETに類似した多血性腫瘍像を呈する疾患
a：膵体部に15mm大の早期相にて強い造影効果を有する腫瘍（矢印）を認める．造影CTからは膵NETとの鑑別は困難である．最終診断は，SCN solid variant typeであった．b：腎細胞癌で腎摘出の既往あり．膵体部に15mm大の早期相にて強い造影効果を有する腫瘍（矢印）を認める．造影CTからは膵NETとの鑑別は困難である．最終診断は，SCN solid variant typeであった．
c：膵尾部に10mm大の脾臓（矢頭）と同程度の造影効果を有する腫瘍性病変（矢印）を認める．最終診断は膵内副脾であった．

がある（図3）．非腫瘍や良性腫瘍も入っており，治療方針が大きく異なるため注意が必要である．また，多血性膵周囲腫瘍としてパラガングリオーマ（図4）があり，サイズが大きくなると膵に食い込むため膵腫瘍のように見える．

機能性pNEN，中でもインスリノーマ，ガストリノーマが疑われる場合には，CTでは検出不能の腫瘍径が小さいものも多く，さらには多発例も存在することから，CT/EUSでの注意深い観察が必要である（表1）．しかし，ガストリノーマだけは膵だけでなく十二指腸粘膜下に発生（図5）する頻度が高いため，ガストリノーマを疑う場合には，必ず上部内視鏡検査も施行し，一見するとBrunner腺過形成のように見える粘膜下腫瘍でも，積極的に生検を行うなどの注意が必要である．

2）非典型例の画像診断

膵神経内分泌腫瘍の非典型例は4つがあげられる．①囊胞変性，②主膵管狭窄を呈する，③主膵管内進展を呈する，④乏血性NET，の4つである．これら4つの臨床的意義について述べる．

a）囊胞変性（図6）[7]

膵NETの10〜20％に見られるとされる．80％以上が非機能性であり，悪性度に関しては近年の報告では，通常のsolid NETより低いとの報告[8〜10]が多い．囊胞変性の発生機序は，G1では腫瘍出血によるものが多いが，悪性度が高いNET G3やNECになってくると腫瘍壊死が原因となってくる場合がある．一部が囊胞変性である場合は診断は容易であるが，残存した部分が少なくなると，macrocystic type SCNとの鑑別が困難になってくることもあり[7]，囊胞性疾患として漫然に経過観察することがないよう注意が必要である．

b）主膵管狭窄を呈する膵NET（図7）[11]

腫瘍径が大きくなると主膵管main pancreatic duct（MPD）を圧排することは稀ではないが，時に腫瘍径が小さくても膵管の閉塞を呈する膵NETを経験する．このような膵NETはセロトニン染色が陽性である頻度が高い[12]．セロトニン分泌が線維芽細胞を刺激し，腫瘍内や腫瘍周囲の線維化をひき起こし，主膵管閉塞を呈する機序が推測されている[12]．セロトニン染色陽性/陰性例での悪性度も検討されてお

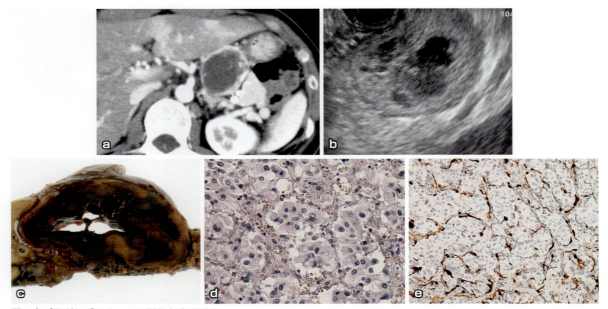

図4｜パラガングリオーマの画像と病理所見
a：造影CT．膵体尾部に厚い被膜を有し，囊胞部分と実質成分を伴った30mm大の腫瘤を認める．造影では早期に被膜および充実部分が濃染された．b：EUS．内部の囊胞変性した部分と厚い被膜と隔壁が混在した腫瘤性病変を認める．c：割面像．黒褐色を呈する囊胞部分を有する腫瘤性病変．d：HE染色．球形で胞巣状に増生し，周囲を血管内皮細胞に囲まれた構造を認め，褐色細胞腫に特徴的であるZellballen構造を呈する．e：胞巣周囲．S100陽性で，樹状形態を示すsustentacular cellを認める．

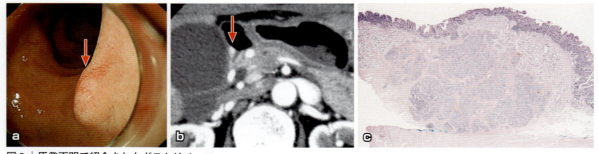

図5｜原発不明で紹介されたガストリノーマ
潰瘍穿孔を2回繰り返した50歳代，女性．血清ガストリン値7,000pg/mL．
a：十二指腸下行脚に5mm程度の粘膜下腫瘍病変（矢印）を認める．粘膜面にはびらん，毛細血管拡張は目立たない．b：同部位に一致して造影CTで造影効果を有する腫瘍（矢印）を認める．c：膵頭十二指腸切除術施行．5mmでG1のガストリノーマであった．術後，ガストリン値は速やかに正常化した．

表1｜機能性pNENの種類別の特徴

	発生部位	好発部位	腫瘍サイズ	悪性度（％）	MEN1に合併する率（％）	多発率
インスリノーマ	膵臓＞99％	膵尾部	小	10	10	10
ガストリノーマ	十二指腸70％ 膵　　25％	膵頭部	小	＞90	30〜40	20〜25
グルカゴノーマ	膵臓100％	膵尾部	大	50	10	10

図6 | 囊胞変性を伴う膵NET G1

a：3cm大の囊胞状腫瘤性病変を認める．被膜は造影される．

b：EUSでは類円形で，内部に一部肥厚した隔壁を多数有し，一見するとhoneycomb appearance様に見える．

c：多数の大小の囊胞を有し，一部に充実部分を辺縁に認める．

d：充実部分は高分化神経内分泌腫瘍であった．

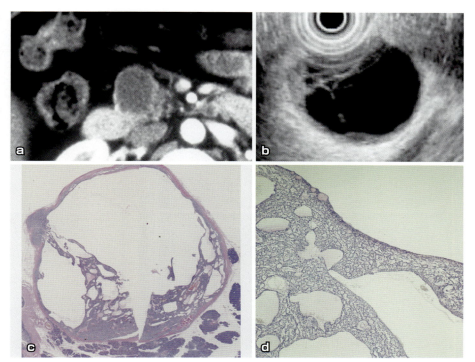

図7 | 主膵管狭窄を伴う膵NET G1

a：EUSにて5mm大のわずかな低エコー腫瘤（矢印）を認める．

b：内視鏡的逆行性膵管造影（ERP）にて，膵管は強い締め付け様狭窄像を呈し，尾側膵管の拡張を認めた．

c：狭窄腺管に接して5mmの結節性病変（矢印で囲んだ部分）を認めた．強拡大では，増生した線維に混じって索状配列をとる胞巣を認めた．

d：セロトニン染色に陽性を示した．

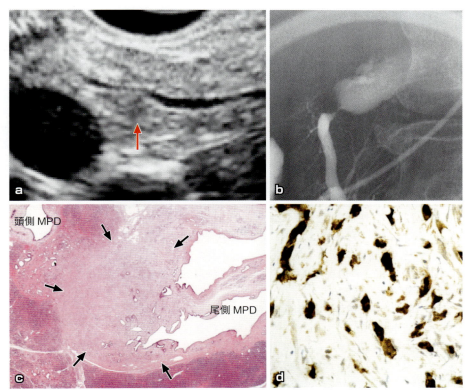

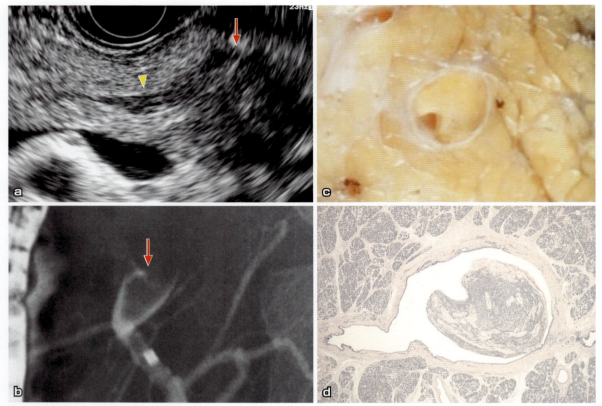

図8 | 主膵管内に進展する膵 NET G2
a：膵体部に 25 mm 大の境界不明瞭な低エコー腫瘤（矢印）を認め，主膵管内に低エコーが連続している（矢頭）．主膵管内進展を示す所見である．b：内視鏡的逆行性膵管造影（ERP）で，同部の主膵管内進展部はカニ爪様所見（矢印）を呈している．c：割面像．主膵管内にはまり込むように黄色調腫瘤を認める．d：主膵管内に浸潤，進展を認めた．Ki67 は 10％であり，NET G2 であった．

り，核分裂能はセロトニン染色陽性例が低いが，予後には有意差はないと報告されている[12]．また近年では，cadherin 17（CDH17）も "sclerosing variant" の膵 NET に高発現し予後不良であるとの報告[13]もある．

内視鏡的逆行性膵管造影 endoscopic retrograde pancreatography（ERP）では，締め付け様狭窄（図7b）[11]や尾側の嚢腫状拡張を呈することもあり，これは通常型膵癌での出現は稀で，膵 NET に特徴的な所見と考える．

c）主膵管内進展を呈する膵 NET（図8）

膵癌登録報告 2007[14]においても，主膵管内進展を呈する膵 NET が 8％にみられており，主膵管内進展（−）と比較し有意に予後不良であることがわかっている．

d）乏血性膵 NET（図9）

vascularity が低いほど，悪性度は高い[15,16]．このような腫瘍の場合，明らかな被膜を持たず浸潤性発育を示し，周囲組織との境界は不明瞭で，膵癌と類似した造影パターンを呈する．組織学的には，腫瘍内に線維性間質の増生が目立つ．NEC になると壊死を伴うため，さらに乏血性となる[17]．

上記 4 つの非典型例と悪性度分類の関係のイメージを図10に示す．主膵管内進展と乏血性は悪性度が高い，という臨床的意義を認識しておくことが肝要である．

2. EUS-FNA と病理の連携

1）EUS-FNA による組織診断

前述のように，膵 NET は非典型例を呈することも多いうえに，典型例の場合でも，他の多血性充実性腫瘍などと鑑別が必要となってくるため，画像のみでは膵 NET の確定診断は困難であり，組織診断を必要とする．組織採取法としては，EUS-FNA が

第4部 臨床との連携　89

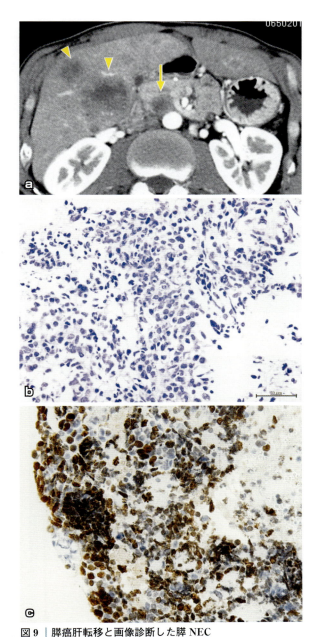

図9 | 膵癌肝転移と画像診断した膵 NEC
a：膵頭部に 15mm 大の低吸収域（矢印）と肝内に多数の転移（矢頭）を認める．b：EUS-FNA のセルブロック．HE 染色にて N/C 比が高く，核異型の強い小型細胞が増殖している．
c：Ki67 は 80％であり，膵 NEC（小細胞癌）と診断した．

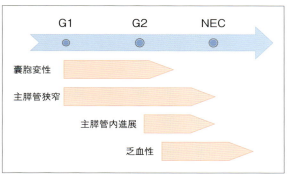

図10 | 4つの非典型例の臨床的意義
囊胞変性はおとなしい NET が多く，主膵管狭窄をきたす NET は desmoplasia が強いが，悪性度や予後との関係性は一定性をみない．主膵管内進展や乏血性であるものは悪性度は G2 以上であることが多く，特に乏血性は NEC の典型例でもあり，膵癌と誤診することがないよう注意が必要である．

本邦においても 2010 年に保険収載され，以降，急速に普及し広く施行されている（図11）．

　膵 NET に対する EUS-FNA の役割は確定診断と悪性度診断である．組織診断に関しては，細胞診とクロモグラニン A（chromogranin A），シナプトフィジン synaptophysin などの免疫染色まで加味した組織診で最終診断される．その感度は 82.6〜100％，正診率は 83.3〜93％[4,18〜23]と報告されている．EUS-FNA は習熟した術者が行えば，得られた検体で免疫染色を含めた病理組織学的診断が可能となり，膵 NET の確定診断にきわめて有用性の高い検査法である．しかし，EUS-FNA を行っても評価可能な適切な検体が得られない場合もある．筆者らの検討では，多変量解析の結果，膵頭部病変と切除検体の最大割面において，30％を超える線維化を有する NET の場合は診断困難であった[4]（図12）．

　EUS-FNA で十分な検体採取が可能であってもなお，診断を誤る可能性は残っている．報告の多くは，高分化 NET と充実性偽乳頭腫瘍 solid pseudopapillary neoplasm（SPN）の鑑別困難症例である[4,24,25]．SPN は内分泌マーカーであるシナプトフィジンが陽性となることも多く，クロモグラニン A も典型的には陰性とされているが，最終的に SPN 症例と診断された 8 例のうち EUS-FNA 検体でクロモグラニン A は 37.5％（3/8），シナプトフィジンは 100％（8/8）が陽性であったという報告[26]もある．SPN に特徴的な偽乳頭状構造が EUS-FNA による挫滅により消失している場合には，形態学的に類似し，かつ内分泌マーカーが陽性となることが誤診の原因であると考える．EUS-FNA 検体を用いて SPN を NET と鑑別するには，E-cadherin の染色性，β-catenin の核陽性，CD10 染色なども考慮する必要がある．

　また，臨床医と病理医とのディスカッションのもと総合的な判断を要するため，検体提出の際には術者から積極的に鑑別疾患をあげる必要がある．

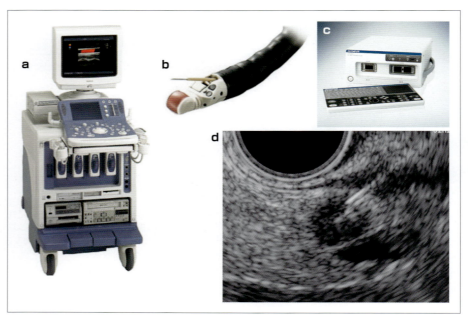

図11 | EUS-FNA
a：観測装置は，Prosound SSD α10（ALOKA社製）．
b：コンベックス走査式超音波内視鏡 GF-UCT260（Olympus Medical Systems社製）．
c：観測装置は，EVIS EU-ME2 PREMIER PLUS（Olympus Medical Systems社製）．
d：膵体部に低エコー腫瘤を確認．同腫瘤に対して穿刺しているところ．

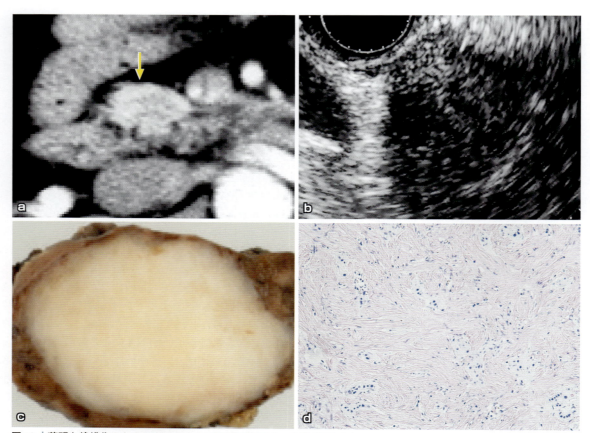

図12 | 著明な線維化のため EUS-FNA にて診断不能であった膵 NET G1
a：造影 CT．早期相では膵実質より濃染されるが（矢印），NET の典型例と比較すると造影効果は弱い．b：EUS では境界不明瞭な低エコー腫瘤を認める．EUS-FNA では線維成分のみであり，孤立性線維性腫瘍も疑われた．c：割面像．白色調の腫瘍．d：硝子化を伴う線維増生が著明で，その中に小型類円形の腫瘍が散在している．腫瘍内で線維成分が約70％を占めていた．

2）EUS-FNA による悪性度診断

　膵 NET においては，他の腫瘍性病変との鑑別診断の他に，WHO 2010 分類に基づいた悪性度診断（NET G1，G2，NEC）も EUS-FNA に求められる点が，他の膵悪性疾患とは異なる．特に，NET G1，G2 と NEC では治療方針自体が大きく違ってくるため，可能な限り正確な鑑別を行うことが重要となってくる．すなわち，NET G1，G2 においては減量目的の原発巣切除術，肝転移に対する腫瘍血管塞栓術やラジオ波焼灼術による局所治療が化学療法と合わせて集学的治療として行われており，またエベロリムス，スニチニブといった分子標的薬やストレプトゾシンなどの殺細胞性抗癌剤の有用性が示されている．一方で，NEC ではリンパ節転移，遠隔転移を認める場合には，外科的切除の適応がなく，プラチナベースの全身化学療法が治療の中心となってくる．このように，治療方針が大きく異なるため正確な分類が求められる．診断時に肝転移をきたしている場合には，切除対象とならない症例も必然的に多くなるため，EUS-FNA で得られた検体が最終診断となり治療方針を決定するため，EUS-FNA で得られた少量の検体がどれほど腫瘍の全体像を反映しているかが焦点となる．

　現行の WHO 2010 分類による悪性度と EUS-FNA との悪性度診断能に関してはいくつかの論文があり，これまでの報告では 77～89.5％，近年の systematic review での一致率は 83％ と決して高くはない [27]．この一致率の低さの要因は多岐にわたる．Ki67 測定法に関しては，ホルマリン固定の問題，免疫染色方法の問題，カウント方法の問題など，算定に影響を及ぼす因子が多数ある（**表2**）．また，腫瘍側の因子として Ki67 の腫瘍内不均一性も問題である（**図13**）．腫瘍の不均一性により，いわゆる hot spot が採取できていないことなどが原因として考えられる．このため，少しでも一致率を上げるには，ENETS（European Neuroendocrine Tumor Society）が推奨している，2,000 個以上の腫瘍細胞を EUS-FNA 検体で採取することが重要と考える [5]．

　今後，EUS-FNA により悪性度が正確に診断可能となれば，高齢，合併症による耐術不能，手術拒否等の患者で，EUS-FNA で G1 と診断された膵神経内分泌腫瘍に対しては，経過観察の他に EUS ガイド下のエタノール注入治療も治療の選択肢となりうる．

表2｜Ki67 標識率の算定に関する問題点

1）評価方法の問題
　Ki67 標識率の算定に影響を及ぼす因子
　・ホルマリン固定
　　・使用するホルマリン
　　・固定までの時間
　　・固定時間
　・免疫染色
　　・使用する抗体
　・カウント方法
　　・計測部位
　　・計測者
　　・計測方法
2）腫瘍側の問題
　腫瘍内不均一性（**図13**を参照）

大きく，評価方法の問題と腫瘍側の問題に分けられる．評価方法の問題として，算定に影響を及ぼす因子をあげた．

3）NET G3 について

　WHO 2010 分類において注意すべき点がある．現行の WHO 分類では，Ki67 >20％（もしくは核分裂能が 20/HPF）はすべて NEC に分類される．しかし，病理形態学的には高分化型でありながら Ki67 値が 20％ を超える症例，いわゆる "NET G3"（低分化型 NEC）の存在がある．これらは NET G1，G2 と発生を同一とした連続性を持つ腫瘍と考えられるが，これは WHO 2010 分類の NEC において 30～40％ と高頻度に存在すると考えられている [17, 28, 29]．NET G3 は真の NEC と異なり，プラチナ系抗癌剤が無効であることが示唆されており [17]，EUS-FNA の結果で，Ki67 >20％ で NEC と診断された場合には，画一的に Ki67 値のみで NEC と診断し，プラチナ系抗癌剤の治療を行うのではなく，必ず形態学的な分化度を再確認すべきである．このように，NEC には Ki67 値や白金製剤に対する反応性の観点でも，疾患不均一性があることが強く示唆され，さらなる細分類が治療法の選択，予後の改善に必要である．再分類のためには，組織学的な分化度によるものが最も疾患の性質を反映していると考えられるが，笠島 [30] は，実際には高分化型と低分化型の線引きが難しい症例も存在するとしており，より具体的な組織所見の相違や分子生物学的な相違が検討される必要がある，と述べている．現時点では明確に鑑別可能な病理組織学的所見は示されていないが，その鑑別に遺伝子診断の有用性が報告されてきている．well-differentiated neuroendocrine tumour（WDNET）と poorly differentiated neuroendocrine carcinoma（PDNEC）の間で Rb1，TP53，Bcl-2，DAXX/ATRX 遺伝子異

92 2. 膵NET

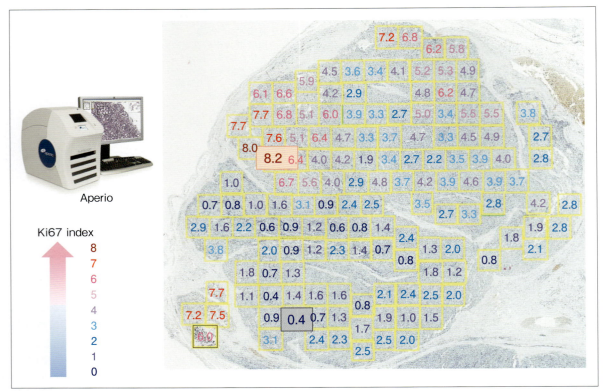

図13 | Ki67標識率の腫瘍内不均一性
約20mmのNET G2症例．digital slides scanner（Aperio）にて1mm区画に区切りKi67診断を行った．最大値は8.2％，最小値は0.4％と大きな差異を認めた．（文献5）より引用）

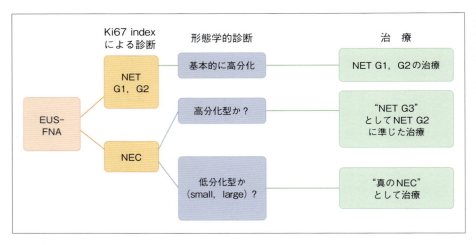

図14 | EUS-FNAで治療方針を決定する際のフローチャート
Ki67 indexが20％を超えてNECと診断される場合，形態学的診断も加味し病理診断を行うことで，正確な治療選択が可能となる．

常の発現率に差異があるとの報告[31]や，Rb染色性，KRAS変異によるNET G3とPDNECの細分類の可能性[17]の報告である．これらの結果は，鑑別に有用であると同時に，NET G3とPDNECは起源を異にする腫瘍である可能性が強く示唆され，NECにはKi67 indexや白金製剤に対する反応性の観点からも，遺伝子変異の面からも大きく異なる疾患が混在していることを認識する必要がある．NET G3であった場合の治療指針に明確なものはないが，現時点ではG2に準じた治療を検討するのが妥当と考えられている（図14）．

おわりに

　集学的治療が奏効する膵NETでは，正確な画像診断，鑑別診断，悪性度診断を行うことが重要である．EUS-FNAによる組織診断が普及し，少ない検体で多くの情報が求められ，さらに病理診断は難しくなっていくものと思われる．膵NET患者を1人でも多く救うためには，臨床医と病理医が連携し情報を共有することが，一層重要である．

（肱岡　範）

文　献

1）Delcore R, Friesen SR：Embryologic concepts in the APUD system. Semin Surg Oncol 9：349-361, 1993
2）Yao JC, Hassan M, Phan A et al：One hundred years after "carcinoid"：epidemiology of and prognostic factors for neuroendocrine tumors in 35,825 cases in the United States. J Clin Oncol 26：3063-3072, 2008
3）Ito T, Igarashi H, Nakamura K et al：Epidemiological trends of pancreatic and gastrointestinal neuroendocrine tumors in Japan：a nationwide survey analysis. J Gastroenterol 50：58-64, 2015
4）Hijioka S, Hara K, Mizuno N et al：Diagnostic performance and factors influencing the accuracy of EUS-FNA of pancreatic neuroendocrine neoplasms. J Gastroenterol 51：923-930, 2016
5）Hasegawa T, Yamao K, Hijioka S et al：Evaluation of Ki-67 index in EUS-FNA specimens for the assessment of malignancy risk in pancreatic neuroendocrine tumors. Endoscopy 46：32-38, 2014
6）Bosman FT, Carneiro F, Hruban RH et al：WHO Classification of Tumours of the Digestive System, World Health Organization, 2010
7）Imaoka H, Yamao K, Salem AA et al：Pancreatic endocrine neoplasm can mimic serous cystadenoma. Int J Gastrointest Cancer 35：217-220, 2005
8）Boninsegna L, Partelli S, D'Innocenzio MM et al：Pancreatic cystic endocrine tumors：a different morphological entity associated with a less aggressive behavior. Neuroendocrinology 92：246-251, 2010
9）Singhi AD, Chu LC, Tatsas AD et al：Cystic pancreatic neuroendocrine tumors：a clinicopathologic study. Am J Surg Pathol 36：1666-1673, 2012
10）Cloyd JM, Kopecky KE, Norton JA et al：Neuroendocrine tumors of the pancreas：Degree of cystic component predicts prognosis. Surgery 160：708-713, 2016
11）小倉　健，有坂好史，瀧道道明　他：主膵管狭窄を合併した微小な非機能性膵神経内分泌腫瘍の1例．膵臓27：701-709, 2012
12）McCall CM, Shi C, Klein AP et al：Serotonin expression in pancreatic neuroendocrine tumors correlates with a trabecular histologic pattern and large duct involvement. Hum Pathol 43：1169-1176, 2012
13）Johnson A, Wright JP, Zhao Z et al：Cadherin 17 is frequently expressed by 'sclerosing variant' pancreatic neuroendocrine tumour. Histopathology 66：225-233, 2015
14）江川新一，当間宏樹，大東弘明　他：膵癌登録報告2007ダイジェスト．膵臓23：105-123, 2008
15）d'Assignies G, Couvelard A, Bahrami S et al：Pancreatic endocrine tumors：tumor blood flow assessed with perfusion CT reflects angiogenesis and correlates with prognostic factors. Radiology 250：407-416, 2009
16）Takumi K, Fukukura Y, Higashi M et al：Pancreatic neuroendocrine tumors：Correlation between the contrast-enhanced computed tomography features and the pathological tumor grade. Eur J Radiol 84：1436-1443, 2015
17）Hijioka S, Hosoda W, Mizuno N et al：Does the WHO 2010 classification of pancreatic neuroendocrine neoplasms accurately characterize pancreatic neuroendocrine carcinomas? J Gastroenterol 50：564-572, 2015
18）Ginès A, Vazquez-Sequeiros E, Soria MT et al：Usefulness of EUS-guided fine needle aspiration（EUS-FNA）in the diagnosis of functioning neuroendocrine tumors. Gastrointest Endosc 56：291-296, 2002
19）Ardengh JC, de Paulo GA, Ferrari AP：EUS-guided FNA in the diagnosis of pancreatic neuroendocrine tumors before surgery. Gastrointest Endosc 60：378-384, 2004
20）Figueiredo FA, Giovannini M, Monges G et al：EUS-FNA predicts 5-year survival in pancreatic endocrine tumors. Gastrointest Endosc 70：907-914, 2009
21）Pais SA, Al-Haddad M, Mohamadnejad M et al：EUS for pancreatic neuroendocrine tumors：a single-center, 11-year experience. Gastrointest Endosc 71：1185-1193, 2010
22）Gornals J, Varas M, Catalá I et al：Definitive diagnosis of neuroendocrine tumors using fine-needle aspiration-puncture guided by endoscopic ultrasonography. Rev Esp Enferm Dig 103：123-128, 2011
23）Figueiredo FA, Giovannini M, Monges G et al：Pancreatic endocrine tumors：a large single-center experience. Pancreas 38：936-940, 2009
24）Papavramidis T, Papavramidis S：Solid pseudopapillary tumors of the pancreas：review of 718 patients reported in English literature. J Am Coll Surg 200：965-972, 2005
25）Hooper K, Mukhtar F, Li S et al：Diagnostic error assessment and associated harm of endoscopic ultrasound-guided fine-needle aspiration of neuroendocrine neoplasms of the pancreas. Cancer Cytopathol 121：653-660, 2013
26）Burford H, Baloch Z, Liu X et al：E-cadherin/beta-catenin and CD10：a limited immunohistochemical panel to distinguish pancreatic endocrine neoplasm from solid pseudopapillary neoplasm of the pancreas on endoscopic ultrasound-guided fine-needle aspirates of the pancreas. Am J Clin Pathol 132：831-839, 2009
27）Pezzilli R, Partelli S, Cannizzaro R et al：Ki-67 prognostic and therapeutic decision driven marker for pancreatic neuroendocrine neoplasms（PNENs）：A systematic review. Adv Med Sci 61：147-153, 2016
28）Basturk O, Yang Z, Tang LH et al：The high-grade（WHO G3）pancreatic neuroendocrine tumor category is morphologically and biologically heterogenous and includes both well differentiated and poorly differentiated neoplasms. Am J Surg Pathol 39：683-690, 2015
29）Vélayoudom-Céphise FL, Duvillard P, Foucan L et al：Are G3 ENETS neuroendocrine neoplasms heterogeneous? Endocr Relat Cancer 20：649-657, 2013
30）笠島敦子，笹野公伸：細胞増殖能の高いNET G3―高分化型神経内分泌腫瘍（いわゆるNET G3）と低分化型神経内分泌癌（PDNEC）．胆と膵36：537-541, 2015
31）Yachida S, Vakiani E, White CM et al：Small cell and large cell neuroendocrine carcinomas of the pancreas are genetically similar and distinct from well-differentiated pancreatic neuroendocrine tumors. Am J Surg Pathol 36：173-184, 2012

3．肺・呼吸器 NET

3. 肺・呼吸器 NET

第1部　検鏡前の確認事項

1. 本項で扱う腫瘍

　2015 年に改訂された WHO 分類では，肺腫瘍の 4 大組織型は腺癌，扁平上皮癌，神経内分泌腫瘍 neuroendocrine tumor（NET），大細胞癌となり，さらに NET は小細胞癌 small cell carcinoma（SmCC），大細胞神経内分泌癌 large cell neuroendocrine carcinoma（LCNEC），カルチノイド腫瘍，前浸潤性病変［びまん性特発性肺神経内分泌細胞過形成 diffuse idiopathic pulmonary neuroendocrine cell hyperplasia（DIPNECH）］に分類されている[1]（**表1**）．SmCC と LCNEC には，亜型としてそれぞれ混合型 SmCC（combined SmCC），混合型 LCNEC があり，カルチノイド腫瘍は定型カルチノイド，異型カルチノイドに分けられている．本項では，これらの腫瘍について解説するのであるが，第1部では各腫瘍の病理学的解説の前に，全身の NET の中で肺の NET はどのように位置付けられるのか，また，膵臓の NET 分類のように，NET G1，NET G2，neuroendocrine carcinoma（NEC）という命名法を，なぜ肺では採用しなかったのか，SmCC の起源細胞は何か，SmCC は中枢性肺癌なのか，などについて述べてみたい．

　なお，本項では肺の NET を論ずるが，肺の paraganglioma はきわめて稀なので，上皮性の NET のみを扱うこととする．また，消化器では NET という場合，NEC を含まないで使われることがあるが，肺では NEC も含んでいるので，注意していただきたい．

表1 | 肺の神経内分泌腫瘍

小細胞癌 Small cell carcinoma
　混合型小細胞癌 Combined small cell carcinoma
大細胞神経内分泌癌 Large cell neuroendocrine carcinoma
　混合型大細胞神経内分泌癌 Combined large cell neuroendocrine carcinoma
カルチノイド腫瘍 Carcinoid tumours
　定型カルチノイド Typical carcinoid
　異型カルチノイド Atypical carcinoid
前浸潤性病変 Preinvasive lesion
　びまん性特発性肺神経内分泌細胞過形成 Diffuse idiopathic pulmonary neuroendocrine cell hyperplasia（DIPNECH）

---

2. 全身および肺における神経内分泌腫瘍

　NET は，神経内分泌性を持つ腫瘍の総称である．内分泌腫瘍といういい方もされ，NET との異同が問題となることがあるが，本項では，いわゆる神経内分泌マーカーが陽性となる，狭義の神経内分泌性を持つ腫瘍に絞って記載することとする．

　細胞起源という点から考えると，**表2** に示すように，（i）全身の神経内分泌細胞に由来する（または起源細胞が類似する）腫瘍と，（ii）粘膜などの上皮の多能性幹細胞に由来し，プログレッションの過程で神経内分泌性を獲得したと考えられる腫瘍，に大別できる．前者はさらに，（a）特定の神経内分泌臓器に発生するもの，（b）全身に分布する diffuse neuroendocrine system（DNS）の細胞を起源として発生するもの，に分けられる．DNS は肺，消化管，皮膚，甲状腺，膵臓，胆道，膀胱などに存在し，肺に

あるものは Kulchitsky 細胞として知られている．一方，（ii）は通常の癌と同様の機序で発生すると推定され，腺癌などとの混合型もみられることから，動物実験による知見も併せ，multipotent precursor cell から発生すると推測されている[2,3]．

（i）-（a）の例として甲状腺髄様癌，副甲状腺の腺腫，膵ラ氏島腫瘍など，（i）-（b）の例として消化管や肺のカルチノイド，（ii）の例として肺の小細胞癌，胃の小細胞癌などがあげられる．肺や消化管では，（i）の腫瘍（カルチノイド）と（ii）の腫瘍（小細胞癌など）とは，後述するように大きく性質が異なっている．

肺以外の臓器では NEC は稀な腫瘍であるが，肺に限っては高い頻度で発生する．肺癌全体の 20％近くは NEC（大部分は小細胞癌）であり，2015 年の日本では，約 1 万人がそのために死亡している．これは，乳癌の全死亡数に匹敵する数である．なぜ肺にのみ小細胞癌が多いのかは，わかっていない．

3．カルチノイドと神経内分泌癌の発生部位と症状

肺 NET の発生部位については，いくつか議論がなされてきた．

カルチノイドは，中枢，末梢肺組織いずれからも発生しうるが，中枢ないし中間帯で発生した場合には，気管支形成術など肺機能温存手術の対象となることがある．気道の閉塞に伴う繰り返す肺炎や咳嗽，喀血，喘鳴がみられることがある．

SmCC は中枢発生が多いとされてきたが，実は末梢発生の例も少なくないことも指摘されている[4]．SmCC が中枢発生であると見なされやすい理由として，発見された時点での SmCC は，腫瘍体積の大部分が肺中枢部（実は肺門から縦隔のリンパ節）にあること，喫煙関連という共通点がある扁平上皮癌からの類推で，中枢発生と思い込みやすいこと，などがあげられる．SmCC の大部分では TTF-1 陽性である（すなわちⅡ型肺胞上皮細胞への分化がある）が，このことはこの癌が末梢発生であることを示唆する事実である．

大細胞神経内分泌癌は大細胞癌に似て，末梢発生のものが大部分である．

臨床症状については，カルチノイドでは，腫瘍細胞の産生する血管作用性物質の産生によるカルチノイド症候群を伴う例も報告されているが，日本では

表 2 │ 神経内分泌腫瘍の起源細胞による分類

腫瘍細胞の起源		腫瘍の例
全身の神経内分泌細胞を起源とする腫瘍		
	特定の神経内分泌臓器に発生するもの	副甲状腺の腺腫 甲状腺髄様癌 膵臓のラ氏島腫瘍 下垂体腫瘍
	diffuse neuroendocrine system（DNS）の細胞を起源とするもの	消化管，肺のカルチノイド
上皮の多能性幹細胞に由来する腫瘍		肺の小細胞癌 膀胱の神経内分泌癌

比較的稀である．SmCC では，肺癌の他の亜型よりも腫瘍随伴症状を多く合併することが知られており，異所性副腎皮質刺激ホルモン症候群，抗利尿ホルモン不適切分泌症候群，Lambert-Eaton 症候群，肥大性骨関節症による症状が先行してみられることがある．DIPNECH は長引く咳や，息切れ，喘鳴といった喘息に類似した症状を示し，また画像上，肺野に広がる網状影，気管支壁の肥厚がみられる．

4．カルチノイドと神経内分泌癌の性質の違い ―混合型の存在，起源細胞，予後―

混合型の有無という点でも，カルチノイドと NEC には差がみられる．肺癌の他の組織型との混合型はカルチノイドではみられないが，NEC ではしばしばみられ，混合型 SmCC，混合型 LCNEC として亜型にあげられている．混合型の多くは腺癌との混合であり，SmCC や LCNEC は腺癌と共通の性質を持っている，とも考えられる．事実，SmCC の大部分で TTF-1 が陽性であるし，LCNEC ではかなりの比率で CEA が陽性である．Ki67 指数で表した細胞の増殖能も，カルチノイドでは 20％以下であるが，NEC では少なくとも 40〜50％の細胞が陽性で，SmCC では 100％ということもある．ちなみに，消化管の小細胞癌は，ほとんどすべてが腺癌との混合型である．

起源の細胞も，カルチノイドと NEC は異なっているといわれる．カルチノイドの起源細胞はKulchitsky 細胞と類似しており，NEC の起源細胞は肺末梢の多能性幹細胞である，とそれぞれ推定されている．以前は SmCC も気管支の Kulchitsky 細胞由来とされていたが，近年の知見ではそれは否定的

表3 │ 肺の神経内分泌腫瘍の性質の比較

	定型カルチノイド	異型カルチノイド	大細胞神経内分泌癌	小細胞癌
神経内分泌腫瘍形態	（＋）	（＋）	（＋）	（＋）
肺癌における頻度	約1％	約0.1～0.2％	約3％	約15％
多い性別	女性	女性	男性	男性
喫煙との関連	（－）	（－）	（＋）	（＋）
壊 死	（－）	（－）/（＋）	（＋）	（＋）
TTF-1発現	（－）（大部分）	（－）（大部分）	（＋）（50％）	（＋）（85％）
Ki67指数	＜5％	＜20％	40～80％	50～100％
混合型の有無	（－）	（－）	（＋）	（＋）
化学療法感受性	低い	低い	高い	高い
予 後	良好	おおむね良好	不良	不良
推定される起源細胞	神経内分泌細胞（Kulchitsky cell）		腺癌，扁平上皮癌と同じ（pluripotent cell?）	

類似する性格を同じ色で塗りつぶした．神経内分泌性を持つこと以外は，大きく2種類に大別できることがわかる．

である．

予後については，定型カルチノイドは良好，異型カルチノイドもおおむね良好である．一方，NEC，特にSmCCはいったんは化学療法や放射線照射が奏効するが，すぐに再発して不応性となり，予後不良である．しかし，予後と治療感受性とは，概念が異なる．治療感受性という点からみると，カルチノイドは通常の殺細胞薬や放射線に不応性であり，一方NECは反応性である点で，大きく異なっている．そのため，一次治療は，カルチノイドは外科的切除，NEC（特にSmCC）では化学療法や放射線照射が選択される．

2015年版の肺腫瘍のWHO分類[1]では，カルチノイドとNECとをまとめてNETという分類は作ったものの，消化器や膵臓のようなNET G1，G2という名称[5,6]は使わず，カルチノイドの名前を残した．これは，上述したような，消化器系と肺のNETの性質の違いを考慮したものである．肺における4種のNETの性質の違いを，**表3**にまとめた．

（二宮浩範，石川雄一）

文 献

1) Travis WD, Brambilla E, Burke AP et al：WHO Classification of Tumours of the Lung, Pleura, Thymus and Heart. IARC Press, Lyon, 2015, pp1-412
2) Park KS, Liang MC, Raiser DM et al：Characterization of the cell of origin for small cell lung cancer. Cell Cycle 10：2806-2815, 2011
3) Watkins DN, Berman DM, Burkholder SG et al：Hedgehog signalling within airway epithelial progenitors and in small-cell lung cancer. Nature 422：313-317, 2003
4) Miyauchi E, Motoi N, Ono H et al：Distinct characteristics of small cell lung cancer correlate with central or peripheral origin：subtyping based on location and expression of transcription factor TTF-1. Medicine 94：e2324, 2015
5) DeLellis RA, Lloyd RV, Heitz PU et al：Pathology and Genetics of Tumours of Endocrine Organs. WHO/IARC Classification of Tumours, 3rd ed, vol 8, IARC Press, Lyon, 2004, pp1-320
6) Bosman FT, Carneiro F, Hruban RH et al：WHO Classification of Tumours of the Digestive System. WHO/IARC Classification of Tumours, 4th ed, vol 3, IARC Press, Lyon, 2010, pp1-417

3. 肺・呼吸器 NET

第2部　組織型と診断の実際

1．定義・概念

神経内分泌腫瘍 neuroendocrine tumors（NET）は，神経内分泌性を持つ腫瘍を指し，2015年に改訂された肺癌のWHO分類では，4大組織型の1つとされ，小細胞癌 small cell carcinoma（SmCC），大細胞神経内分泌癌 large cell neuroendocrine carcinoma（LCNEC），カルチノイド，前浸潤性病変［びまん性特発性肺神経内分泌細胞過形成 diffuse idiopathic pulmonary neuroendocrine cell hyperplasia（DIPNECH）］に分類されている[1]（第1部，表1参照）．SmCCとLCNECとを合わせ，神経内分泌癌 neuroendocrine carcinoma（NEC）と呼ぶ．広義には，非上皮性のparaganglioma も NET に入るが，本項では上皮性のもののみを扱う．

神経内分泌性を持つことの証明は，免疫組織化学染色あるいは電子顕微鏡による．しかし，近年は電顕による検索はほとんど行われず，事実上，免疫染色の神経内分泌マーカーを用いて証明されている．マーカーとしては，chromogranin A，synaptophysin，神経細胞接着分子 neural cell adhesion molecule（NCAM）が頻用されている．上記の腫瘍のうち，診断の際に免疫染色が必須なのは LCNEC のみであり，その他のものは神経内分泌性を示す形態があれば診断することができることになっている．そのため，約10％の SmCC では神経内分泌マーカーが陰性となる．ただし，カルチノイドでは神経内分泌マーカーが陰性であることはほとんどないので，HE染色でカルチノイドと診断した後になって，マーカーが陰性であることが判明した場合には，診断を訂正

するべきであろう．

肺の NET に含まれる定型カルチノイド，異型カルチノイド，LCNEC，SmCC は，神経内分泌性を持つという共通点で1つのカテゴリーとしてまとめられてはいるが，その性質は一様ではない．第1部で述べたように，その特徴には大きく2つの傾向があり（第1部，表3参照），カルチノイドと NEC に大別される（図1）．カルチノイドと NEC とは，性質が大きく異なっており，共通しているのは，神経内分泌性を持つ上皮性腫瘍ということのみである．また，カルチノイドから NEC にプログレッションするということも知られていない．総じて肺の NET は，4種の亜型があるというよりも，カルチノイドと NEC という2つの亜型があり，その間の関係は薄い，という理解が当を得ている．

カルチノイドは女性にも多く，非喫煙・軽喫煙者が主である（異型カルチノイドでは，定型カルチノイドと比較すれば，喫煙者の比率が高いが）．それに対し，NEC は男性および喫煙者に多くみられる．カルチノイドの好発年齢は45～50歳と比較的低く，20歳代でも発生することがある．しかし，NEC は通常の肺癌と同様に，高齢者に多い．すなわち，病理医は20歳代，30歳代の腫瘍を SmCC と診断することには，非常に慎重にならねばならない．起源細胞については第1部で詳述したが，カルチノイドと NEC とは異なっており，後者は一般の癌と同じと推定されている．

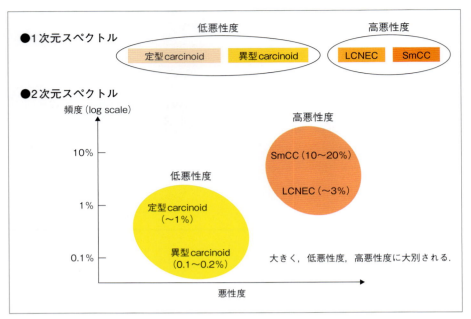

図1｜肺神経内分泌腫瘍のスペクトル
肺の神経内分泌腫瘍は4種に区分されているが，カルチノイドと神経内分泌癌とは性質が大きく異なるので，カルチノイドと神経内分泌癌とに2大別するのがよい．

2．WHO分類

　これまでの肺腫瘍のWHO分類におけるNETの変遷を辿ってみよう．1999年に初めて定型カルチノイド typical carcinoid，異型カルチノイド atypical carcinoid および SmCC，LCNECの用語が採用されたが[2]，4大組織型は腺癌，扁平上皮癌，SmCC，大細胞癌であり，LCNECは大細胞癌の亜型の位置付けで，カルチノイドは4大組織型とは別に記載されていた．2004年の改訂でもこの大分類は踏襲された[3]．最新の2015年の分類では，上述のように，NETは4大組織型の1つとなり，その亜型としてSmCC，LCNEC，カルチノイドが入れられたわけである．NETを1つにまとめるという意味では進展したのであるが，だからと言って，NETの亜型のすべてが類似の性質を持っているわけではないことは，上述したとおりである．

　では，先行していた消化器におけるNETの分類をみてみよう．消化器のNET分類のモデルは膵腫瘍であることを，まず念頭に置く必要がある．膵でのNETの分類を，消化器全体に広げたのが，2010年の膵・消化管腫瘍のWHO分類である[4]．そこでは，カルチノイドという用語が廃止され，NET G1，NET G2という名称が用いられている．NECを含むこれらの亜型は，大腸癌の「軽度異型腺腫-高度異型腺腫-上皮内癌-浸潤癌」という，adenoma-carcinoma シークエンスに表面的に類似している．確かに膵臓では，NET G2（異型カルチノイドに相当）が多く，がん研病院での経験では，むしろ NET G1（定型カルチノイドに相当）より高頻度である．肺では，異型カルチノイドは非常に稀なので，この1つをとっても，膵臓におけるNETは肺とは異なっていることがわかる．胃や大腸などの消化管に発生するNETが膵臓に近いか肺に近いかは，詳しく調べてみないとわからない．しかし，SmCCの頻度が肺で異常に高いことを除けば，カルチノイドとNECとが根本的に異なっているという事実は，胃や大腸などの消化管でも同様のようにみえる．これに関しては，さらなる検討が必要である．

　肺腫瘍の2015年版WHO分類では，NET G1，NET G2，NECという用語を採用せず，カルチノイドという名称を残した．その理由としては，NET G1，G2，NECという用語法を採用すると，1つの腫瘍が低悪性度のものから連続的に進展して高悪性度になっていくような誤った印象を与えることや，これらの腫瘍が類似の性質を持つ一連の腫瘍であるかのような誤解を与えることを危惧したことがあげられる．肺のNETは，**第1部の表3**にまとめたように，カルチノイドとNECとで性質が大きく異なり，また筆者らの知る限り，異型カルチノイドがLCNECに進展した症例はない．肺のNETは，カルチノイドとNECという異なる2種類の腫瘍からなってい

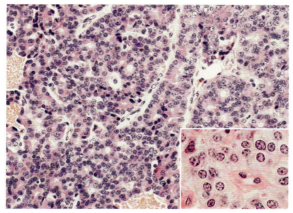

図2 │ 定型カルチノイドの組織像
ロゼット形成あり．本例ではやや腺管様に見える．核クロマチンはやや粗糙なクロマチンパターン（salt and pepper pattern）を示す．

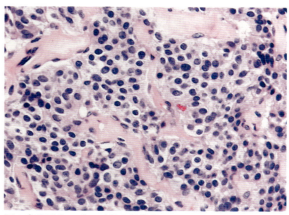

図3 │ 定型カルチノイドの組織像
本例は繊細な核クロマチンを持つ．間質はやや硝子化している．

るのである．

ところで，"carcinoid"という用語は，「carcinomaのようなものだが，実はcarcinomaではない」という意味を含んでいるが，低悪性度とはいえ上皮性の悪性腫瘍であるから，明らかに癌腫の1つである．また，この腫瘍が持つ神経内分泌性という性質を反映していない．それ故，カルチノイドという名称は誤称misnomerである，との指摘があるのも事実である[5]．NETの名称・分類は，各臓器での特性を十分に検討したうえで，慎重に決められるべきであろう．

本第2部では，現行のWHO分類に基づき，肺の上皮性NETの定義と分類，臨床病理学的特徴につき解説する．

3．カルチノイド

1）疫学・臨床的特徴

神経内分泌細胞の性質を持つ上皮性腫瘍であり，定型カルチノイド，異型カルチノイドの2つに分けられる[1]．間質に浸潤しており，転移もするので，悪性であるが，一般的に進行は遅く，転移の頻度も低く，予後は比較的良好で，低悪性度腫瘍といえる．肺腫瘍における頻度は，肺癌全体の1〜2％と稀で，罹患率は男女ほぼ同じか，やや女性で高い．アジア系やアフリカ系よりもコーカソイド系で頻度が高いといわれ，定型カルチノイドはより若年発症であり，異型カルチノイドは喫煙者により多くみられる[1,6]．定型・異型カルチノイドの発生比は8〜10：1とされ[7]，肺では異型カルチノイド（消化管におけるNET G2に相当する）は稀である．

カルチノイドは中枢気管支から末梢肺まで発生しうるが，中枢気道に発生したものは気管支形成術等の肺機能温存手術の対象となるため，術前の正確な診断が重要である．多発性内分泌腫瘍症1型（MEN1；常染色体優性）に合併した症例も，主に孤発例として報告されているが，頻度は5％未満と稀である[8]．また，孤発例ではMEN1遺伝子の11q13のヘテロ接合性消失loss of heterozygosity（LOH）を認め[9]，これと対照的に，SmCCやLCNECでは11qの欠失はほとんどみられない[10]．

画像上，中枢発生例は気道を狭窄，閉塞する境界明瞭な病変として認識され，末梢発生例では境界明瞭，辺縁平滑または分葉状で，緩徐に増大する腫瘤性病変という特徴を示す[11]．

2）病理学的特徴

組織学的に，大きさのそろった類円形ないし多角形・短紡錘形核を有し，核小体はあまり目立たないが，1〜2個みられることもある．核クロマチンがsalt and pepper patternと呼ばれる粗顆粒状のクロマチンを示すことが特徴的であり，細胞学的には他の腫瘍との重要な鑑別点となっている（図2）．しかし，組織像では繊細なクロマチンにみえることも少なくない（図3）．細胞質は淡好酸性顆粒状を呈することが多い．神経内分泌分化を示す構造として，ロゼッ

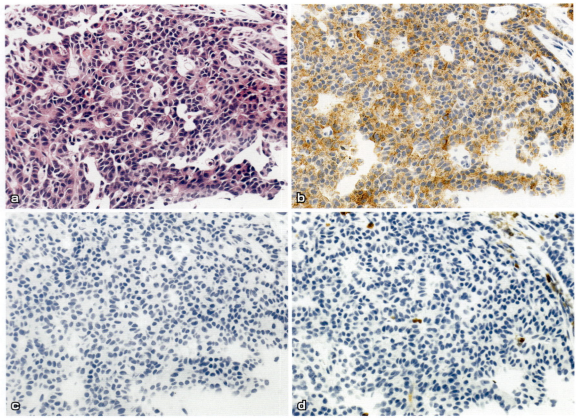

図4｜腺腔様構造の目立つ定型カルチノイド
a：HE染色．腺腔様配列を示しcribriform様の構造を認める．b：synaptophysinの免疫染色．細胞質に顆粒状に陽性を示す．c：TTF-1（DAKO）の免疫染色では陰性であった．d：Ki67 labeling indexは1％未満であった．

ト形成，類器官胞巣，索状ないしリボン状配列がみられる[1]（図3，4）．ロゼット構造は一見，腺腔様に見えることがあり，また乳頭状，腺管様構造も取りうるため，微小検体では高分化腺癌との鑑別が必要である（図4）．間質には血管が多く，壁が硝子化していることもある（図3）．

免疫染色では神経内分泌マーカーとしてchromogranin A，synaptophysin，NCAM（CD56）が用いられ，前者2つは細胞質に，後者は細胞膜に陽性を示す（図4）．その陽性率はほぼ100％であり，SmCC，LCNECに比べて高い．TTF-1はDAKOの抗体（クローン8G7G3/1）では通常，陰性であるが，末梢型や紡錘形細胞からなるものでは弱陽性となることがあり[12]（図5），その頻度は高感度抗体（LeicaのクローンSPT24）でより高い．

定型カルチノイドは核分裂像が0〜1個/10 HPFであり，壊死がみられないもの，異型カルチノイドは核分裂像が2〜10個/10 HPFであるか，あるいは壊死がみられるもの，とそれぞれ定義されている[13,14]．細胞異型の強さは定義には含まれておらず，定型カルチノイドでも大型細胞が出現することがある．ただ，傾向としては，異型カルチノイドでは細胞異型が強い．核分裂像が10個/10 HPFを超えるものは，カルチノイドとせずNECと診断する．異型カルチノイドでみられることのある壊死は胞巣中心の小さなものがほとんどで，NECでみられるような広汎なものはない．

手術材料では，腫瘍全体を観察し，免疫染色を施行して神経内分泌性を確認して，核分裂像を計測することで，診断を確定できる．しかし，生検のように小さな検体の場合は，10 HPFの観察を行うことができないこともあり，採取部位等の影響も大きく，診断が難しい．そのような場合は，Ki67染色が有用である（図6）．

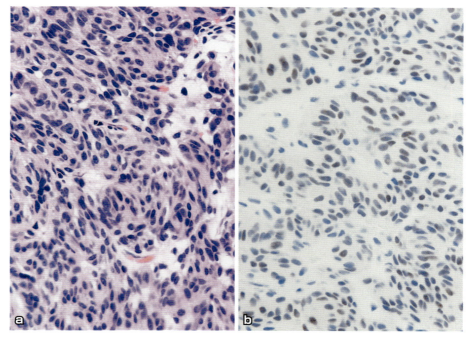

図5 末梢発生の定型カルチノイド
本例では細胞はやや紡錘形で（a），TTF-1（8G7G3/1）が弱陽性である（b）．

なお，チューモレット tumorlet（図7）は神経内分泌細胞からなる大きさ5mm未満の病変であるが，過形成という解釈であり，腫瘍には入れない．

4．小細胞癌

1）疫学・臨床的特徴

小細胞肺癌は，2015年のWHO分類では，新たに構成された4大組織型の1つであるNETの一亜型となった[1]．ただし，消化器のNECの亜型のように，small cell NEC（神経内分泌癌小細胞型）という言い方はせず，small cell carcinoma（小細胞癌：SmCC）と呼ぶことになっている．非小細胞癌成分を含むものは混合型SmCCと呼ばれ，腺癌との混合が多い．

SmCCの頻度は，多くの国で肺癌全体のほぼ10～20％を占める[15]．腺癌，扁平上皮癌の頻度や，腺癌の中でも上皮増殖因子受容体 epidermal growth factor receptor（EGFR）変異肺癌の頻度が民族によりかなり大きく異なるのに比べ，SmCCの頻度の民族差はわずかであるといえる．種々の臓器におけるSmCCの頻度をみてみると，消化管や泌尿器系などではかなり稀な癌であるのとは対照的に，肺ではSmCCが異常に多いといえる．

SmCCは発見時，その多くが手術不能である．手術症例における頻度は，がん研病院においては1984～2013年の30年間で3,481例中92例（2.6％）にすぎなかった．手術材料が入手しにくいということは研究の進展を阻害することにもなり，早期症例の性質の解明が遅れている理由でもある．筆者らは，SmCC手術例の組織と細胞株とを用いて，網羅的遺伝子発現プロファイリングを行った．その結果，腫瘍組織のみ，組織＋細胞株，細胞株のみ，という3つのクラスターができた[16]．このことは，細胞株として樹立される腫瘍細胞は，手術例の組織とはある程度異なっていることを意味しており，早期の癌の研究は，細胞株の検索では十分にはできないことを示唆している．

大多数のSmCCの原因が喫煙であることは，周知の通りである．しかし，SmCCと喫煙との関係を調べた研究によれば，SmCCの2％は非喫煙者に発生し，その大部分は de novo のSmCCであったが，中にはEGFR変異肺癌に対する標的治療後の耐性化の一型として，SmCCへと転化したものも含まれていたという[17]．また，肺線維症に伴って肺癌が発生するが，その場合でもSmCCの比率は肺線維症がない場合と変わらないといわれる．さらに，アスベストへの曝露に伴って発生した肺癌の組織型の分布は，

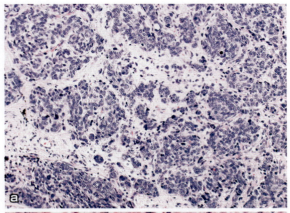

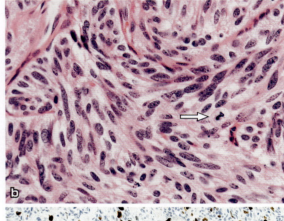

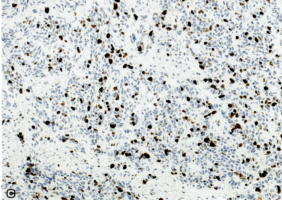

図6 | 異型カルチノイド
a：本例では類器官胞巣がみられる．b：別の症例．本例はやや紡錘形の細胞．矢印は核分裂像．c：Ki67染色（aと同一症例）．labeling indexは10～15％．

アスベスト曝露がない場合と同じであるとされている．

　SmCCの発見時には，画像所見上，肺門部付近に腫大した肺門・縦隔リンパ節を伴っていることが多い．逆に，リンパ節転移を伴わない末梢型もあり，

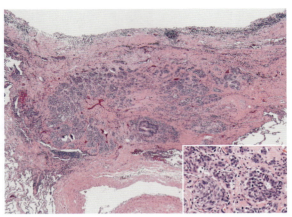

図7 | tumorletの組織像
tumorletは腫瘍ではなく，過形成に分類される．本例は3×2mmの広がりを示す．胞巣状の構造，いわゆる類器官様構造organoid patternがみられる．

稀であるがⅠ期であれば外科切除の対象となる．一般に，SmCCの治療の第一選択は化学療法である．それゆえ病理医は，生検などの少量の検体でSmCCを正しく診断することが求められている．

2）病理学的特徴

　肉眼的には，境界明瞭な白色ないし灰白色の類円形ないし不定形の結節であり，黄白色の壊死を伴うことがある（図8）．比較的均一な割面を呈し，中枢発生例では気道の狭窄，閉塞，肺門リンパ節の巻き込みがしばしば見られる．

　組織学的には，腫瘍細胞の核は小型～中型の類円形ないし紡錘形で，核クロマチンは繊細であり，核小体は目立たない．細胞質は少量で，N/C比が非常に高い．細胞境界は不明瞭で，核のmoldingが特徴である[1]（図9）．また，核分裂像やアポトーシスが目立ち，核の脆弱性から核線形成がみられ，生検検体で本症を疑う手がかりとなるが，悪性リンパ腫も類似の像を呈することがあるので注意が必要である．類器官胞巣状，索状・リボン状配列，胞巣辺縁の柵状配列，ロゼット形成を示すことは，他の神経内分泌腫瘍との共通点であるが，SmCCでは他の腫瘍と比較してこれらが明らかでないことも少なくない[1]．そのため，核所見（繊細なクロマチン，核小体が目立たない，核のmolding）が診断においては重要である．図10の例（生検例）では，核線を引いた細胞塊，壊死物とともに，比較的細胞の保たれた部分がみられ，SmCCを疑うことができる．TTF-1を染めると

第2部　組織型と診断の実際　　105

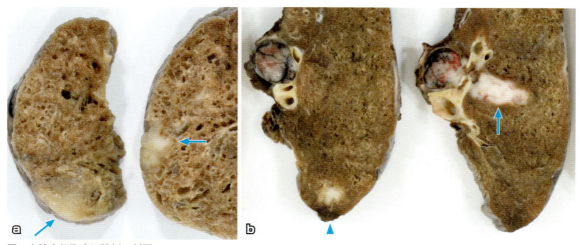

図8 ｜ 肺小細胞癌切除例の割面
a：境界やや不明瞭の，均一な灰白色の割面を呈する末梢型のSmCC．b：S^3の中枢型SmCC（矢印）とS^{1+2}末梢の扁平上皮癌（矢頭）の二重癌症例．SmCCが肺門リンパ節に転移している．

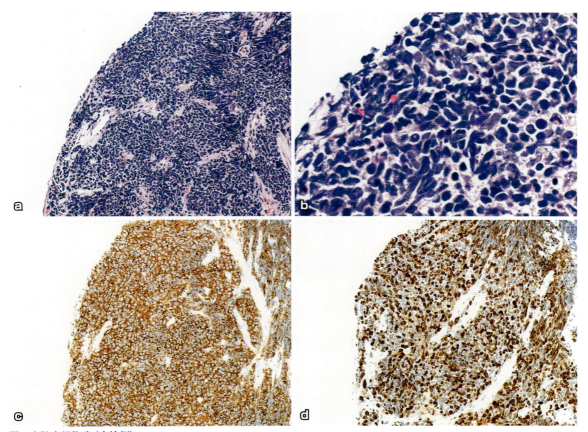

図9 ｜ 肺小細胞癌（生検例）
a：HE染色の弱拡大．腫瘍細胞は充実性に増殖し，一部，核線を引いている．b：HE染色，強拡大．腫瘍細胞はN/C比が高く，核のmoldingがみられる．核クロマチンは濃く繊細で，核小体は目立たない．c：synaptophysinの免疫染色．細胞質に陽性を示す．d：Ki67 labeling indexは約80％と高い．

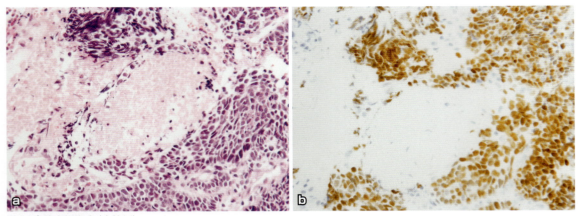

図10 | 肺小細胞癌（生検例）
a：HE 染色では，壊死が多かったり，挫滅した細胞では核線を引いたりしている．右下の細胞では SmCC が疑われる．b：TTF-1 の免疫染色では，挫滅した細胞も含め陽性であり，SmCC と確定した．

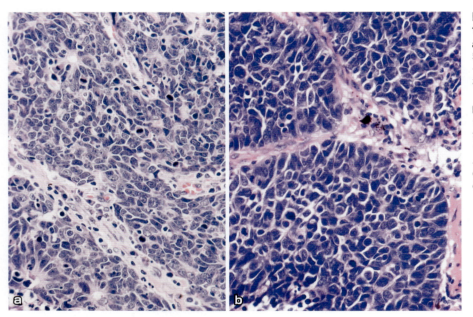

図11 | 肺小細胞癌の手術例での組織像
a：核クロマチンがやや粗糙の細胞もあり，核小体も一部にみられ，細胞質も生検例よりは多い．ロゼット，molding が明瞭である．
b：胞巣辺縁の palisading がみられ，大細胞神経内分泌癌との鑑別が問題となるが，繊細なクロマチン，核小体が目立たないこと，N/C 比の高さなどから，SmCC と診断される．

核線を引いた部分も含め陽性であり，SmCC と確定した．

しかしながら，検体の固定状態によりクロマチンが粗糙になったり，空胞状を呈することがあるので，注意が必要である．特に手術材料では，SmCC と LCNEC の区別が難しくなる．図11 に，手術例での組織像を示した．固定条件により，核がやや空胞状になっている．また，核がやや大きく，胞巣辺縁の核の柵状配列がみられている．このような場合でも，繊細なクロマチンパターン，核小体が目立たないことから，SmCC と診断できる．

SmCC は他の非小細胞癌成分を含む場合がしばしばあり，混合型（combined SmCC）と呼ばれる．合併する非小細胞癌の組織型としては，腺癌，扁平上皮癌，大細胞癌，LCNEC，肉腫様癌がある．大細胞癌，LCNEC が合併する場合には，全体の 10％ 以上を占める時に混合型とする規定になっているが，他の組織型では比率の決まりはない．例えば，腺癌の 5％ の面積に SmCC がみられれば，あるいは逆に，SmCC の 5％ に腺癌がみられれば腺癌との混合型

SmCC という診断になる．図12に，腺癌との混合型 SmCC の組織像を示した．ただし，SmCC の細胞が腺管を形成しても（さらには粘液を産生しても）混合型とはしないので，注意が必要である．

SmCC は NET の1つではあるが，現在の WHO 分類の診断基準では，神経内分泌マーカーの免疫染色は必須ではない．しかし，約90％の症例では少なくとも1つのマーカーは陽性となるので，診断に有用である．chromogranin A と synaptophysin は特異性は高いが感度はやや低く，逆に NCAM は感度は高いが特異性は低い．NCAM については，HE 染色で神経内分泌形態を示し，かつ NCAM が陽性の時に，神経内分泌腫瘍と診断すべきである．また，神経内分泌マーカーの発現の判定では，常に陽性コントロールに注意すべきである．気管支，細気管支の Kulchitsky 細胞，末梢神経が染まっていることを確認しないで，陰性と判定されていることが少なくない．なお，末梢神経は，chromogranin A の発現が弱いか陰性であることに留意すべきである．

最近，hASH1（human achaete-scute homolog 1；ASCL1）が神経内分泌腫瘍のマーカーとして再評価され，染色強度の違いに着目すると SmCC の診断に有用という発表があった[19]．今後は，神経内分泌分化を司る転写因子の役割が一層解明され，診断へも応用されていくと考えられる[20]．

Ki67 染色も SmCC の診断に有用である．Ki67 指数は低くても50％，通常は80％以上であり，このような高い Ki67 指数を示す腫瘍は他にはほとんどないので，微小検体での診断に役立つ[18]（図9d）．

カルチノイドと SmCC においては，肺胞上皮との類似性を示唆する TTF-1 の免疫染色の陽性率には違いがあり，前述のように異なった cell lineage であると考えられる[1]．SmCC 発生部位は中枢型が多いとされてきたが，筆者らの SmCC 96例の詳細な画像所見の検討から，71例（74％）が末梢型に分類され，TTF-1 陽性を示した79病変（82％）のうち62例（78％）が末梢型であり，一方，中枢型においては TTF-1 陽性率は22％にすぎず，末梢型より有意に予後良好であった[21]．

George らによる110例の全ゲノムシークエンスによる報告では[22]，108例（98％）において bi-allelic loss による TP53，RB1 の不活化がみられ，これに加えて NOTCH family gene の不活性化突然変異（25％）と TP73 遺伝子の genomic rearrangement が認められており，新たな治療標的として期待される．

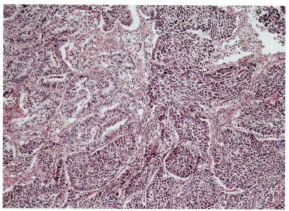

図12 ｜ 腺癌との混合型 SmCC
左上に乳頭腺管構造を呈する腺癌．右に SmCC を認める．

5．大細胞神経内分泌癌

1）疫学・臨床的特徴

LCNEC は2004年の WHO 分類までは大細胞癌の亜型であり，非小細胞性肺癌として分類されていた．2015年の新分類では，LCNEC は大細胞癌の亜型から NET に移され，SmCC と合わせ，NEC の1つとなった．

肺癌全体の約3％を占め，SmCC と同様に予後不良である[23]．男性に多く，喫煙が主たる原因であり，他の組織型との混合型が存在する．

画像上は，肺末梢の辺縁不整な結節として認められることが多く，空洞形成の頻度は高くない．

2）病理学的特徴

肉眼的には，境界明瞭な白色ないし灰白色の類円形の結節であり，中心に瘢痕を伴うことがある（図13）．大部分は，大細胞癌と同様に末梢発生である．

SmCC と比べて細胞は大型で，N/C 比が低く，核はクロマチンが粗糙で，核小体が目立つ．これらは非小細胞癌の所見ともいえるが，類器官胞巣状，胞巣辺縁の柵状配列，ロゼット形成など，神経内分泌腫瘍としての形態を示し，広範な壊死巣をとることが特徴である（図14）．これに加えて核分裂像を多数認め（>10/2mm^2），Ki67 指数で示される細胞増殖活性の高さが診断の決め手である．

LCNEC の診断には，SmCC と異なり神経内分泌マーカーによる免疫染色が必須である．NCAM が最も陽性頻度が高く（90〜100％），chromogranin A

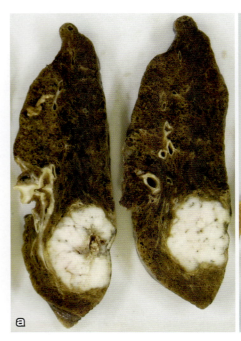
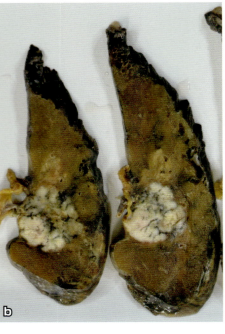

図13 | 大細胞神経内分泌癌（LCNEC）切除例の割面
末梢発生が多い．
a：pure type の LCNEC．やや分葉状のほぼ均一な白色の割面を呈する．
b：混合型 LCNEC（combined LCNEC and adenocarcinoma）．混合型は腺癌の割面と似ている．

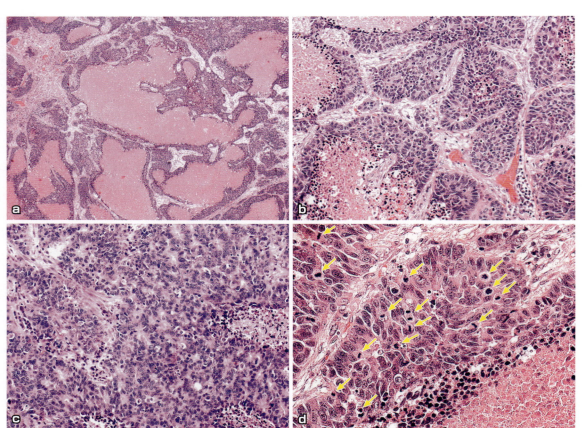

図14 | 大細胞神経内分泌癌
a：HE 染色，弱拡大．腫瘍胞巣中心性壊死が目立つ．b：HE 染色．核が胞巣辺縁に柵状に配列する peripheral palisading を認める．また，ロゼットがみられる．c：HE 染色．一見，cribriform 様であるが，ロゼット形成と考えられる．d：HE 染色，強拡大．多数の核分裂像（矢印）を認める．

（80〜85％），synaptophysin（50〜60％）[1]と続くが，NCAM は特異性の点で劣るため，それのみ陽性の場合には HE 染色所見と合わせて慎重な検討が必要である．これらのマーカーにより 10％の細胞が染色されれば（鮮明に染まっていれば）陽性と考えるのが，ほぼコンセンサスの得られているところである．また，TTF-1 の陽性率は 40〜75％であり，SmCC に比べて低いが，この腫瘍の性質を示唆する重要な事項である．

LCNEC 中に腺癌，扁平上皮癌，肉腫様癌成分を含む場合には，混合型 LCNEC と診断する（図 15）．その際には，合併する組織型を記載する（combined LCNEC and adenocarcinoma など）．SmCC との混合の場合には，SmCC の亜型とする．

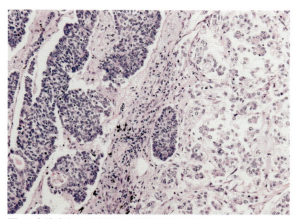

図 15 | 腺癌との混合型大細胞神経内分泌癌
左半に大細胞神経内分泌癌，右側に腺癌（微小乳頭状を示す）がみられる．

6．びまん性特発性肺神経内分泌細胞過形成

1）疫学・臨床的特徴

びまん性特発性肺神経内分泌細胞過形成 diffuse idiopathic pulmonary neuroendocrine cell hyperplasia（DIPNECH）は非浸潤性の神経内分泌細胞増生で，「過形成」と名付けられているが，腫瘍という位置付けである．頻度は，切除肺の 0.3％程度といわれている．高頻度にチューモレットやカルチノイドに合併することから，カルチノイドの前駆病変ではないかと考えられている[24]．臨床的には非喫煙女性に多く，咳嗽などの細気管支症状を伴うことがあるが，切除された肺に偶発的に見いだされることも少なくない．画像上はびまん性の網状影が見られ，（細）気管支壁の内腔への膨隆を伴い，さらに，合併したカルチノイドが結節性陰影として認められることもある．

2）病理学的特徴

末梢気管支や細気管支粘膜ないし基底細胞付近に神経内分泌細胞が増生している．これが上皮層を肥厚させ，気管支腔内に突出する（図 16）．細胞は小型で，円形ないし紡錘形の核を持ち，核小体は目立たず，N/C 比は高い．神経内分泌マーカーは陽性で，TTF-1 も一部で陽性になることが多い[25]．

（二宮浩範，石川雄一）

文　献

1）Travis WD, Brambilla E, Burke AP et al：WHO Classification of Tumours of the Lung, Pleura, Thymus and Heart, IARC Press, Lyon, 2015, pp1-412
2）Travis WD, Colby TV, Corrin B et al：Histological Typing of Lung and Pleural Tumours, 3rd ed, WHO International Histological Classification of Tumours, Springer, Berlin, 1999, pp1-156
3）Travis WD, Brambilla E, Müller-Hermelink HK et al（eds）：Pathology and Genetics of Tumours of the Lung, Pleura, Thymus and Heart：IARC WHO Classification of Tumours, IARC Press, Lyon, 2004, pp1-341
4）Bosman FT, Carneiro F, Hruban RH et al：WHO Classification of Tumours of the Digestive System：WHO/IARC Classification of Tumours, 4th ed, vol 3, IARC Press, Lyon, 2010, pp1-417
5）石川雄一：肺の WHO 分類において Carcinoid が使い続けられている経緯．大腸がん perspective 2：9-12, 2015
6）Fink G, Krelbaum T, Yellin A et al：Pulmonary carcinoid：presentation, diagnosis, and outcome in 142 cases in Israel and review of 640 cases from the literature. Chest 119：1647-1651, 2001
7）Caplin ME, Baudin E, Ferolla P et al：Pulmonary neuroendocrine（carcinoid）tumors：European Neuroendocrine Tumor Society expert consensus and recommendations for best practice for typical and atypical pulmonary carcinoids. Ann Oncol 26：1604-1620, 2015
8）Sachithanandan N, Harle RA, Burgess JR：Bronchopulmonary carcinoid in multiple endocrine neoplasia type 1. Cancer 103：509-515, 2005
9）Debelenko LV, Brambilla E, Agarwal SK et al：Identification of MEN1 gene mutations in sporadic carcinoid tumors of the lung. Hum Mol Genet 6：2285-2290, 1997
10）Walch AK, Zitzelsberger HF, Aubele MM et al：Typical and atypical carcinoid tumors of the lung are characterized by 11q deletions as detected by comparative genomic hybridization. Am J Pathol 153：1089-1098, 1998
11）Meisinger QC, Klein JS, Butnor KJ et al：CT features of peripheral pulmonary carcinoid tumors. AJR Am J Roentgenol 197：1073-1080, 2011
12）Du EZ, Goldstraw P, Zacharias J et al：TTF-1 expression is specific for lung primary in typical and atypical carcinoids：TTF-1-positive carcinoids are predominantly in

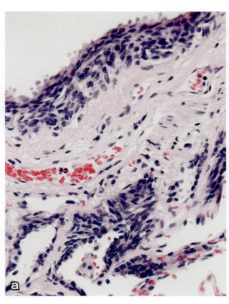
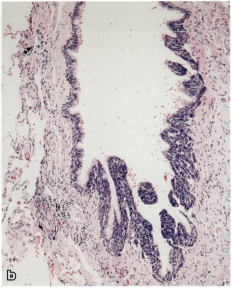

図16 | びまん性特発性肺神経内分泌細胞過形成（DIPNECH）の組織像
神経内分泌細胞が非浸潤性に増殖し（a），細気管支の内腔へと乳頭状に突出している（b）．
（県立広島病院・西阪　隆先生よりのご提供）

peripheral location. Hum Pathol 35：825-831, 2004
13) Warth A, Fink L, Fisseler-Eckhoff A et al：Interobserver agreement of proliferation index（Ki-67）outperforms mitotic count in pulmonary carcinoids. Virchows Arch 462：507-513, 2013
14) Swarts DR, van Suylen RJ, den Bakker MA et al：Interobserver variability for the WHO classification of pulmonary carcinoids. Am J Surg Pathol 38：1429-1436, 2014
15) Krug LM, Pietanza C, Kris MG et al：Cancer of the thoracic cavity：small cell and neuroendocrine tumors of the lung. in DeVita VT, Lawrence TS, Rosenberg SA et al（eds）："DeVita, Hellman, and Rosenberg's Cancer；Principles and Practice of Oncology", 9th ed, Wolters Kluwer/Lippincott Williams and Wilkins, Philadelphia, 2011, pp848-870
16) Virtanen C, Ishikawa Y, Honjoh D et al：Integrated classification of lung tumors and cell lines by expression profiling. Proc Natl Acad Sci U S A 99：12357-12362, 2002
17) Varghese AM, Zakowski MF, Yu HA et al：Small-cell lung cancers in patients who never smoked cigarettes. J Thorac Oncol 9：892-896, 2014
18) Pelosi G, Rodriguez J, Viale G et al：Typical and atypical pulmonary carcinoid tumor overdiagnosed as small-cell carcinoma on biopsy specimens：a major pitfall in the management of lung cancer patients. Am J Surg Pathol 29：179-187, 2005
19) Ye B, Cappel J, Findeis-Hosey J et al：hASH1 is a specific immunohistochemical marker for lung neuroendocrine tumors. Hum Pathol 48：142-147, 2016
20) Fujino K, Motooka Y, Hassan WA et al：Insulinoma-associated protein 1 is a crucial regulator of neuroendocrine differentiation in lung cancer. Am J Pathol 185：3164-3177, 2015
21) Miyauchi E, Motoi N, Ono H et al：Distinct characteristics of small cell lung cancer correlate with central or peripheral origin：subtyping based on location and expression of transcription factor TTF-1. Medicine（Baltimore）94：e2324, 2015
22) George J, Lim JS, Jang SJ et al：Comprehensive genomic profiles of small cell lung cancer. Nature 524：47-53, 2015
23) Asamura H, Kameya T, Matsuno Y et al：Neuroendocrine neoplasms of the lung：a prognostic spectrum. J Clin Oncol 24：70-76, 2006
24) Davies SJ, Gosney JR, Hansell DM et al：Diffuse idiopathic pulmonary neuroendocrine cell hyperplasia：an under-recognised spectrum of disease. Thorax 62：248-252, 2007
25) 石川雄一，元井紀子：びまん性特発性肺神経内分泌細胞過形成．深山正久，野口雅之，松野吉宏（編）："腫瘍病理鑑別診断アトラス　肺癌"，文光堂，2014, pp42-44

3. 肺・呼吸器 NET

第3部　鑑別ポイント

1. 定型カルチノイドと異型カルチノイド

両者の鑑別は，細胞分裂像と Ki67 指数，壊死の有無による．核分裂像は，定型カルチノイドで 0〜1 個/10 HPF，異型カルチノイドでは 2〜10 個/10 HPF と定義されており，壊死があれば異型カルチノイドとする根拠になる．Ki67 指数は，定義には入っていないが，定型カルチノイドは 5% 以下，異型カルチノイドは 20% 以下というのが目安となる[1]．核分裂像や Ki67 指数のカウントに際しては，腫瘍全体，検体の全体を平均するのではなく，陽性細胞が多く観察される部位（ホットスポット）でカウントすべきである．定型カルチノイドでも大型細胞や異型の強い細胞が出現することがあるので，両者の鑑別には一般的な細胞異型や細胞密度の高低は役立たず，定義に則り，核分裂像，壊死の有無が重要である．紡錘細胞の出現は，癌腫などでは悪性度が高いことの指標になることもあるが，カルチノイドでは必ずしも当てはまらず，紡錘細胞カルチノイドと診断し，定型か異型かはその後の判断となる．

生検材料では，両者の鑑別は難しいことも多いが，Ki67 指数が役立つこともある．

2. 異型カルチノイドと大細胞神経内分泌癌

以前は，異型カルチノイドの定義が細胞異型によっていたため，"大きな脳転移をきたした異型カルチノイドの1例"といった報告が散見された．2015年

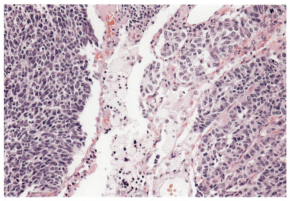

図1 ｜ 大細胞神経内分泌癌との混合型小細胞癌（combined SmCC and LCNEC）
左に SmCC，右に大細胞神経内分泌癌がみられる．この倍率でも N/C 比に差があり，大細胞神経内分泌癌では核が空胞状であることがわかる．

版の WHO 分類[1]では，核分裂像の数により，10/10 HPF まではカルチノイド，それ以上の場合は神経内分泌癌 neuroendocrine carcinoma（NEC）と診断するので，混乱がなくなった．ただし，変性による核濃縮やアポトーシスを核分裂像と誤認しないよう注意が必要である．誤認を避けるためには，Ki67 染色が有用である．Ki67 指数は，カルチノイドでは 20% 以下，NEC では 40〜50% を超えるというのが目安である．中間的な値を示す場合には，NEC の増殖の弱い部分を見ている可能性が高いが，慎重に対処すべきである．

生検材料では，鑑別が困難なことが少なくない．

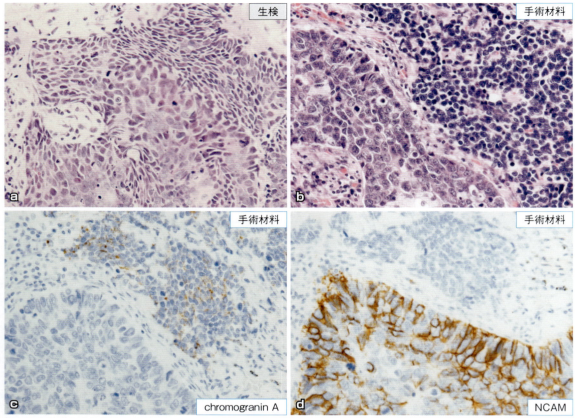

図2 | LCNEC成分を持つSmCC
生検の段階では小細胞癌(SmCC)か大細胞神経内分泌癌(LCNEC)かの判定が難しく，NECと診断した(a)．手術材料では混合型小細胞癌(combined SmCC and LCNEC)であったが(b)，c・dに示すように，SmCC成分ではCGA(＋)，NCAM(－)，SYN(＋)，Ki67：約70％であり，LCNEC成分ではCGA(－)，NCAM(＋)，SYN(－)，Ki67：約60％であった．2つの成分で神経内分泌性が異なる，珍しい症例．

3．小細胞癌と大細胞神経内分泌癌

小細胞癌 small cell carcinoma (SmCC) ［小細胞肺癌 small cell lung carcinoma (SCLC)］と大細胞神経内分泌癌 large cell neuroendocrine carcinoma (LCNEC) は，連続性のあるカテゴリーなので，診断者間での完全な一致は困難である．一般に，日本の病理医は欧米の病理医に比べ，LCNECを多く診断する傾向がある，というのが筆者の印象である．

その鑑別はクロマチンパターン（粗糙か繊細か），核小体が目立つか否か，細胞の大きさ（リンパ球3個分より大きいか），細胞質の量に基づいて行われるが，最も重要なのは核の所見および増殖の均一性である．SmCCは，核クロマチンが繊細であること，核小体が目立たないこと，モノトナスmonotonousな増殖を特徴とする．一方LCNECでは，空胞状の核，粗糙なクロマチン，豊かな細胞質が特徴である．細胞の大きさの重要性は，核所見より低い．「小細胞癌」という名前は，未分化癌の中では大細胞癌より小さい，という意味であり，SmCCのすべてが小型の細胞からなるということではない．核所見は，固定の条件によっても影響を受けるため，腫瘍全体の詳細な観察が必須である．また手術材料では，核が空胞状になりやすいことを念頭に置く必要がある．図1には，SmCC成分とLCNEC成分を含む腫瘍を示した．この場合は，SmCCの混合型(combined SmCC and LCNEC)に分類される．

混合型のSmCCは，多彩な像を示す．図2に，LCNEC成分を持つSmCCの例を示す．診断名はcombined SmCC and LCNECである．生検の段階ではSmCCかLCNECかの判定が難しく，NECと診断された．手術材料では，SmCC成分ではCGA

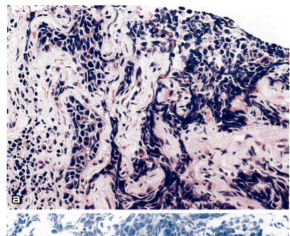
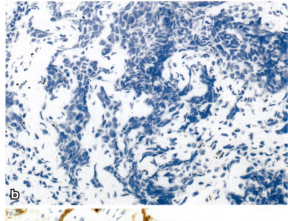
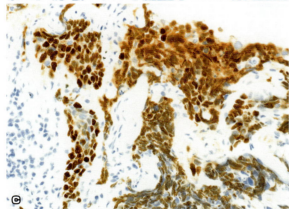

図3 | SmCCとの鑑別を要した類基底細胞型扁平上皮癌（生検例）
a：HE染色．N/C比の高い腫瘍細胞が核線形成を伴いながら索状，小胞巣状に浸潤性増殖している．SmCCとしても矛盾しない像．b：免疫染色．クロモグラニンは陰性．c：免疫染色．p40が核に強陽性を示す．

(＋)，NCAM（−），SYN（＋），Ki67：約70％であり，LCNEC成分ではCGA（−），NCAM（＋），SYN（−），Ki67：約60％であった．両成分ともNECではあるが，神経内分泌性が異なる稀な症例であった．

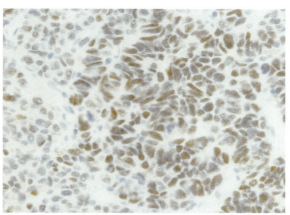

図4 | 基底細胞の性質を持つSmCC
p63染色が陽性である．

ちなみに本例のSmCC成分では，ケラチンの発現が微弱であった．

生検材料のみで両者を鑑別するのはしばしば困難である．Travisらの検討でも，神経内分泌腫瘍のうち，この2者間での診断の不一致が最も高かった（定型カルチノイド vs 異型カルチノイド，異型カルチノイド vs LCNECがこれに続く）．生検では神経内分泌形態がみられ，神経内分泌マーカーが陽性で，Ki67指数が高い場合は，NECという診断も許容されると思う．

4．小細胞癌と類基底細胞型扁平上皮癌

類基底細胞型扁平上皮癌は細胞が小型で濃染核を有し，明らかな角化を伴わずに充実性増殖し，peripheral palisadingを特徴とすることから，SmCCと類似した像となることがある．核クロマチンが繊細であることや核小体が目立たないこともあり，さらに鑑別を難しくするため，常に念頭に置く必要がある疾患である．図3は，SmCCとの鑑別を要した類基底細胞型扁平上皮癌の生検例である．検体の大部分で挫滅した濃染核がみられたが，わずかに細胞質の広い細胞がみられたため，本症を疑ってp40，CK5/6および神経内分泌マーカーによる免疫染色を行い，確定診断されたものである．類基底細胞型扁平上皮癌は一般に予後が良くないが，SmCCほどは悪くなく，治療法も異なるので，生検での鑑別は重要である．

一般に，SmCCでは基底細胞マーカーの発現は陰

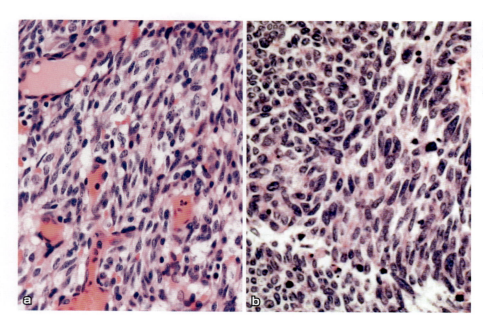

図5 | 紡錘細胞カルチノイド（a）とSmCC（b）
SmCCでは，高いN/C比，核の濃染像，核分裂像やアポトーシスの存在といった特徴がみられる．

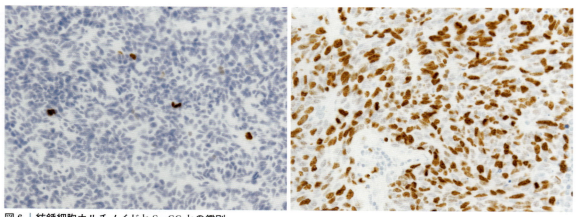

図6 | 紡錘細胞カルチノイドとSmCCとの鑑別
Ki67指数が有効である．神経内分泌マーカーだけだと，両者とも陽性となるので，鑑別できない．

性であることが多いが，手術材料で検索した結果では，19％でCK5/6，p63の少なくとも一方が発現しており[2]，基底細胞性を持つSmCCもあることが示された（図4）．基底細胞性の有無は，SmCCの予後とは無関係であった．p63が発現しているからという理由でSmCCを否定するのは間違いである．これは鑑別上，注意すべきことである．

5. 紡錘細胞カルチノイドと小細胞癌

紡錘細胞カルチノイド spindle cell carcinoid はし ばしばみられる形態であり，密な増殖を示す場合はSmCCとの鑑別が問題となる（図5）．組織像は少し似ているものの，臨床的背景はカルチノイドとSmCCとでは大きく異なり，カルチノイドでは若年や女性にも多く，SmCCでは中高年の男性が主体である．また，年齢・喫煙歴の有無は必ず確認すべきである．神経内分泌マーカーは両者ともに陽性となるので，鑑別には用をなさない．Ki67による免疫染色を行えば，両者の違いは歴然とする（図6）．Ki67指数はカルチノイドでは通常<5％であるが，SmCCでは>80％である．

6. 小細胞癌と Ewing 肉腫

　Ewing 肉腫も SmCC の鑑別疾患となることがある．どちらも比較的小型の，N/C 比の高い，高クロマチン性の核を持つ細胞からなる．Ewing 肉腫は間葉系であり，SmCC は上皮性の癌腫であるから間違えようがなく，ケラチンを染めれば一発で鑑別できると思われるかもしれない．しかしながら，意外な落とし穴があるのである．SmCC は上皮性の性質を失って，ケラチンの発現が減少することがしばしばあるのである．図 7 に示す SmCC は，AE1/AE3 の発現がほとんどなくなり，肉腫との鑑別が問題になった例である．よく観察すると，わずかに陽性像がみられるので，注意して観察する必要がある．

〈二宮浩範，石川雄一〉

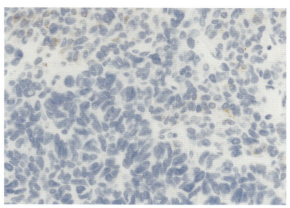

図 7 ｜ ケラチン（AE1/3）の発現がごくわずかしかみられない SmCC
この所見から，腫瘍は間葉系のものではないかという誤った推論へ導かれやすい．

文　献

1) Travis WD, Brambilla E, Burke AP et al : WHO Classification of Tumours of the Lung, Pleura, Thymus and Heart, IARC Press, Lyon, 2015, pp1-412

2) Hamanaka W, Motoi N, Ishikawa S et al : A subset of small cell lung cancer with low neuroendocrine expression and good prognosis : a comparison study of surgical and inoperable cases with biopsy. Hum Pathol 45 : 1045-1056, 2014

3. 肺・呼吸器 NET

第4部　臨床との連携

はじめに

　神経内分泌腫瘍 neuroendocrine tumor（NET）の罹患率は年々増加傾向で，発生頻度は 10 万人に 5.25人，全悪性腫瘍の 1〜2％を占める．NET はホルモン産生症状を呈する機能性（症候性）のものとホルモン産生症状のない非機能性（非症候性）のものに大別され，消化器に発生する NET では機能性を有するものが多い（膵原発の 30〜40％，消化管原発の 10〜60％が機能性）が，肺 NET では機能性 NET は稀である．

　2015 年の WHO 分類より，小細胞肺癌 small cell lung cancer（SCLC），大細胞神経内分泌癌 large cell neuroendocrine carcinoma（LCNEC），定型カルチノイド typical carcinoid（TC），異型カルチノイド atypical carcinoid（AC）が肺 NET としてまとめられた．全臓器 NET のうち，約 30％が気管支・肺原発であり，気管支・肺は NET の好発部位である．膵・消化管発生の内分泌腫瘍は NET という名称に統一され，カルチノイド腫瘍という言葉は使用されていない．WHO が示した NET の分類に当てはめると，SCLC，LCNEC は高悪性度の NET G3 や神経内分泌癌 neuroendocrine carcinoma（NEC）に，carcinoid は低〜中悪性度の NET G1，G2 に相当すると考えられるが，肺 NET に関しては，そのままの名称で用いられている．

　本稿では，これら肺 NET の特徴とそれぞれに対する治療法について概説を行う．

1. 小細胞肺癌（SCLC）

1）概念・定義

　肺癌の約 15％を占め，高齢者・男性・喫煙者に多く，男性患者の 94％は喫煙者である．発育が速く，早期に全身に転移する一方，化学療法や放射線治療に対する感受性が高い．異所性ホルモン産生など，神経内分泌腫瘍としての特異な性格も有している．

2）診断

　SCLC は手術適応となる症例が少なく，迅速な診断後に直ちに化学療法を行う必要があるため，診断は気管支鏡などで得られる限られた検体による組織診・細胞診で行われる．このため，神経内分泌形態を証明することは難しいとされている．東京医科歯科大学では，2010 年 4 月から 5 年間の原発性肺癌手術症例 725 例中，SCLC 症例は 17 例（2.3％）で，そのうち術前に SCLC の診断がついた症例は 2 例のみであった．

　腫瘍マーカーは神経特異的エノラーゼ neuron specific enolase（NSE）が 60〜80％，ガストリン放出ペプチド前駆体 pro-gastrin-releasing peptide（ProGRP）が 55〜80％の陽性率であり，偽陽性率は NSE 5％，ProGRP 3％と低いため，これら腫瘍マーカー上昇の場合，SCLC をより強く疑い診断・治療を進める．

　SCLC は実臨床での治療方針のために「limited disease」（限局型：LD）と「extensive disease」（進展型：ED）とに分類されているが，その定義には意見の一致が得られていない．多くの第 III 相臨床試験では病変が同側胸郭内に加え，対側縦隔・対側鎖骨上

窩リンパ節までに限られており，悪性胸水・心嚢水を有さないものを LD と定義している．ED は LD の範囲を越えて腫瘍が進展しているものをいう．診断時には 60～70％が ED であるが，LD 症例でも微小転移巣は存在するものとして，治療方針の決定が必要である．

3）治療と予後

無治療での生存期間中央値は LD 症例で 12 週，ED 症例で 5 週と非常に予後不良である．治療施行症例の生存期間中央値は LD で 15～20ヵ月，ED で 8～13ヵ月，2 年生存率は LD で 20～40％，ED で 5％である．

a）LD 症例に対する治療

LD に対する標準治療は化学放射線療法とされているが，臨床病期 I 期については外科切除単独またはさらに化学療法，放射線治療を加えることで 5 年生存率は 40～70％であり，治癒・長期生存が期待できる[1]．術式は肺部分切除術より肺葉切除以上の術式が生存期間良好であると報告されており[2]，また化学療法単独や化学放射線療法よりは，外科切除＋化学療法（術後化学療法としてはシスプラチン cisplatin＋エトポシド etoposide：PE 療法）群で，局所制御率と生存期間中央値が有意に良好であることが報告されている[3]．

手術不能な LD は，化学療法と放射線治療を併用することにより根治の可能性がある．標準治療として，化学放射線療法はシスプラチン 80mg/m²/day 1 とエトポシド 100mg/m²/day 1～3 を 4 週ごとに 4 コースと，胸部放射線照射 1.5 Gy を 1 日 2 回，合計 15 回で 45 Gy を day 2 より行う方法がよく用いられている[4]．この JCOG9104 で施行されたレジメンでは，生存期間中央値は 27.2ヵ月，奏効率 96％，5 年生存率 18.3％であった．

予防的全脳照射 prophylactic cranial irradiation（PCI）は，SCLC は脳転移をきたしやすいことから，LD で完全寛解 complete remission（CR）が得られた場合，手術後の SCLC にも有効と考えられている．Aupérin ら[5]は，3 年脳転移再発率が 58.6％から 33.3％へと有意に低下，3 年生存率を 15.3％から 20.7％へと有意に向上させることを報告した．以降，予防的全脳照射は初回化学放射線療法後 CR 例に限って予防的全脳照射を行うことが推奨されている．

b）ED 症例に対する治療

1960 年代にはシクロホスファミド cyclophospha-mide（CPA）単剤，1970～1980 年代には CPA を含む多剤併用化学療法，1980 年代以降は PE 療法との比較試験が行われ，2000 年以降は世界的には PE 療法が標準治療と考えられてきた．本邦で行われた 70 歳以下のパフォーマンスステータス performance status（PS）0～2 を対象とした，PE 療法とイリノテカン irinotecan（CTP-11）＋シスプラチン（IP）との比較試験（JCOG9511）の結果，IP が有意に奏効率，2 年生存率，生存期間中央値で上回るという結果が 2002 年にわが国から報告された（生存期間中央値 9.4ヵ月 vs 12.8ヵ月）．その後，北米を中心に PE 療法と IP との比較試験の追試が行われたが，JCOG9511 の結果を再現することはできず，欧米では PE 療法が標準治療になっている．わが国においては，JCOG9511 の対象となった PS 0～2 の 70 歳以下の患者には IP 療法が推奨されている．ED は現在，根治困難な病態であるが，治療奏効率は高いので，全身状態不良例や高齢者例でも，シスプラチンの腎毒性や消化器毒性を考慮しながらカルボプラチン carboplatin（CBDCA）を含む化学療法の可能性を検討すべきである．

ED 症例に対する PCI は，2014 年に本邦で行われた第 III 相試験の結果が報告されている[6]．プラチナ併用初回化学療法後に奏効した脳転移のない ED に対する PCI 施行群と PCI 未施行群との比較試験で，治療後 12ヵ月で脳転移出現頻度は PCI 施行により有意に減少したが（32.4％ vs 58.0％），主要評価項目である全生存期間 overall survival（OS）は中間解析の結果，10.1ヵ月と 15.1ヵ月で有意差はなく，早期無効中止となり，ED に PCI を追加する意義はないと考えられている．

c）再発性 SCLC に対する化学療法

初回化学療法が奏効かつ初回治療終了後から再発までの期間が長い患者（2～3ヵ月以上の場合が多い）は "sensitive relapse"，それ以外は "refractory relapse" と定義されることが多い．sensitive relapse のほうが再発時の化学療法の効果が高く，生存期間が長い．

現時点では sensitive relapse に対して，ノギテカン nogitecan（NGT）が標準治療とみなされている．

初回化学療法と同じレジメンで再投与すること（re-challenge）の有効性も報告されているが，古い報告で前向きに検討した報告はなく，その意義は確立していない．その他，標準治療とはみなされていないが，エトポシド，CPT-11，アムルビシン amrubicin（AMR）の有効性が報告されている.

refractory relapse に対する化学療法の意義は確立していないが，NGT と AMR の第Ⅲ相試験のサブグループ解析で，refractory relapse において生存期間中央値が AMR 6.2ヵ月 vs NGT 5.7ヵ月（P＝0.0469）と，AMR により生存期間の有意な延長を認めている[7]. 本邦においても refractory relapse 症例に対する AMR の第Ⅱ相試験が行われ，奏効率は 32.9％，生存期間中央値は 8.9ヵ月であった[8]. refractory relapse に対しては全身状態が良好な場合，AMR その他の単剤の化学療法の実施を検討すべきである.

d）分子標的薬

血管内皮増殖因子 vascular endothelial growth factor（VEGF）に対するヒトモノクローナル抗体であるベバシズマブ bevacizumab（BEV）は，非小細胞肺癌 non-small cell lung cancer（NSCLC）や大腸癌などで生存期間を延長することが示されている. SCLC でも約 80％に VEGF の高発現が認められ，血清 VEGF の上昇と化学療法反応性，予後との関連も報告されている.

2. 大細胞神経内分泌癌（LCNEC）

1）概念・定義

LCNEC は Travis らによって 1991 年に提唱された組織型で，1999 年に改訂された WHO 分類で大細胞癌 large cell carcinoma の一亜型として加えられ，2015 年 WHO 分類では NET に分類されている比較的新しい組織型である. 肺癌の 3〜5％を占め，年齢中央値は 66 歳，89％が男性，99％に喫煙歴を認めている[9]. 他の神経内分泌腫瘍と異なり，カルチノイド症候群や Lambert-Eaton 症候群などの腫瘍随伴症候群を呈することは稀である.

2）診断

肺末梢単発性腫瘍として発見されることが多く，SCLC では早期発見例が 5％以下であるが，LCNEC はⅠ〜Ⅱ期の症例が約 25％である. 腫瘍マーカーでは癌胎児性抗原 carcinoembryonic antigen（CEA）は 49％，ProGRP は 26％，NSE は 12％で上昇する.

LCNEC と SCLC との鑑別は腫瘍細胞の大きさ，核クロマチン・核小体の形態が重要とされるが，LCNEC と SCLC の鑑別は難しく，一定の割合で判別困難な症例が存在する. 腺癌や扁平上皮癌など他の組織型の一部が LCNEC 様の形態をとることもあ

り，気管支鏡下や CT ガイド下生検で得られた限られた検体での診断はより困難で，手術検体から診断されることが多く，したがって手術症例に関する報告がほとんどである.

3）治療と予後

予後は 5 年生存率 40.3％，SCLC 35.7％であり，両者の予後に有意差はない. 他の NSCLC と比較して予後不良であり，病期Ⅰ期の症例でも 5 年生存率は約 50％と成績は悪い.

a）手術・術後補助化学療法

一般的に，切除可能な症例のうちⅠ期・Ⅱ期・N1 のⅢA 期は手術，N2 症例やⅢB 期は化学放射線療法，Ⅳ期は化学療法が行われている. 早期発見の LCNEC は一般的な NSCLC と同様に外科的切除を行う. Iyoda らは，Ⅰa 期で完全切除された NSCLC 335 例を検討し，LCNEC は他の NSCLC と比較して有意に予後が不良であると報告している[10].

術後補助化学療法は後方視的な検討が多く，Rossi らは術後診断された 83 例の LCNEC を検討し，28 例が術後補助化学療法を受け，SCLC に対する標準治療（プラチナ製剤＋エトポシド±放射線療法）を受けた群のほうが，NSCLC の標準治療（プラチナ製剤＋第 3 世代抗癌剤）を受けた群に比べて有意に予後良好であったと報告した[11]. 数少ない前向きの臨床試験 JCOG 9101 では，LCNEC 手術例に PE 療法による補助化学療法で 5 年生存率 87.5％と良好な結果であった[12]. 補助化学療法の最適なレジメンの検討として，高悪性度神経内分泌肺癌完全切除例に対する IP 療法と PE 療法のランダム化比較試験（JCOG 1205/1206）が進行中であるが，LCNEC では SCLC と同様の術後補助化学療法は効果的である可能性が高い.

b）進行・再発例の化学療法

気管支鏡などで得られた限られた検体量による組織診・細胞診での LCNEC の診断は困難で，手術不適応進行 LCNEC に対する治療報告は少ない. LCNEC の進行症例に主としてプラチナベースの併用化学療法を行い，有効率は 50％で ED-SCLC と同等との報告がある[13]. また Shimada らは，SCLC と比較し LCNEC を疑う高悪性度神経内分泌癌は，セカンドラインの化学療法の効果が低かったと報告している[14]. 近年報告された前向き臨床試験では，進行・再発 LCNEC に対する PE 療法第Ⅱ相臨床試験において，無増悪生存期間 progression free survival

（PFS）は5.2ヵ月，OSは7.7ヵ月であった[15]．IP療法の多施設第II相臨床試験の結果，PFS 5.9ヵ月，全生存期間15.1ヵ月という結果であった．本試験は術後再発例や外科的生検例など十分な量の組織検体が得られる症例のみを対象としたにもかかわらず，病理医によるcentral reviewではやはり40例中10例がSCLCであったと診断された[16]．

SCLCに用いる化学療法が一定の効果を示していること，LCNECとSCLCとの病理学的な鑑別が困難であることから，現時点での進行LCNECの初回治療としてはSCLCに準じてPE療法，IP療法が選択され，局所進行LCNECは放射線治療の併用が可能な症例には化学放射線治療を，IV期症例には化学療法（SCLCと同様の治療）を行うのが良いと考えられている．

3. カルチノイド

1) 概念・定義

当初は，気管支腺由来の腫瘍である腺様嚢胞癌や粘表皮癌とともに気管支腺腫とされ，良性腫瘍として考えられてきたが，現在は悪性腫瘍として原発性肺癌の中に含まれている．発生母細胞は，気管支腺の腺房，導管の基底部の間に存在する神経内分泌細胞（Kulchitsky細胞）とされる．慢性気管支炎や気管支拡張症では，この細胞の結節状過形成をtumorletと呼び，腫瘍様病変として取り扱い，TCとは大きさ（5mmより小さいと定義）のみで鑑別される．気管支・肺カルチノイドは，Arrigoniらにより臨床的な悪性度の違いが形態学的に区別できるとされ，TC or ACの概念が提唱され，Travisらにより改訂が加えられた[17,18]．明らかな原因因子は認められていないが，喫煙者の割合はTCで30％，ACで70％とACで高い．

肺カルチノイドは，原発性肺腫瘍の中では1〜2％とされる稀な腫瘍であり，その中でTCが70〜80％を占める．全臓器におけるカルチノイド腫瘍のうち肺気管支原発のものは20％を占め，肺・気管支は好発部位といえる．男女差はなく，発症年齢は肺癌よりも若年で平均年齢40〜50歳代，ACでは高齢発症がやや多い．気管から末梢気管支に至るあらゆる部位に発生し，中枢気管支発生が60〜80％と高頻度で，血痰や咳嗽，気管・気管支の狭窄に関連した喘鳴，発熱など感染症状などを生じる．末梢性の場合，半数以上が無症状，胸部X線検査などで偶然発見さ

れることが多い．TCでは中枢性，ACでは末梢性の割合が高い．遠隔転移はACで頻度が高く，肝・骨・脳・副腎転移などを認めることがある[19]．

腫瘍からのセロトニン過剰分泌の平滑筋刺激による3主徴である下痢・顔面紅潮・気管支攣縮をきたす，いわゆるカルチノイド症候群は有名であるが，肺カルチノイドでは稀で2〜8％とされ，そのほとんどが肝転移など遠隔転移を有する進行症例である．さらに，異所性副腎皮質刺激ホルモンadrenocorticotropic hormone（ACTH）産生によるCushing症候群や末端肥大症の頻度は1％以下とさらに低い．

2) 診断

中枢性では気道狭窄・閉塞による無気肺や末梢肺の感染など二次陰影，末梢性では胸部CTで境界明瞭・内部ほぼ均一で比較的辺縁整な充実性腫瘤陰影を呈し，石灰化もしばしば認められるが，胸膜陥入やスピキュラspiculaは認めない．^{18}F-fluorodeoxyglucose（FDG）-positron emission tomography（PET）が用いられているが，肺カルチノイドにおいてはしばしば偽陰性となり，術前の良悪性の診断は困難である．神経内分泌腫瘍は80％がソマトスタチン受容体陽性であり，これを利用したソマトスタチン受容体シンチグラフィーsomatostatin receptor scintigraphy（SRS）は感度93％，特異度87％で，病巣の検出やソマトスタチンアナログ製剤の治療適応の評価に用いられ，2015年から本邦において検査可能となっている[20]．

気管支鏡検査では，中枢性では内腔に表面平滑な光沢のある赤色〜黄色のポリープ状腫瘤として認められ，易出血性で拍動を伴うこともある．緊急手術が必要な出血が0.7％に生じたとの報告もあり，生検には注意を要する．ACの診断基準となる壊死巣は微小で，生検標本での鑑別診断は困難で30％程度である[21]．基本的には特異的な腫瘍マーカーはないが，ProGRPが40〜60％の陽性率を示すとの報告もある．

3) 治療と予後

カルチノイドは低〜中悪性度NETに分類され，他の肺NETと比較し一般的に予後良好である．一般に化学療法や放射線療法は有効性が低く稀な腫瘍であるため，大規模臨床試験の実施が難しく，現在確立された治療方法は手術のみである．完全切除例では，5年生存率・10年生存率は，TCで90％以上，

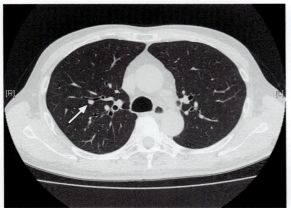

図1 | 右上葉の微小な腫瘍

ACでそれぞれ70％，50％である[22]．ACはリンパ節転移の頻度が31〜64％と高く，肺葉切除と系統的リンパ節郭清が基本術式であるが，再発が多く，術後補助療法を検討すべきと考えられるが，化学療法に関してはそのレジメンは確立されていない[23]．TCではリンパ節転移の頻度が8〜13％と低く，部分切除・区域切除など縮小手術，中枢型では気管支形成術などにより肺機能温存も考慮されることが多い．術前ではTCかACかの診断が容易でなく，低悪性度といえどもTCでもリンパ節転移があることなどから，安易に縮小手術を行うべきではない．

しかし，手術療法以外の治療方法で確立されたものはなく，切除不能進行例に対してはSCLCに準じた化学療法（プラチナ製剤とエトポシド）が施行されることもあるが，多くは無効で，分子標的薬をはじめとした化学療法の導入が期待されている．オクトレオチドは，有効であるとする報告も認めるが小規模なものであり，確立されたものではない．

4）分子標的薬治療

肺原発神経内分泌腫瘍への分子標的薬治療の開発も進められている．mTOR(mammalian target of rapamycin)阻害薬エベロリムスは腎細胞癌の他，膵原発の神経内分泌腫瘍に対して用いられる分子標的薬である．「症候性進行性NET（低〜中悪性度NET）患者を対象としたエベロリムスとオクトレオチド（サンドスタチン® LAR®）の併用療法の効果を検証した無作為化第Ⅲ相試験」であるRADIANT-2試験で，PFSはプラセボ群11.3ヵ月，エベロリムス群は16.4ヵ月と良好な成績であったが有意差はなかった．

本臨床試験439名中，肺原発NET（低〜中悪性度NET，カルチノイド）は44名（エベロリムス群33名，プラセボ群11名）で，多変量解析で肺が原発であることはPFSの予後不良因子であった．肺NET（カルチノイド）に関するサブセット解析も報告され，PFSはプラセボ群で5.59ヵ月なのに対し，エベロリムス群で13.63ヵ月とプラセボ群に比較して非常に良好な成績が得られており，肺NET（カルチノイド）に対しても十分に効果が期待できると考えられた[24]．さらにRADIANT-4試験は，「消化管または肺原発無症候性進行性NET患者対象のエベロリムス療法をプラセボ（best supportive care：BSC）と比較する無作為化第Ⅲ相試験」である．2012年4月から2013年8月の間に302名（エベロリムス205名，プラセボ97名）登録され，median PFSはエベロリムス群で11ヵ月，プラセボ群で3.9ヵ月であり，病状の進行とそれによる死を52％減少させた[25]．

4．症例提示

1）症例1（図1）

胸部CT検診で指摘された右上葉の微小な腫瘍（矢印）．術前，気管支鏡による組織生検でtypical carcinoidと診断された．非常に生検困難で，術中触知不能な微小腫瘍であるが，呼吸器内科病理医により術前診断を得ることができた．

2）症例2（図2）

重喫煙者の66歳，男性．検診で指摘されず，1年で進行癌に進展したLCNEC症例．

a，b：胸部単純X線像．前回（a）は明らかな異常陰影を指摘されなかったが，1年後に腰痛を主訴に受診し，右胸水，多発肺結節影を指摘された（b）．

c：胸部CT．縦隔多発リンパ節転移・多発骨転移を指摘．胸骨転移巣（矢印）より針生検を施行し，LCNECの診断を得た．

d：PET-CT検査．多発骨転移・縦隔リンパ節転移・肺転移・胸膜播種を指摘された．

3）症例3（図3）

58歳，男性．近医で肺炎の治療を1ヵ月受けたが，症状改善なく紹介される．

a：胸部単純X線像．右下肺野に下葉の無気肺を指摘された（矢印）．

b：胸部CT．右下葉に無気肺．

第4部 臨床との連携　121

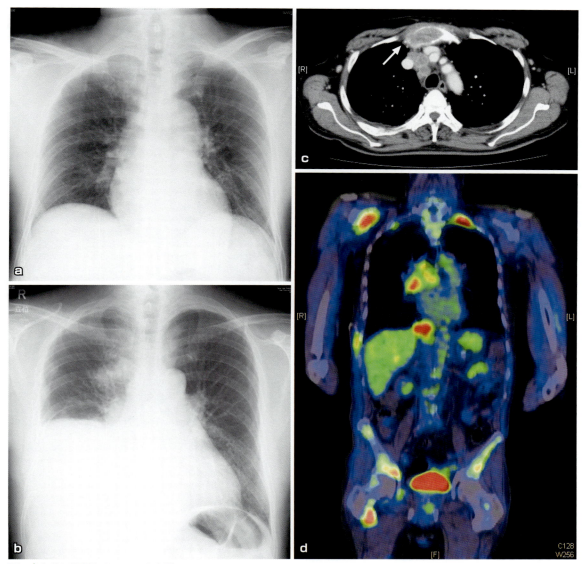

図2 ｜ 急速に進展した LCNEC 症例

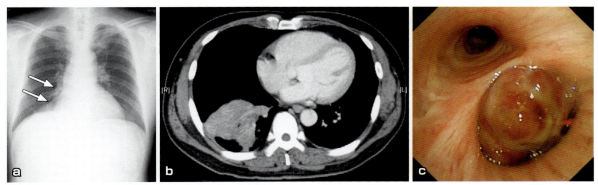

図3 ｜ 術後早期に肝転移をきたした気管支内 AC の症例

3．肺・呼吸器 NET

c：気管支鏡検査．右下葉気管支入口部にポリープ状腫瘍を認め，生検で atypical carcinoid，cT2aN0M0 Stage ⅠB．右下葉スリーブ切除を行ったが，術後3ヵ月で多発肝転移を指摘された．

（石橋洋則）

文　献

1) Inoue M, Miyoshi S, Yasumitsu T et al：Surgical results for small cell lung cancer based on the new TNM staging system. Thoracic Surgery Study Group of Osaka University, Osaka, Japan. Ann Thorac Surg 70：1615-1619, 2000

2) Weksler B, Nason KS, Shende M et al：Surgical resection should be considered for stage Ⅰ and Ⅱ small cell carcinoma of the lung. Ann Thorac Surg 94：889-893, 2012

3) Rostad H, Naalsund A, Jacobsen R et al：Small cell lung cancer in Norway. Should more patients have been offered surgical therapy? Eur J Cardiothorac Surg 26：782-786, 2004

4) Takada M, Fukuoka M, Kawahara M et al：Phase Ⅲ study of concurrent versus sequential thoracic radiotherapy in combination with cisplatin and etoposide for limited-stage small-cell lung cancer：results of the Japan Clinical Oncology Group Study 9104. J Clin Oncol 20：3054-3060, 2002

5) Aupérin A, Arriagada R, Pignon JP et al：Prophylactic cranial irradiation for patients with small-cell lung cancer in complete remission. Prophylactic Cranial Irradiation Overview Collaborative Group. N Engl J Med 341：476-484, 1999

6) Seto T, Takahashi T, Yamanaka T et al：Prophylactic cranial irradiation (PCI) has a detrimental effect on the overall survival (OS) of patients (pts) with extensive disease small cell lung cancer (ED-SCLC)：Results of a Japanese randomized phase Ⅲ trial. J Clin Oncol 32：5s, 2014 (suppl：abstract 7503)

7) von Pawel J, Jotte R, Spigel DR et al：Randomized phase Ⅲ trial of amrubicin versus topotecan as second-line treatment for patients with small-cell lung cancer. J Clin Oncol 32：4012-4019, 2014

8) Murakami H, Yamamoto N, Shibata T et al：A single-arm confirmatory study of amrubicin therapy in patients with refractory small-cell lung cancer：Japan Clinical Oncology Group Study (JCOG0901). Lung Cancer 84：67-72, 2014

9) Asamura H, Kameya T, Matsuno Y et al：Neuroendocrine neoplasms of the lung：a prognostic spectrum. J Clin Oncol 24：70-76, 2006

10) Iyoda A, Hiroshima K, Moriya Y et al：Prognostic impact of large cell neuroendocrine histology in patients with pathologic stage Ⅰa pulmonary non-small cell carcinoma. J Thorac Cardiovasc Surg 132：312-315, 2006

11) Rossi G, Cavazza A, Marchioni A et al：Role of chemotherapy and the receptor tyrosine kinases KIT, PDGFRα, PDGFRβ, and Met in large-cell neuroendocrine carcinoma of the lung. J Clin Oncol 23：8774-8785, 2005

12) Iyoda A, Hiroshima K, Moriya Y et al：Prospective study of adjuvant chemotherapy for pulmonary large cell neuroendocrine carcinoma. Ann Thorac Surg 82：1802-1807, 2006

13) Igawa S, Watanabe R, Ito I et al：Comparison of chemotherapy for unresectable pulmonary high-grade non-small cell neuroendocrine carcinoma and small-cell lung cancer. Lung Cancer 68：438-445, 2010

14) Shimada Y, Niho S, Ishii G et al：Clinical features of unresectable high-grade lung neuroendocrine carcinoma diagnosed using biopsy specimens. Lung Cancer 75：368-373, 2012

15) Le Treut J, Sault MC, Lena H et al：Multicentre phase Ⅱ study of cisplatin-etoposide chemotherapy for advanced large-cell neuroendocrine lung carcinoma：the GFPC 0302 study. Ann Oncol 24：1548-1552, 2013

16) Niho S, Kenmotsu H, Sekine I et al：Combination chemotherapy with irinotecan and cisplatin for large-cell neuroendocrine carcinoma of the lung：a multicenter phase Ⅱ study. J Thorac Oncol 8：980-984, 2013

17) Arrigoni MG, Woolner LB, Bernatz PE：Atypical carcinoid tumors of the lung. J Thorac Cardiovasc Surg 64：413-421, 1972

18) Travis WD, Rush W, Flieder DB et al：Survival analysis of 200 pulmonary neuroendocrine tumors with clarification of criteria for atypical carcinoid and its separation from typical carcinoid. Am J Surg Pathol 22：934-944, 1998

19) Hage R, de la Rivière AB, Seldenrijk CA et al：Update in pulmonary carcinoid tumors：a review article. Ann Surg Oncol 10：697-704, 2003

20) Rodrigues M, Traub-Weidinger T, Li S et al：Comparison of ^{111}In-DOTA-DPhe[1]-Tyr[3]-octreotide and ^{111}In-DOTA-lanreotide scintigraphy and dosimetry in patients with neuroendocrine tumours. Eur J Nucl Med Mol Imaging 33：532-540, 2006

21) Soga J, Yakuwa Y：Bronchopulmonary carcinoids：An analysis of 1,875 reported cases with special reference to a comparison between typical carcinoids and atypical varieties. Ann Thorac Cardiovasc Surg 5：211-219, 1999

22) Gridelli C, Rossi A, Airoma G et al：Treatment of pulmonary neuroendocrine tumours：state of the art and future developments. Cancer Treat Rev 39：466-472, 2013

23) Thomas CF Jr, Tazelaar HD, Jett JR：Typical and atypical pulmonary carcinoids：outcome in patients presenting with regional lymph node involvement. Chest 119：1143-1150, 2001

24) Fazio N, Granberg D, Grossman A et al：Everolimus plus octreotide long-acting repeatable in patients with advanced lung neuroendocrine tumors：analysis of the phase 3, randomized, placebo-controlled RADIANT-2 study. Chest 143：955-962, 2013

25) Yao JC, Fazio N, Singh S et al：Everolimus for the treatment of advanced, non-functional neuroendocrine tumours of the lung or gastrointestinal tract (RADIANT-4)：a randomised, placebo-controlled, phase 3 study. Lancet 387：968-977, 2016

4．下垂体

4. 下垂体

第1部　検鏡前の確認事項

1. 下垂体とは

1) 解剖学的事項

　下垂体は脳底部に存在する，平均およそ 13×10×7mm，重量 500～700mg と 1g に満たない内分泌臓器であり，頭蓋底蝶形骨トルコ鞍下垂体窩に収まっている（図1）．女性のほうが男性よりもやや大きく，妊娠時などには 30％程度大きくなる．発生学的には，口腔外胚葉から陥入するラトケ嚢 Rathke's pouch およびこれを原基とする前葉（腺性下垂体）と，間脳底，視床下部が伸長してできた漏斗と後葉（神経性下垂体）が，互いに接着して形成される．上方は硬膜である鞍隔膜に覆われ，その直上に視神経，視交叉が存在する．視床下部に連なる下垂体茎が鞍隔膜内を貫通する．左右は膜様結合組織を経て海綿静脈洞があり，その中を内頸動脈が通過する．下方と前後には硬膜を経てトルコ鞍の骨に囲まれている[1,2]．

　下垂体部の腫瘍は，圧排性あるいは浸潤性増殖により周囲組織を圧排，破壊する．上方では視神経，さらに上方では鞍上部脳組織，側方は「no man's land」（手術してはいけない場所）と言われてきた海綿静脈洞等を侵す．このため，周囲組織への浸潤が著明な腫瘍，巨大な腫瘍，鞍上部で分葉状に進展したような浸潤性腺腫は，手術による摘出が困難かつ手術リスクが高いことが多い．

　視床下部は下垂体と，解剖学的には茎を通して直接付着する．また，視床下部は機能的にも副腎皮質刺激ホルモン放出ホルモン corticotropin-releasing hormone（CRH），成長ホルモン放出ホルモン growth hormone-releasing hormone（GHRH），甲状腺刺激ホルモン放出ホルモン thyrotropin-releasing hormone（TRH），ゴナドトロピン放出ホルモン gonadotropin-releasing hormone（GnRH），ソマトスタチン somatostatin（SST）などの神経伝達物質を産生，さらにはオキシトシンとバソプレッシン［抗利尿ホルモン antidiuretic hormone（ADH）］という 2 つの後葉ホルモンの合成を行い，非常に密接に関係している．血流は内頸動脈（あるいは動脈輪の分枝）を経て上下垂体動脈，下下垂体動脈から得る．上下垂体動脈は茎部から視床下部に向かいループを形成し茎部に戻り前葉に到達する，という特殊な下垂体門脈を作り，直接視床下部ホルモンを得ることができる．下下垂体動脈はループ，門脈を形成せず，直接後葉に入る[2]．

2) 組織学的事項と産生ホルモン

　下垂体は前葉，茎部，後葉の 3 つに大きく分けられる．前葉は，副腎皮質刺激ホルモン adrenocorticotropic hormone（ACTH），卵胞刺激ホルモン follicle-stimulating hormone（FSH），黄体化ホルモン luteinizing hormone（LH），成長ホルモン growth hormone（GH），プロラクチン prolactin（PRL），甲状腺刺激ホルモン thyroid-stimulating hormone（TSH）という既知の 6 種類のホルモンを産生，分泌する腺細胞と，支持細胞あるいは濾胞形成細胞となる濾胞星状細胞 folliculo-stellate cell（FS 細胞）から構成される（図2a）．下垂体ホルモンを分泌する細胞は，転写因子の調節下に共通の幹細胞 stem cell より分化するとされる．それぞれに共通する転写因子① Pit-1，② Tpit，③ SF-1 により，大きく① GH-PRL-TSH

群，②ACTH群，③FSH，LH群の3つに分けられる[3]（**図3**）．この転写因子の系統図に従い3群内の1つのホルモン，あるいは複数ホルモンを組み合わせて産生する細胞が，索構造をとって配列し前葉を構築する．索構造の間には線維性組織が網目状に伸び，中に細血管が認められる．前葉の好酸性細胞のうち，鮮やかな赤い顆粒を密に有する類円形細胞がGH産生細胞である．PRL産生細胞は授乳期などに数・大きさともに増えるが，細胞質はやや暗く多角形である．TSH産生細胞は淡好塩基性で，突起が多く細長い細胞である．ACTH産生細胞はやや暗い好塩基性細胞で，エニグマ体と呼ばれる空胞が細胞質に目立つことがある．なお，ACTH産生細胞の分泌顆粒はPAS染色で陽性となる（**図2d**）．ゴナドトロピン産生細胞は淡好塩基性で，FSH，LHとも同じ細胞が分泌していると考えられている（**図2a**）．これらの間に介在するFS細胞は，ホルモン分泌細胞間に細い突起を伸ばしており，支持細胞としての役割が唱えられているが，いまだ全景は明らかでない．免疫染色ではS100やCAM5.2などのサイトケラチン cytokeratin（CK）に強陽性となり，神経系由来の可能性や上皮性の性質を持つことが示唆される．

下垂体前葉でみられる特徴的な変化としてCrooke化がある．長期にわたる高コルチゾル血症により，非腫瘍性前葉ACTH産生細胞に起こる変化で，HE染色ではヒアリン様の細胞質が核周囲を取り囲み，サイトケラチン（CAM5.2）はリング状の強陽性像を示す．電顕ではfilamentが同心円状に核を厚く取り巻く．これらの変化は可逆性と考えられている[4]（**図2c**）．

下垂体前葉ホルモンはいずれもペプチド（蛋白質）ホルモンであるため，それぞれに特異的な抗体を用いた免疫染色にて検出可能である．いずれも分泌顆粒内に貯蔵されてから分泌されるため，前葉細胞はシナプトフィジンやクロモグラニンAに陽性となる．また，各ホルモンに対する免疫染色性はホルモン貯蔵量に大きく依存するため，びまん性に均一に染まることはほとんどない．なお，FSH，LH，TSH［およびヒト絨毛性ゴナドトロピン human chorionic gonadotropin（hCG）］はいずれも α-subunit と β-subunit の蛋白質の2量体からなる糖蛋白ホルモンで，α-subunit は共通である．このため，免疫染色で用いる抗体の種類によっては共通の α-subunit を認識してしまうことがあり，免疫染色の判定には注意が必要である．β-subunit を認識する抗体を用い

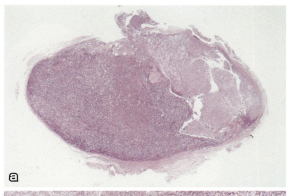
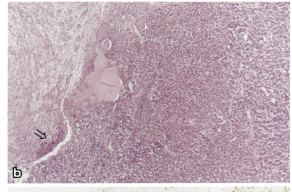
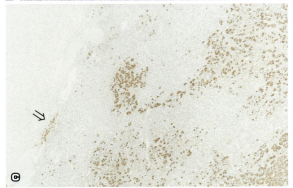

図1 | 解剖例における下垂体割面
HE染色．a：左に前葉，右に後葉がみられる．b：境界部にはラトケ嚢があり，その後葉側にbasophil invasion（図中⇐）あり．c：b図のACTH染色．basophilはACTH陽性となる（図中⇐）．

ることが推奨される．

茎部は下垂体と視床下部をつなぐ．視床下部-下垂体前葉門脈，視床下部-下垂体後葉の連絡の要である．トルコ鞍内腫瘍などにより茎部が圧排された場合は通常，下垂体前葉ホルモンの分泌は低下するが，PRLのみ軽度上昇する．腫瘍が下垂体茎を圧迫し，プロラクチン遊離阻害因子 prolactin release-inhibiting factor（PIF）が下垂体前葉に機能しないこと

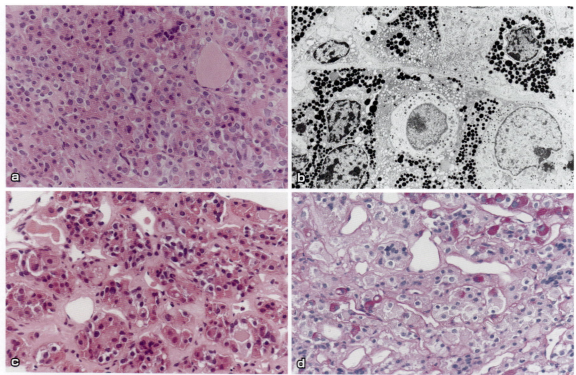

図2 | 前葉組織の特徴
a：前葉組織像．HE 染色．多彩な細胞からなる．b：頭蓋咽頭腫症例で一部取られた前葉の電顕像（小児）．GH 産生細胞や ACTH 産生細胞は大型分泌顆粒を多数持つ．c：高コルチゾル血症が長く続くと，前葉内 ACTH 産生細胞に Crooke 化が認められる．d：c の PAS 染色．ACTH 産生細胞における分泌顆粒は PAS 染色陽性．細胞質に空胞を持つ．

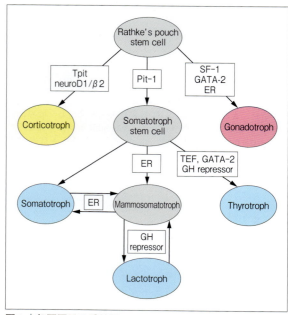

図3 | 転写因子の系統図
前葉細胞の分化は3群に分けられる．（文献3より引用，一部改変）

で説明されるこの現象は，stalk section effect と呼ばれる．血中 PRL 値の上昇が＜200ng/mL に留まる場合には，PRL 産生腫瘍だけでなく，非機能性下垂体腫瘍などによる下垂体茎圧排の可能性を疑う必要がある．各ホルモンには日内変動，パルス状分泌があり，一定ではない．GH，インスリン様増殖因子 insulin-like growth factor（IGF）-1 などは年齢差がある．分泌刺激試験や抑制試験など各種負荷試験の結果も参考になる．

後葉は視床下部から伸びる神経線維と下垂体細胞 pituicyte と呼ばれるグリア細胞によって構成される．視床下部で産生された抗利尿ホルモン，オキシトシンは漏斗部から運ばれ，後葉で貯蔵，分泌される．後葉細胞は TTF-1（SPT24 で染色性が強い）に陽性である．後葉内前葉寄りに，basophil invasion と呼ばれる好塩基性小型細胞の集簇が認められ，これらは ACTH に陽性である（**図1c**）．

2. 下垂体腫瘍の分類

下垂体腫瘍は大きく，①前葉内分泌細胞由来の腫瘍，②ラトケ嚢など胎生期の遺残を由来とする嚢胞性腫瘍，③後葉（あるいは前葉の濾胞星状細胞）由来の紡錘形細胞腫瘍，④その他の腫瘍（脊索腫，胚細胞腫など），に分けられる．今回はこのうち，内分泌腫瘍である①を中心に述べる．

1）下垂体腺腫の臨床的事項

下垂体腺腫のほとんどは前葉のホルモン分泌細胞に由来する腺腫である．稀な腫瘍ととらえられているが，原発性脳腫瘍のおよそ10～20％を占める．下垂体腺腫は臨床症状から機能性，非機能性に分けられる．機能性腺腫は内分泌学的症状により早期に発見されやすく，多くはmicroadenoma（1cm未満）である．非機能性腺腫は頭痛や視野障害などの周囲圧排症状が発見の契機となるため，macroadenoma（1cm以上）として放射線画像所見から発見されることが多い[5]．

通常，膨張性，圧排性（expansive）に増大するが，発見時にすでに周囲組織に浸潤性invasiveに増殖（浸潤性腺腫）していることも多い（約20％）．左右の海綿静脈洞，上部脳組織，下部骨組織や副鼻腔，鼻腔粘膜に浸潤することも稀ではない．浸潤性に増殖する腫瘍は生物学的活性度がやや高いとされる[5]．

特に臨床的に問題になるのは，海綿静脈洞浸潤である．海綿静脈洞への浸潤の程度はKnosp Grade（Grade 1～4）によって評価される．内頸動脈が完全にencasementされるKnosp Grade 4の腫瘍では根治的外科切除は一般的に困難で，放射線療法などの補助療法が追加される．

下垂体は脳底部，特に硬膜外に存在するため，腫瘍摘出術は現在では経鼻法にて行われる．近年では，手術用顕微鏡ではなく内視鏡を使用した内視鏡下経鼻的手術が，より一般的となってきている．

2）下垂体腺腫の病理分類

病理学的に前葉由来の腫瘍細胞増生が認められた場合，免疫染色にて前葉ホルモンの陽性像を評価し，それに従って分類する．発見時のホルモン産生性で腺腫を臨床データから分類した場合の頻度は，PRL産生腺腫30～40％，非機能性腺腫25～30％，GH産生腺腫，ACTH産生腺腫がいずれも10～15％で，TSH産生腺腫や機能性ゴナドトロピン産生腺腫は稀

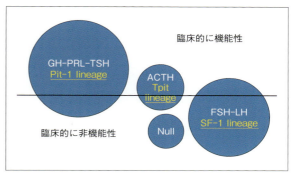

図4│下垂体腺腫分類のシェーマ
臨床的に機能性か非機能性か，病理学的に免疫染色によって前葉ホルモンあるいは転写因子によって3つのグループと，分化の明確でないnull cellのグループに分類する．

とされている．しかし，PRL産生腺腫の多くはドパミン作動薬が著効するため，手術検体として提出されることが少ない．このため，当院手術症例のホルモン産生性による臨床所見からの下垂体腺腫分類では，非機能性腺腫43％，GH産生腺腫36％，ACTH産生腺腫11％，PRL産生腺腫4％，TSH産生腺腫3％となっている（院内データ）．

a）免疫染色での分類

下垂体腺腫を分類するうえで最も基本的なことは，免疫染色で既知の前葉ホルモンに対する免疫染色を行い，陽性となるホルモンを産生している腺腫，と判断することである．GH, PRL, TSH, ACTH, FSH, LHの各ホルモンが腺腫細胞内に存在することを，免疫染色で確認する．

前葉ホルモンは前葉細胞の分化に従い，大きく①GH-PRL-TSH群，②ACTH群，③FSH-LH群に分けられるため，腺腫の分類もこの①～③と，④分化の方向が明確でないnull cell群に分けられる（図4）．腺腫細胞においても正常の前葉細胞の分化の系統樹に準じた転写因子の発現がみられ，①Pit-1，②Tpit，③SF-1も各々陽性となる．

最近はこの転写因子の発現が重視されており，2011年には転写因子の染色性に従って下垂体腺腫を組織分類する推奨プロトコールが報告された[6]．前葉ホルモンの発現が免疫染色で確認されない場合も，転写因子の発現に基づき3系統に分類が可能とされた．転写因子導入までは，ホルモン染色を陰性と判断する陽性率や程度は明確にされていなかったものの，前葉ホルモン陰性腺腫がnull cell adenomaと定義されており，その頻度は10％程度であった．しか

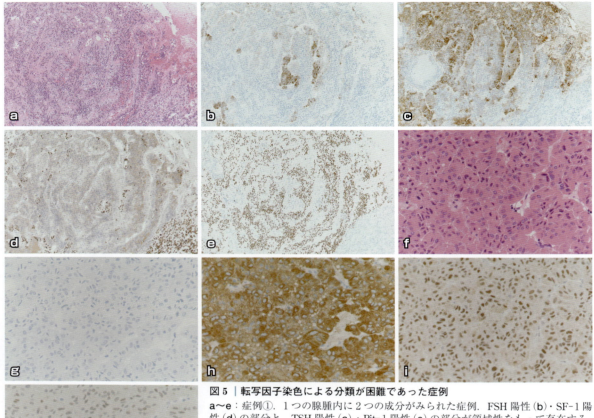

図5 | 転写因子染色による分類が困難であった症例
a～e：症例①．1つの腺腫内に2つの成分がみられた症例．FSH陽性（b）・SF-1陽性（d）の部分と，TSH陽性（c）・Pit-1陽性（e）の部分が領域性をもって存在する．2つの腺腫の衝突癌とするにはこの組み合わせが多すぎ，また混在の仕方も入り組んでいる．同様の組み合わせで，パラパラと散在性にTSH, Pit-1陽性細胞が少量混在する症例もある．
f～j：症例②．1つの腺腫を構成する細胞のほとんどにSF-1（i），Pit-1（j）のいずれも陽性となった．GH産生腺腫の薬物治療後．gはFSH, hはGH染色．

し，前葉ホルモン・転写因子ともに陰性の腺腫が真のnull cell adenomaである，と考えが変化しており，その頻度は1％以下になった[7]．転写因子の系統樹に従った群の枠を越えた複ホルモン産生腺腫はきわめて稀というのが現段階での考え方である．もっとも，実際の症例では免疫染色においてFSH-TSH同時陽性となる症例など，転写因子による3群のいずれかにまたがった腺腫が全切除検体の1％弱に観察される．この系譜に沿った考え方が組織分類に十分かどうか，今後さらなる検討を要する（図5）．

b）機能性と非機能性，silent adenoma

下垂体腺腫の診断には，機能性か非機能性かの臨床情報が重要である．ホルモン染色結果と，機能性腺腫かどうか，は必ずしも一致しない．免疫染色において，ホルモン陽性でありながら臨床所見上非機能性である腺腫は，silent adenomaと呼ばれる．図4に示したように，GH-PRL-TSH群やACTH産生腺腫はほとんどが機能性であるため，これらの群に属するホルモン陽性非機能性腺腫はsilent adenomaとして区別される．一方，ゴナドトロピン産生腺腫のほとんどは非機能性silent adenomaであるが，ゴナドトロピン産生腺腫の中で最も頻度の高いグループであるため，silent gonadotrophic adenomaと他から区別することはない．

silent adenomaは3群に分けられ，各々silent subtype 1, subtype 2, subtype 3と亜分類される．上述のように，ゴナドトロピン産生腺腫はもともとほとんど非機能性で区別する必要はなく，null cell adenomaはホルモン染色に陰性であるため，ACTH産生腺腫とGH-PRL-TSH産生腺腫群にのみ特記される．

表1｜下垂体腫瘍の組織分類（2017年WHO分類草案のcontentsとしてあげられている項目を参考にした）

pituitary adenoma
    somatotroph adenoma
    lactotroph adenoma
    thyrotroph adenoma
    corticotroph adenoma
    gonadotroph adenoma
    null cell adenoma
    plurihormonal and double adenoma
pituitary carcinoma
pituitary blastoma
craniopharyngioma
primary neuronal and paraneuronal tumours
    gangliocytoma and mixed gangliocytoma-adenoma
    neurocytoma
    paraganglioma
    neuroblastoma
tumours of the posterior pituitary
mesenchymal and stromal tumours
    meningioma
    schwannoma
    chordoma
    hemangiopericytoma/solitary fibrous tumours
hematologic tumours
germ cell tumours
secondary tumours

表2｜下垂体腫瘍のWHO分類（2004）とcontentsにあげられていた項目

WHO classification	contents としてあげられていた項目

pituitary adenoma
  typical adenoma
  atypical adenoma
	pituitary adenoma
	  growth hormone producing adenoma
	  prolactin producing adenoma
	  thyrotropin producing adenoma
	  ACTH producing adenoma
	  gonadotropin producing adenoma
	  null cell adenoma
	  plurihormonal adenoma

pituitary carcinoma	pituitary carcinoma
	gangliocytoma
	mesenchymal tumours
	  chordoma
	  meningioma
	granular cell tumours
	secondary tumours

silent subtype 1，2はいずれもACTH群に属し，病理所見のみからは機能性か非機能性か区別することは困難である．silent subtype 1はdensely typeのACTH産生腺腫と同じ組織像を示す．大分子量ACTHを産生しているため免疫染色ではACTHにびまん性に強陽性となるが，体内での生物活性は低いため非機能性となる．silent subtype 2はsparsely typeのACTH産生腺腫と同じ組織像であり，機能性の症例に比しACTH染色の陽性率が1％程度ときわめて低い症例が多い．

silent subtype 3は，GH-PRL-TSH群に属し，転写因子Pit-1陽性の腺腫である．複数ホルモン陽性腺腫であり，特殊型に位置付けられる．若年者で周囲浸潤性のコントロール不良となる腫瘍であることが多く，ホルモン染色の陽性率が低いことが多い．GH，PRL，TSHに関わる症状は少ないが，IGF-1等ごく軽度のホルモン異常を呈することなどから，GH-PRL-TSH系腺腫疑いと臨床的に診断されていることがある．しかし，このsilent subtype 3 adenomaという診断名は，特殊な臨床像を呈するため大事な組織型とされる一方，電顕で発表された組織型であったために病理診断は限られた人にのみ可能とされ，長年混迷してきた．2017年版のWHO分類から，この

silent subtype 3はplurihormonal Pit-1 positive adenomaに分類され，同義語として記載されるのみとなった．

c）過去の分類との比較

古くはHE染色などの基本的な染色のみから，現在のGH産生腺腫（densely type）は好酸性腺腫，ACTH産生腺腫（densely type）は好塩基性腺腫と呼ばれていた．腫瘍細胞から産生ホルモンが同定され，電顕により腫瘍細胞の構造が明らかとなり，ほぼ現在使用している下垂体腺腫の病理診断名が確立した．

2017年に，WHO分類が改訂される（**表1**）．2004年度のWHO分類[8]（**表2**）まで大きく盛り込まれていた電顕所見は，今までの下垂体腺腫の病理分類の主軸であった．電顕において最も診断に重要な点は，densely（密）/sparsely（疎）という分泌顆粒の量である．この2分類に従うと，その他の細胞内小器官やフィラメントなどの所見の差もほぼ2つに分けられ，さらには浸潤傾向，近年では薬物治療感受性にも差が出たため，非常に重宝された．新WHO分類では，電顕は必ずしも必要ではないとされているが，今後もこのdensely（密）/sparsely（疎）という亜型分類が残ることとなった．ただし，今後は電顕を用いずに，免疫染色等から代用可能な所見をもって亜型分類が

行われる．分泌顆粒の量とは，貯蔵量である．すなわち，産生する量が多いことだけでなく，産生から放出までの時間が長いことも顆粒貯蔵量増加につながる．

電顕では，下垂体腺腫は内分泌細胞由来であるから，細胞の分化に大切な小器官としてホルモン産生，すなわち蛋白合成に関わる小胞体，修飾・濃縮を行う Golgi 装置，ホルモンを貯蔵する分泌顆粒の量と位置を理解することが重要である．まず，上記の densely/sparsely を区別すること，その差を示唆するような細胞内中間径フィラメントの束や凝集パターンを検索することが重要である．単一ホルモン産生腺腫の分類においては，このステップのみでほぼ確定である．次に，複数ホルモン産生腺腫を細分類する際に用いる所見が重要で，各組織型に特異な構造を探す．例えば，plurihormonal Pit-1 positive adenoma における spheridia という微小構造である．複数ホルモン産生腺腫として独立した組織型名は，基本的に，Pit-1 という同じ転写因子の lineage に属する GH-PRL-TSH 群の中にのみ存在する．これら分類には今まで電顕所見が重視されてきたが，新 WHO 分類では基本的に電顕は必要でないとされた．ただし，新 WHO 分類においても，多数の電顕写真が Figure として採用される予定であり，いまだ詳細な検討においては必要と言わざるを得ない．

しかし現在では，これまで電顕所見に頼っていた所見の多くが，免疫染色で代用可能となったこと，さらに転写因子の発現による分類が登場し，組織分類そのものの取り扱い方が変化した．前葉ホルモンに対する免疫染色を基本とした分類は，臨床所見を十分に反映した臨床に即した分類である．今回，転写因子を軸として，腺腫の分類はさらに単純化した．しかし，従来の電顕時代の分類診断名を使いながら，転写因子を重視し電顕は使わない不安定なスタイルである．免疫染色での代用，あるいは転写因子を重視したことによって，一部の症例は，これら定義の微妙な変化により従来法とは異なるカテゴリーに入ったと推定される．今後 densely/sparsely という電顕用の言葉を用いた分類が，分泌顆粒量でなくサイトケラチン分布などを重視していくのであれば，さらに適切な言葉に置き換えていく必要がある．例えば近年は，GH 産生腺腫を densely と sparsely に 2 大別する場合，分泌顆粒の量を定量化するのではなく，CAM5.2 染色による染色性，fibrous body の出現率などを基にした検討が多い（**図 6**）．CAM5.2 では，

densely type は核周囲性に薄く染色され，sparsely type は細胞質内にフィラメントや小胞体が鳥の巣状に凝集した，fibrous body と呼ばれる球状構造物を反映した dot が多数認められる．CAM5.2 染色と分泌顆粒の定量化を同時に行った検討が少なく，また CAM5.2 で染色されるフィラメントや細胞内小器官なども薬物治療による変性を受ける可能性があり，臨床所見が HE 染色で確認できる細胞質の色，分泌顆粒の量と CAM5.2 の染色性のどちらに依存するのか，いまだ検討の余地を残している．薬物療法効果を含む治療選択や予後などが既存の分類よりも相関するか等，前向きな検討を要する．

3）下垂体腺腫の薬剤感受性と病理組織像

下垂体腺腫は内分泌腫瘍であり，多くの症例で SST に感受性があることが知られている．例えば，オクトレオチドやランレオチドはソマトスタチン受容体 somatostatin receptor（SSTR）2 に親和性が高いとされているため，SSTR2A に対する免疫染色が治療効果予測に有用である．GH 産生腺腫では，分泌顆粒に富む densely type で感受性の高い症例が多いが，一方 sparsely type では SSTR2A 発現の乏しい症例が多く，オクトレオチド/ランレオチド治療などに抵抗性の症例が多い．新規 SST アナログであるパシレオチドは，SSTR1，2，3，5 に幅広く結合するとされており，オクトレオチド/ランレオチドに有効でなかった腺腫に今後，効果が期待される．

ドパミン作動薬として従来から使われていたブロモクリプチン，あるいは近年開発されたカベルゴリンは，高 PRL 血症に対する治療薬である（カベルゴリンは GH 産生腺腫に対しても腫瘍縮小効果やホルモン正常化があると言われるが，保険適応は今のところない）．通常の PRL 産生腺腫はドパミン作動薬に著効を示すため，腫瘍の大きさに関わらず薬物治療が第一選択である．一般的には，先行する薬物治療なしで手術選択となることはない．

薬物治療に抵抗性の浸潤性腺腫はコントロール不良となる可能性が高く，このような性質を示す腫瘍は，コントロール不良の病理組織亜型の可能性が示唆される．Pit-1 系統の腺腫ではドパミン作動薬治療抵抗性の PRL 産生腺腫（男性に多い）が代表的であるが，SST アナログ抵抗性の GH 産生腺腫 sparsely type，転写因子 Pit-1 陽性複数ホルモン産生腺腫などがあげられる．

ACTH 産生腺腫の一つである Crooke's cell adeno-

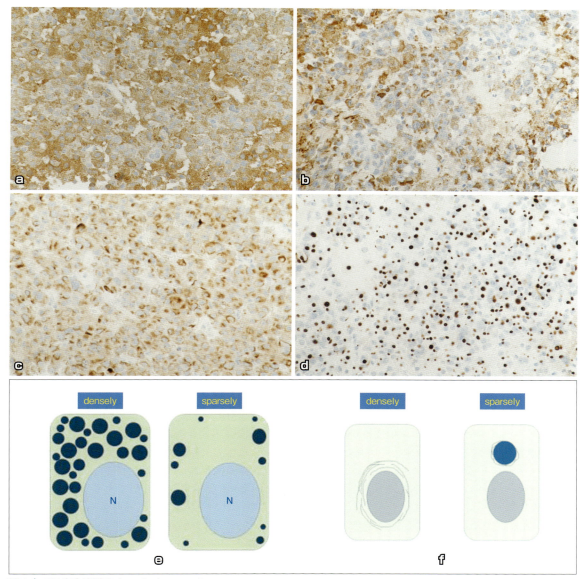

図6 | GH産生腺腫のdensely と sparsely
GH染色による分泌顆粒の量と，CAM5.2染色によるフィラメントの分布が異なる．**a**：densely type．GH染色では細胞質びまん性．**b**：sparsely type．GH染色では核横に顆粒状あるいは細胞膜下などに淡く染まる．**c**：densely type．CAM5.2染色は核周囲性あるいはごく弱い発色のみ．**d**：sparsely type．CAM5.2染色では顕著なドットとしてfibrous bodyが認められる．**e**：分泌顆粒のシェーマ．**f**：CAM5.2染色で陽性となる細胞内サイトケラチンフィラメントの局在を示したシェーマ．

maは，そもそも周囲浸潤性腫瘍として発見され，最もコントロール不良となる可能性が高い腺腫であるが，MGMT（O^6-methylguanine-DNA methyltransferase）染色に陰性で，テモゾロミドtemozolomide（TMZ）に著効した症例が散見される．TMZはアルキル化薬に分類される抗腫瘍薬で，一般に膠芽腫の治療に用いる．TMZは腫瘍DNAのグアニン残基をメチル化するが，MGMTはその修復酵素であるため，これが発現する腫瘍ではTMZに耐性を示す．さらに，TMZによる腫瘍細胞アポトーシスの誘導にはミスマッチ修復mismatch repair（MMR）の繰り返しが関与しているため，MMR蛋白の発現が低下している場合もTMZに耐性を示す．MGMT陰性，MSH6陰性のTMZに抵抗性のACTH産生腺腫も報告されている[9]．

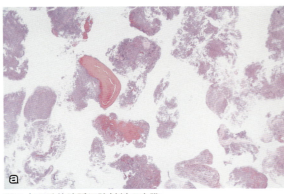
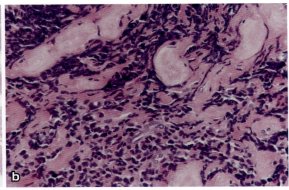

図7 | 下垂体腺腫切除材料の実際
a：通常，小片として提出される．b：挫滅・変性が強いことも多い．本症例は薬物治療後のPit-1系腺腫であるが，細胞質が乏しくなり，腫瘍の一部に血管周囲のヒアリン化が目立つことが多いため，変性を受けやすい．

3．下垂体腫瘍の免疫染色

　現行の2004年版[8]および発行間近の2017年版WHO分類は，いずれも免疫染色を主軸とした病理組織学的分類である．診断に必要な免疫染色の項目は，前葉ホルモン，サイトケラチン，転写因子，細胞増殖マーカー，と大きく4つに分けて考える．近年は術前薬物投与が行われている症例が多く，分泌顆粒貯蔵の状態やサイトケラチンの変性がみられ，今までの教科書通りでない免疫染色の所見を呈する症例も多くなっている．

1）前葉ホルモン

　既知の前葉ホルモンに対する免疫染色として，ACTH，FSH，LH，GH，PRL，TSHの6種類がある．陽性となる前葉ホルモンを確認することが，腺腫の組織分類において，現段階では最も基本的な免疫染色の目的である．

　例えば，GH産生腺腫の2大別はdenselyとsparselyである．これは，電顕で見た腺腫細胞内の分泌顆粒の量に依存した分類であるが，ホルモン染色は分泌顆粒として細胞内にためられたホルモンの量や局在をある程度確認できるよう，適切な条件を設定する必要がある（図6）．また，下垂体腫瘍は複数の小片からなる組織標本として提出され，挫滅が強く，病変が標本中にあるかどうかの判断が難しい症例もある（図7b）．特にCushing病のmicroadenomaでは，画像や手術時に腫瘍を確認できないことも稀ではない．免疫染色では，特に挫滅が強い場合，前葉ホルモンが周囲組織に染み出し陽性となることがあ

るため，前葉を腺腫と誤認しないよう注意が必要である．

2）サイトケラチン（CK）染色

　CAM5.2を用いたCK染色では，細胞内のフィラメントなど，細胞骨格の分布がわかる．前葉と腫瘍の鑑別に最も役に立つ染色であり，かつHE染色所見とCAM5.2染色を組み合わせれば，ある程度，腺腫が産生するホルモンを推定することは可能である．CK染色でも，GH産生腺腫は2つの群に分けられ，それはdensely typeの核周囲型，sparsely typeのfibrous bodyを示すドット型である（図6）．しかし，アクロメガリーを呈する腺腫の多くは，CAM5.2染色でドット型と核周囲型，陰性の腺腫細胞がさまざまな割合で混じる中間型を示す．また，CAM5.2染色がほとんど陰性となる群には，plurihormonal Pit-1 positive adenomaなど，特殊型が多く含まれる（図8）．

3）転写因子

　前述の通り，下垂体前葉細胞の分化マーカーとなる転写因子が診断にも利用されるようになった．ACTH系への分化を示すTpit，GH，PRL，TSH系のPit-1，ゴナドトロピン系のSF-1があげられる．いずれも免疫染色では核に陽性となる．なお，Tpitは現段階では推奨できる抗体が国内では手に入らない．Pit-1やSF-1が陰性であることを指標にしても，臨床的に困ることはない．

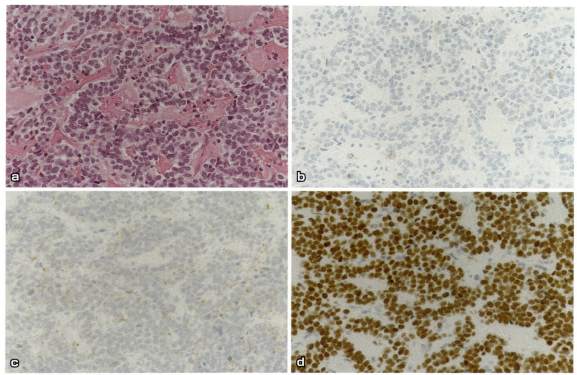

図8 | アクロメガリーを呈する macroadenoma であるが，CAM5.2 染色がほとんど陰性で2大分類に則さない症例
a：HE 染色．好酸性顆粒状の細胞質ではない．b：GH 染色では，陽性細胞は染色性は淡く，散見されるのみ．c：CAM5.2 染色では，ごく淡い染色性を示すのみ．d：Pit-1 は陽性である．

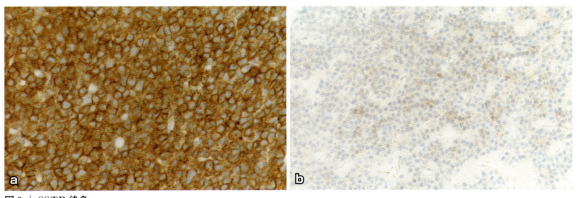

図9 | SSTR 染色
a：SSTR2A 染色での3＋．細胞膜に強く陽性．b：SSTR5 染色での1＋．膜への染色性が明らかでない．

4）薬物治療感受性の指標となるマーカー

　下垂体腺腫の多くはソマトスタチン受容体（SSTR）を発現しており，SST アナログが治療薬となる．SSTR には5つのサブタイプが知られているが，効果を発揮するには治療薬に親和性の高いサブタイプを発現している必要がある．免疫染色法を用いた病理組織学的な受容体発現の確認が，効果予測に有用である．発現の判断には，Volante らの報告に基づき，細胞膜への染色性の程度により Grading（0：陰性，1：膜に特異的でなく発色，2：膜に染色されるが全周性でない，3：細胞膜全周性に陽性）する[10]（図9）．この評価方法は，そもそも全身の SSTR シンチグラフィーと SSTR2A の核への染色性を比較検討して提唱された染色強度の評価方法であるため，

SSTR3，5染色性の評価方法の検討は行われていない．当院の検討でも，オクトレオチド負荷試験等における治療感受性と免疫染色によるSSTR2A染色性には相関が得られているが，SSTR5に親和性の低いオクトレオチド負荷試験結果とSSTR5の染色性には相関を得ていない．SSTアナログは一般にGH産生腺腫に用いられるが，一般にdensely typeはオクトレオチド感受性が高く，SSTR2A染色性も強いのに対し，sparsely typeは感受性，染色性ともdenselyに比し低い．

TMZは，腫瘍DNAのグアニン残基のメチル化を修復するMGMT，MMR蛋白のうち，MSH6の低下が認められた症例はTMZに耐性を示すとされる[9]．

ドパミン受容体にはD1～D5までのサブタイプがあり，下垂体腺腫においてはD2受容体が最も親和性があるとされるが，免疫染色結果とmRNA発現や薬剤感受性には良い相関が得られておらず，SSTR免疫染色を評価するGradingのような基準はいまだない．

5）細胞増殖マーカー

Ki67染色では細胞増殖活性の程度を確認する．下垂体腺腫のKi67 labelling index（LI）はおよそ3％以下とされ，これを超える場合，異型腺腫 atypical adenomaとしていたが，臨床的悪性度との相関が不十分であり，この定義は2017年版WHO分類より削除される（下記，「**下垂体腺腫の悪性度**」の項参照）．

6）その他

下垂体腺腫の一部は遺伝性である．Carney complexにおけるPRKAR1aの変異などは免疫染色で検出可能である（**第2部**参照）．

4．下垂体腺腫の悪性度

下垂体腺腫は，組織学的にはいずれもWHO GradeⅠに分類される良性腫瘍である[5]．下垂体癌の定義は，「遠隔転移や髄膜播種をした腫瘍」であり，前向きに病理診断することはできない．他の内分泌腫瘍と同様に，転移の可能性などを予測する組織学的因子が検索されているが，今のところ十分な因子はない．

最近，周囲組織への浸潤性，高い再発率を持つ"下垂体腺腫"に対し，"pituitary adenoma, WHO GradeⅠ"というネーミングはふさわしくない，とい

う意見が強くなっている．pituitary endocrine neoplasms（PEN）あるいはpituitary endocrine tumors（PET）などが候補として学会などでとりあげられているが，これは，現在"下垂体腺腫"と呼ばれる腫瘍の中に，予後・悪性度において幅広い症例が含まれることに起因する．ヨーロッパのグループから，予後予測を重視した分類として，①腫瘍の浸潤性（海綿静脈洞と蝶形骨洞への浸潤の有無），②細胞増殖活性（Ki67-LI≧3％，核分裂像＞2/10 HPF），の項目の有無を基にしたGradingが発表された[12]．このうち，Grade 2bとされるinvasive and proliferative tumourが，再発，コントロール不良群と予測される．しかし，この分類でいっていることも，外科的根治度，すなわち取り切れたかどうかが最も重要な因子となる．発見時に完全切除困難な腫瘍の広がりを示す症例は予後不良である，ということにすぎない．

1）NETとの関係

神経内分泌腫瘍は近年，NET（neuroendocrine tumor）として1つの概念にまとめる傾向にある．細胞異型や構造異型がごく軽度であっても，遠隔転移する症例が少なからず存在するため，異型が乏しくても腫瘍サイズや核分裂像，細胞増殖マーカーであるKi67を用いて悪性度評価する必要がある．NET分類ではKi67陽性率（LI）を2％，20％をカットオフ値として使用し，＜2％を良性，2～20％を低悪性度，＞20％を高悪性度とする．下垂体腺腫では現在，このNET分類を使用していないが，多くの症例がKi67-LI＜2％であり，良性腫瘍に相当する．下垂体臓器特有の考え方における癌の定義は，「遠隔転移や髄膜播種をした腫瘍」であり，播種や転移をして初めて癌と診断されるが，Ki67-LIは10％程度の症例が多い（**図10c**）．

2）異型腺腫
―組織学的悪性度と臨床的悪性度の乖離―

一般に，組織学的に悪性を示唆する所見とみなされる項目は，細胞や核の異型，出血，壊死，高い細胞密度，核分裂像，高い増殖活性（Ki67-LI）などであるが，下垂体腺腫では悪性の指標とはみなさない．ただし，核分裂像を認め，Ki67-LIが高く（＞3％），変異型p53が免疫組織化学的に陽性を示す腺腫は，aggressiveな臨床経過を呈することが多いため，WHO分類（2004年）で異型腺腫 atypical adenomaとして通常の腺腫とは区別された[8]．しかし，Ki67-LI

＞10％であっても切除後再発しない microadenoma も存在し，Ki67-LI＞3％という指標，あるいは p53 陽性という項目は，いまだ予後推定が可能な裏付けられた因子とは言い難く混乱を招いてきた．2017 年版から atypical adenoma の項目は削除される．

従来の異型腺腫には，Ki67-LI＞3％を指標としたことからわかるように，他臓器の高悪性度腫瘍とは比較にならない，ゆっくりと主に圧排性に増殖する腫瘍で，外科的根治切除が行われた場合は完治可能な腫瘍が含まれる．下垂体腫瘍は，狭く解剖学的に重要な臓器に囲まれた部位に発生するため margin を十分に取れず，ぎりぎりの被膜外切除が行われる．このため，手術治療の質，根治度の影響を受けやすい．Ki67-LI のみならず腫瘍の大きさや浸潤性でも，再発率などの臨床的悪性度と十分に相関しない．したがって，一般的な組織学的悪性像は診断に有効な条件ではなく，組織所見のみで aggressive な腺腫や下垂体癌と診断することは困難である．巨大な下垂体腫瘍は悪性でなくとも下垂体卒中を起こすことも多く，この場合，広汎な凝固壊死を認めるため，壊死は悪性の指標とはならない（図 11）．ただし，Ki67-LI と核分裂像が下垂体腺腫の生物活性を反映する組織マーカーであることに疑いはなく，今後も各症例で検索し，再発（再増殖）の予測因子として用いていく必要がある．

臨床的なコントロール不良群は必ずしも病理学的に悪性ではないが，周囲組織への浸潤が著明な腫瘍，巨大な腫瘍，鞍上部で分葉状に進展したような浸潤性腺腫は，手術による摘出が困難かつ手術リスクが高い．これらは病理学的に細胞増殖活性が低くても，臨床的に aggressive な腫瘍でコントロール不良群である．つまり，腫瘍細胞そのものの悪性度が高い腫瘍の他，初診時に周囲浸潤性が高い傾向にある病理組織型を示す腫瘍，手術や放射線治療が繰り返された症例，あるいは薬物治療に抵抗性の腫瘍が，臨床的に難治性腫瘍となる可能性がある．GH 産生腺腫 sparsely type，転写因子 Pit-1 陽性複数ホルモン産生腺腫 plurihormonal Pit-1 positive adenoma，ACTH 産生腺腫では Crooke's cell adenoma と silent corticotroph adenoma（sparsely type）などが，臨床的予後に関わる予後不良な病理組織亜型と考えられる．

3）下垂体癌

腫瘍がくも膜下腔に播種，あるいは他臓器に遠隔転移を生じることが稀（約 0.2％）にあり，このよう

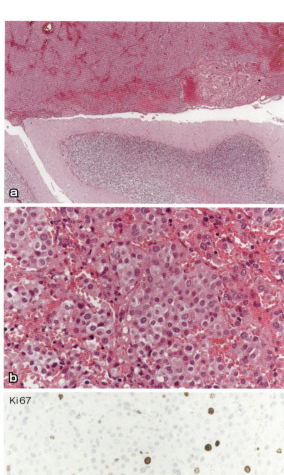

図 10 ｜下垂体癌
腹膜播種した下垂体癌．a：小脳表面に認められた腫瘍［解剖例．今までに数度の経蝶形骨洞手術（TSS）を受けた］．b：ACTH が散在性に陽性となった腫瘍．HE 染色では軽度核異型があるが，NEC のような高悪性度を示唆する所見は乏しい．c：Ki67 labelling index は 10％程度．

な下垂体腫瘍を下垂体癌と定義するが，播種や転移をもって癌と診断されるため，将来癌として転移する可能性を病理学的に前向きに診断することはできない．臨床的に癌となった腫瘍は，病理学的に ACTH 産生腺腫の特殊型や治療抵抗性の PRL 産生腺腫の頻度が高い．これら症例の Ki67-LI は，5〜15％程度であることが多い．

最近，放射線治療後再発症例の中に明らかな悪性

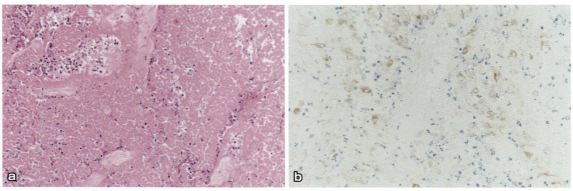

図11 │ 下垂体卒中を起こしたゴナドトロピン産生腺腫
a：良性腫瘍であるが，巨大な腫瘍では広汎な壊死を認めることがある．b：FSH染色では，一部ghost細胞に陽性である．壊死細胞にもホルモン染色性は保たれることが多い．

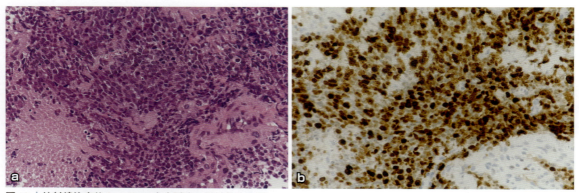

図12 │ 放射線治療後のACTH産生腫瘍の悪性転化症例
a：広汎な壊死を伴う，核が濃染する腫瘍である．b：Ki67 labelling indexは90％を超える．通常の下垂体癌の定義に沿わなくても，前向きに悪性腫瘍と判断すべきである．

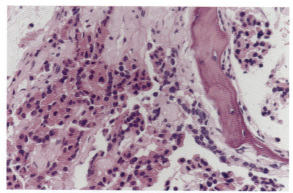

図13 │ 骨梁間に浸潤する下垂体腺腫（GH産生腺腫）

化症例が数例経験されているが，そのような症例は，Ki67-LIが50％以上を示す．全身の肺外小細胞癌に相当するような，通常の下垂体腫瘍の範囲を超えた

きわめて高悪性度腫瘍の所見を示す．速やかに治療を開始するため，「遠隔転移や髄膜播種をした腫瘍」でなくとも，前向きに悪性と診断する必要がある（図12）．学会報告などで散見される類似の症例も，ほとんどはACTH産生腺腫の放射線治療後である．

周囲浸潤性の強い腺腫は，骨内や海綿静脈洞内，脳底部などに浸潤する．しかし，これらは悪性の指標にはならず，Ki67-LIも低く，浸潤性腺腫と診断するのみである（図13）．

5．その他の診断に必要な項目

1）病理標本の取り扱い方

下垂体腫瘍の病理検体のほとんどは米粒大の小片数個として提出される（図7）．下垂体腺腫切除術では被膜外切除がなされ，切除検体には，圧排し偽被膜様に伸展された前葉組織が一部に認められる．周

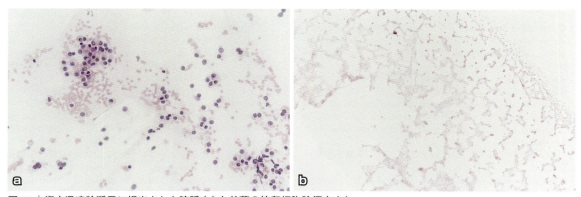

図14 | 術中迅速診断用に提出された腺腫 (a) と前葉の捺印細胞診標本 (b)
腺腫がある場合には多くの腺腫細胞がみられる．前葉を含んでいても，腺腫がない検体ではほとんどの場合，内分泌細胞は採取されない．

囲組織に浸潤するような浸潤性腺腫では，硬膜，後葉，海綿静脈洞の壁，蝶形骨洞を主とする副鼻腔粘膜および直下の骨組織などが含まれ，これらに浸潤する像が認められる（図13）．

術中迅速診断に提出される生標本も同様に小片であるが，腫瘍は光沢のある軟らかい白色塊で，ピンセットで持ち上げにくい．前葉は腫瘍部に比し灰白色で硬い．腺腫は粘稠であるため，乾いたガーゼなどに包むと線維間に滲み込んで取りにくくなるため，湿らせた不織布やラップなどに載せると良い．水分が多すぎると細胞が膨化し，細胞形態が読みにくくなる．余分な水分は凍結時の裂隙形成につながるため，凍結標本作製用のコンパウンドに入れる前にガーゼなどで余計な水分を取ると良い．下垂体組織が挫滅していることもあり，凍結切片では構造が読めても細胞の詳細がわからないことが多い．このため，迅速診断時に通常の凍結組織切片と同時に，検体の捺印細胞診標本を同時に作製すると良い．HE染色で十分である．微小検体が壊れないよう注意して作製した捺印標本では，前葉細胞や線維間質細胞などはほとんどガラスに着かないため，多量の細胞が一様に認められた場合は腺腫成分の存在をほぼ確定できる（図14）．腫瘍の構造や周囲組織との関係を見ることはできないが，腫瘍細胞が多く拾えるため，細胞質の顆粒の色，量，細胞内構造まで見ることも可能で，組織型の推定にも役立つ．腫瘍が取れているかどうかのみを術中で求められているのであれば，細胞診標本のほうが適している．

2）遺伝子変異など

ACTH産生腺腫では，約1/3の症例にUSP8の体細胞性変異が報告された．同時に in vitro による研究で，変異体が上皮成長因子受容体 epidermal growth factor receptor（EGFR）の脱ユビキチン化を促進し，EGFRシグナルを活性化，プロオピオメラノコルチン proopiomelanocortin（POMC）発現を誘導することが明らかとなった．以前より福岡らが，EGFRを介したシグナル伝達がPOMC合成あるいは腫瘍化に関わると報告しており，これを支持するものと言える．EGFRシグナル伝達阻害薬等を用いたCushing病に対する薬物治療への可能性が期待される．USP8変異がmicroadenomaに多いこと，さらに変異例のほとんどが治癒切除症例であることがわかってきている[11]．

GH産生腺腫では，aryl hydrocarbon receptor interacting protein（AIP）の遺伝子変異が若年者の巨人症や先端巨大症の10〜20％に認められる．また，GH産生腺腫を引き起こしやすい症候群として，Carney complex では PRKAR1A の変異が認められ，心房粘液腫，皮膚粘液腫などを合併する他，McCune-Albright 症候群のGNAS1変異が知られる．多発性内分泌腫瘍症1型 multiple endocrine neoplasia type 1（MEN1），MEN4では下垂体腺腫を起こす頻度が高い．

（井下尚子）

文　献

1）Scheithauer BW, Sano T, Kovacs KT et al：The pituitary gland in pregnancy：a clinicopathologic and immunohistochemical study of 69 cases. Mayo Clin Proc 65：461-474,

1990
2) Lopes MBS, Pernicone PJ, Scheithauer BW et al：Pituitary and sellar region. in Mills SE（ed）："Histology for Pathologists", 3rd ed, Lippincott Williams and Wilkins, Philadelphia, 2007, pp321-344
3) Asa SL, Ezzat S：Molecular determinants of pituitary cytodifferentiation. Pituitary 1：159-168, 1999
4) Crooke AC：A change in the basophil cells of the pituitary gland common to conditions which exhibit the syndrome attributed to basophil adenoma. J Pathol Bacteriol 41：339-349, 1935
5) 日本脳神経外科学会，日本病理学会（編）：脳腫瘍取扱い規約，第3版，金原出版，2010
6) Nosè V, Ezzat S, Horvath E et al：Protocol for the examination of specimens from patients with primary pituitary tumors. Arch Pathol Lab Med 135：640-646, 2011
7) Nishioka H, Inoshita N, Mete O et al：The complementary role of transcription factors in the accurate diagnosis of clinically nonfunctioning pituitary adenomas. Endocr Pathol 26：349-355, 2015
8) DeLellis RA, Lloyd RV, Heitz PU et al（eds）：WHO Classification of Tumours：Pathology and Genetics of Tumours of Endocrine Organs, IARC Press, Lyon, 2004
9) Hirohata T, Asano K, Ogawa Y et al：DNA mismatch repair protein（MSH6）correlated with the responses of atypical pituitary adenomas and pituitary carcinomas to temozolomide：the national cooperative study by the Japan Society for Hypothalamic and Pituitary Tumors. J Clin Endocrinol Metab 98：1130-1136, 2013
10) Dambrauskaite V, Delcroix M, Claus P et al：Regional right ventricular dysfunction in chronic pulmonary hypertension. J Am Soc Echocardiogr 20：1172-1180, 2007
11) Hayashi K, Inoshita N, Kawaguchi K et al：The USP8 mutational status may predict drug susceptibility in corticotroph adenomas of Cushing's disease. Eur J Endocrinol 174：213-226, 2016
12) Trouillas J, Roy P, Sturm N et al：A new prognostic clinicopathological classification of pituitary adenomas：a multicentric case-control study of 410 patients with 8 years post-operative follow-up. Acta Neuropathol 126：123-135, 2013

4．下垂体

第2部　組織型と診断の実際

1．下垂体腺腫の概念

下垂体腺腫は，下垂体前葉を構成する内分泌細胞からなる良性腫瘍である．Ki67 labelling index（LI）でみる細胞増殖活性もおよそ＜3％と低い．下垂体前葉細胞の分化系統樹に示したように，腺腫も，陽性となる転写因子により大きく3つの群に分けて考える．Pit-1系はGH-PRL-TSH（成長ホルモン growth hormone-プロラクチン prolactin-甲状腺刺激ホルモン thyroid-stimulating hormone）産生腺腫であり，Tpit系は副腎皮質刺激ホルモン adrenocorticotropic hormone（ACTH）産生腺腫，SF-1系はゴナドトロピン［卵胞刺激ホルモン follicle-stimulating hormone（FSH），黄体化ホルモン luteinizing hormone（LH）］産生腺腫である[1]（図1）．

良性腫瘍であるため，薄い線維性被膜が非腫瘍性前葉組織との間にみられるようなイメージがあるが，単純な薄い線維性被膜を持つ症例は少ない．多くの場合，時間をかけて周囲に圧排性に増殖するため，腫瘍と周囲前葉組織の境界には圧排された前葉索構造と，同方向に走行する血管を含む線維性組織が互いにバウムクーヘン状に折り重なった偽被膜が出来る（図2）．時に前葉の索構造を置換するように周囲に進展し，また時に腫瘍辺縁では腺腫細胞からなる小型嚢胞を形成する．血管周囲などのヒアリン化や砂粒状の石灰化が目立つ症例もある．腫瘍境界部の性状が各組織型で異なることも，腫瘍を理解する手立てとなる．

2．GH-PRL-TSH産生腺腫：Pit-1系腺腫

GH，PRL，TSHの3つのホルモン産生腺腫は，手術検体のおよそ40％を占める．GH，PRL，TSH産生細胞への分化には，共通の転写因子Pit-1が関わることも影響して，2つあるいは3つのホルモンに陽性となる複数ホルモン陽性腺腫が存在する．このことが，Pit-1系統の腫瘍の理解を最も難しくしている．このうち，単一ホルモン陽性腺腫が手術例の約半数で，残りはこの3つのホルモンのうちの複数ホルモンに免疫染色で陽性となる腺腫である．GH，PRL，TSHのいずれかが陽性となる細胞が2種類以上さまざまな割合で混合して増殖する腺腫（mixed type），あるいは2～3種類のホルモンが同時に陽性となる1種類の細胞からなる腺腫（monomorphous type）がある．monomorphousな複数ホルモン陽性腺腫は非常に理解が難しい．このGH-PRL-TSH産生群には非機能性腺腫は少ない．ただし，免疫染色が陽性でも必ずしも臨床的に複数ホルモンが機能しているわけではない．

単一ホルモン陽性腺腫のうち，GH産生腺腫は大きく2つの群に分ける．densely typeとsparsely typeである[2]．PRL産生腺腫もdensely/sparselyに分けるが，denselyはごく稀で，ドパミン作動薬治療により症例をみられなくなっている可能性が否定できないが，当院の経験でも最近の2,000例には含まれていない．densely typeのPRL産生腺腫を疑った症例は，いずれも電顕によりsilent subtype 3 adenoma（plurihormonal Pit-1 positive adenoma）と診断され

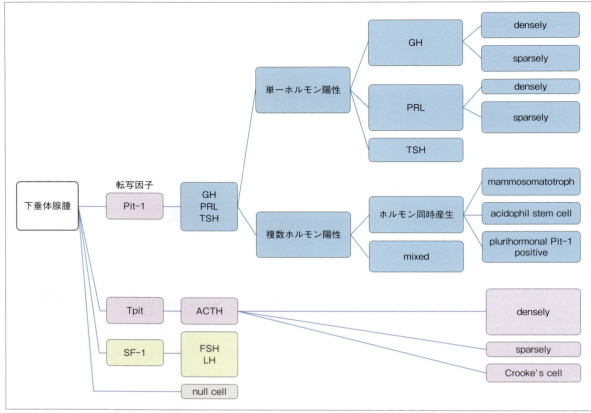

図1 | 下垂体腺腫の組織型の関係

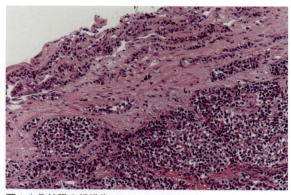

図2 | 偽被膜の組織像
腺腫に圧排され菲薄化した，線維化を伴う前葉からなる．

た．TSH産生腺腫にはdensely/sparselyの分類はない（図1）．

1）densely type GH産生腺腫（図3）

HE染色で好酸性顆粒状の細胞質を持つ細胞が充実性に増殖するため，古くは好酸性腺腫と呼ばれた．電顕で大型顆粒（300〜600 nm程度）が多数認められる．核周囲を薄く取り巻くfilamentがあり，サイトケラチン（CAM 5.2）免疫染色で核周囲性の染色性を示す．臨床的にmicroadenomaが多く，GH値が高く，somatostatin analog（SSTA）に感受性がある．

2）sparsely type GH産生腺腫（図3）

類円形細胞が充実性に増殖するが，細胞接着性が弱く，個細胞性に存在する．電顕では小型顆粒（100〜250 nm程度）が少量認められる．中間径フィラメント，あるいは滑面小胞体（SER）が鳥の巣のように凝集した構造fibrous bodyが特徴的である．このfibrous bodyはCAM 5.2で大小のドット状に染まるが，およそ50％の細胞にみられるとsparsely typeと呼ぶ．densely typeとsparsely typeが混在する中間型も存在するが，腫瘍の臨床的性質が近いため中間型はdensely typeに入れられた検討が多い．sparsely typeはSSTAへの感受性が低く，周囲浸潤

第2部　組織型と診断の実際

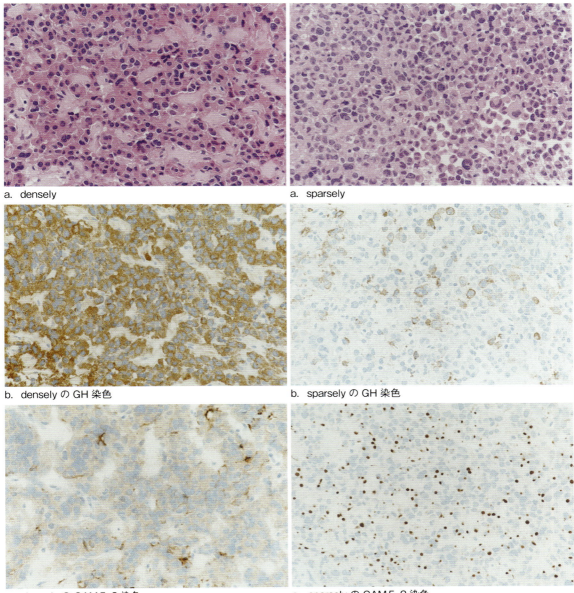

図3 | GH産生腺腫のdensely と sparsely
a〜c：光顕像．a：HEでは，densely は好酸性腺腫と呼ばれたように，細胞質が好酸性顆粒状である．sparsely は淡好酸性で，核は fibrous body のため偏在する．b：GH 染色は densely ではびまん性に濃染する．sparsely では細胞毎の濃淡がやや目立ち，やや細胞膜下に強く染まる．c：CAM5.2 では，densely は濃淡があるが主に淡い核周囲性となる．sparsely では fibrous body がドット状の構造として認められる．

性の macroadenoma で，難治性症例を含む．

3) PRL産生腺腫（図4）

ほとんどの症例がドパミン作動薬治療に著効するので，病理検体として現在みる症例は治療抵抗性となった特殊例，副作用などによる治療不耐性例であることが多い．未治療症例は，他の病変切除時に偶発的にみられた PRL 産生腺腫としてみることがある．PRL 産生腺腫は densely と sparsely とに分けられるとされていたが，densely type はほとんど存在しない．充実性に増殖する腫瘍で，血管周囲のヒアリン化や砂粒状の石灰化がみられる．分泌顆粒（150〜

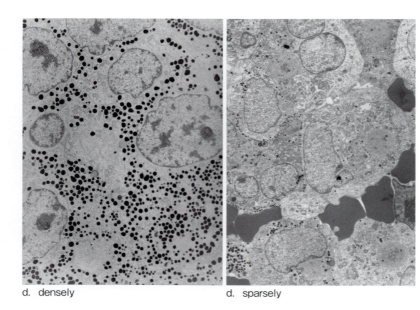

図3（つづき） | GH産生腺腫のdensely と sparsely
d：電顕像．電顕では，分泌顆粒の量が異なり，また sparsely では fibrous body はフィラメントの凝集による特異な構造として認められる．

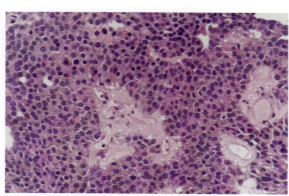 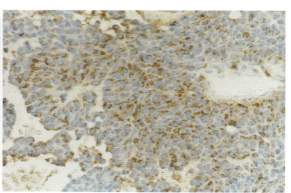

図4 | PRL産生腺腫
HE染色（左）では，暗好酸性細胞の充実性増殖が認められる．PRL染色（右）では，Golgi野に顆粒状陽性を示す．

300 nm）の細胞質内の貯蔵量は少なく（sparsely），Golgi野に細顆粒状に染まる（Golgiパターン）．

4）TSH産生腺腫（図5）

稀な組織型である．細胞突起の多い紡錘形細胞からなる嫌色素性腺腫である．腫瘍索状構造間にヒアリン化を伴い，非常に硬い腫瘍となることが多いため，標本採取時の挫滅・変性が目立つこともある．小型（150〜200 nm）分泌顆粒が細胞膜直下に集簇し，TSH染色で細胞膜直下および豊富な細い突起内に染まる．核にいびつなくびれが目立つ．

5）複数ホルモン陽性腺腫

複数ホルモン陽性腺腫は転写因子による3群を超えることはほとんどない．複数ホルモン陽性腺腫に分類される腫瘍は，特殊例を除き Pit-1系，すなわち GH-PRL-TSH産生群である．

複数ホルモン陽性腺腫はまず，a）各細胞が混合して増殖する mixed adenoma と，単一の細胞からなる3種の monomorphous adenoma に分ける．b〜d はいずれも特殊型で，電顕がいまだ必要と言われる．

a）mixed adenoma

腫瘍総論的には受け入れ難い概念であるが，幾つかの特徴の異なる細胞が混在して増殖する．GH，PRL，TSH陽性細胞がさまざまな比率で混在する．

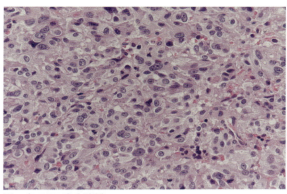
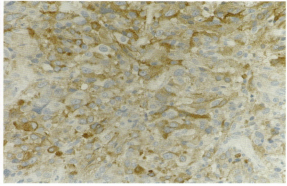

図5 | TSH 産生腺腫
HE 染色（左）では，淡好酸性短紡錘形細胞の増殖からなる．TSH 染色（右）では，細胞膜近くを中心に陽性となるが，症例によっては数％の細胞にのみ陽性となることもある．

最も頻度が高い mixed adenoma は，densely type の GH 細胞と PRL 細胞が混在する腺腫である．

b) mammosomatotroph adenoma

GH 産生腺腫に分類される GH-PRL 同時陽性腺腫で，電顕では分泌顆粒が多く，大型の顆粒と小型の顆粒の2種類が認められ，細胞内小器官の発達も良好である．臨床的にもホルモン活性が高い．GH 産生腺腫 densely type に類似する GH-PRL 産生腺腫と位置付けられる．

c) acidophil stem cell adenoma

PRL，GH 陽性となる腺腫であるが，PRL 産生腺腫に主に分類される．sparsely type の GH 産生腺腫に類似の fibrous body を持つ．分泌顆粒は小型（150〜200 nm）少量．変形したミトコンドリアが増加し，巨大なミトコンドリアを認める（giant mitochondria）．臨床的に周囲浸潤性が強く，この点でも GH 産生腺腫 sparsely type に類似する．

d) plurihormonal Pit-1 positive adenoma

今まで電顕の所見から silent subtype 3 adenoma と呼ばれた腫瘍を含むカテゴリーであり，2017年版 WHO 分類から plurihormonal Pit-1 positive adenoma と名前を変える．同義語として low active Pit-1 adenoma などがあげられる．やや大型細胞の充実性増殖からなる．電顕所見のみから診断可能とされた腺腫である．細胞突起が多く，突起内や細胞膜下に分泌顆粒が集簇し，TSH 産生腺腫に類似する．加えて，特異的な微細構造として核内に小型球状構造 spheridia がみられる．細胞内小器官が多く密にあり，粗面小胞体（RER）-mitochondria complex（RER とミトコンドリアからなる入り組んだ構造物）がみ

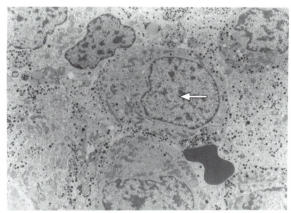

図6 | plurihormonal Pit-1 positive adenoma
以前 silent subtype 3 adenoma と呼ばれていた．核内には球状構造物 spheridia がある（←）．また，RER-mitochondria が折り重なった複合体や，数ヵ所に分かれてみられる Golgi 装置が特徴的である．

られる．Golgi 装置は通常細胞に1つであるが，不規則に広い範囲に伸びており，割面では数ヵ所に断片状に認められる（図6）．免疫染色では多くの場合，GH，PRL，TSH がわずかに淡く染まる．CAM5.2 染色はほとんど陰性となり，fibrous body は認めない．臨床的に若年者に多く，広く脳組織や海綿静脈洞などに浸潤する aggressive な腫瘍であり，他の腺腫と区別することの臨床的意義は大きい．上記のように，電顕のみで診断可能とされた silent subtype 3 という分類名は，ごく一部の研究者にのみ使用可能であったため，長年，臨床医を悩ませてきた．この臨床的に aggressive な腺腫群を，今後は広く診断で

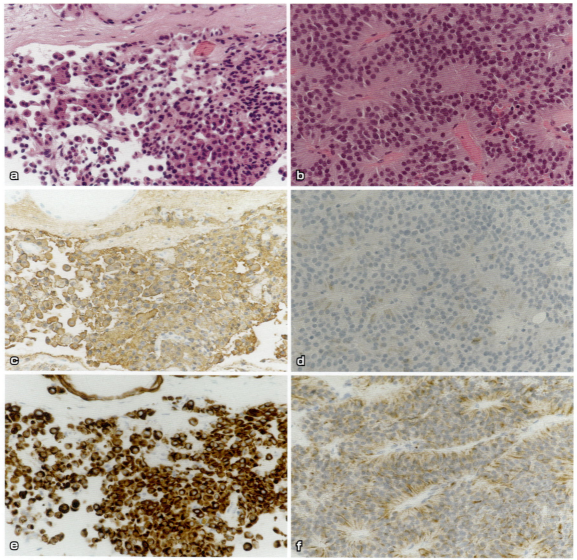

図7 | ACTH産生腺腫
a：densely typeのHE染色．好塩基性小型細胞の増生からなるが，多くの場合，microadenomaであり，変性も強い．b：sparsely typeのHE染色．ロゼット状の血管周囲性配列が目立つ．c：densely typeのACTH染色はびまん性に陽性．d：sparsely typeのACTH染色は散在性に少数みられるのみ．e：densely typeのCAM5.2染色は核周囲性で強陽性になるが，後述のCrooke's cell adenomaに比し，厚みは目立たない．f：sparsely typeのCAM5.2染色は核周囲から伸び出す突起状になる．

きるようにと，plurihormonal Pit-1 positive adenomaとした．しかし，形態学的基準と実際に抽出される腺腫症例は，silent subtype 3 adenomaとはやや異なるものとなると推測される．なお，ランレオチド使用後のGH産生腺腫のHE染色組織像がこれに類似することがあるので，十分に臨床情報を参照する必要がある．

3. ACTH産生腺腫：Tpit系腺腫

ACTH産生腺腫は転写因子Tpitが関わり，Cushing病の原因である．他の前葉ホルモンを同時に産生する腺腫は原則認めない．機能性でCushing徴候を示すACTH陽性腺腫は，手術症例の約9％を占め，男女比はおよそ1：6と女性に多い．従来null cell adenomaと診断してきたホルモン陰性腺腫内か

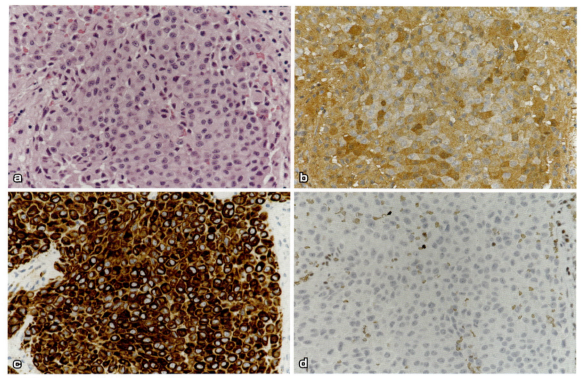

図8 | Crooke's cell adenoma の組織像
a：HE 染色では，ヒアリン様に淡好酸性に均質に緊満する細胞質が目立つ．b：ACTH 染色では細胞膜直下による傾向が強い．c：CAM 5.2 染色ではリング状〜ドーナツ状の染色性を示す．d：この症例では MGMT 染色陰性であり，TMZ 治療が追加された．右端に血管内皮細胞の核が positive control として確認できる．

ら Tpit 陽性 ACTH 産生腺腫が抽出されたため，腺腫全体の 15〜20％がこの群に含まれる．機能性腺腫の多くは，① densely granulated corticotroph adenoma である．② sparsely granulated corticotroph adenoma の病理所見を呈する腺腫には，機能性と非機能性（silent subtype 2 および ACTH 陰性 Tpit 陽性腺腫）がある．aggressive で，carcinoma へ移行した症例を含む，③ Crooke's cell adenoma が variant としてあげられる．

1）densely type ACTH 産生腺腫

HE 染色では，好塩基性細胞質を持つ腫瘍細胞の充実性増殖，時にロゼット様構造が認められる．PAS 染色では細胞質に顆粒状に陽性となる．免疫染色では ACTH がほとんどの細胞に強陽性となる．CAM 5.2 を用いた CK 染色では核周囲性に強陽性となる（図 7e）．電顕では核周囲にフィラメントの束が認められる．大型（150〜450 nm）でいびつな（涙滴形，ピーナツ形など）分泌顆粒が多い．通常，Cushing 徴候の著明な，画像上腫瘍径 1 cm 未満の microadenoma として見つかる．

2）sparsely type ACTH 産生腺腫

機能性 ACTH 産生腺腫の約 6％を占め，ほとんどが macroadenoma であり，圧倒的に女性に多い．ACTH 陽性細胞は部分的に少量みられることが多い．ACTH 染色にごくわずか陽性で，転写因子 Tpit 陽性となる非機能性腺腫（silent corticotroph adenoma）が多い．HE 染色では血管周囲性配列の目立つ腺腫である（図 7）．電顕では，分泌顆粒が小型（150〜250 nm），少量の sparsely type で，honeycomb-Golgi 構造（Golgi 装置の空胞状変性であり，蜂の巣構造のように小胞が集簇）が特徴的である．

3）Crooke's cell adenoma

高コルチゾル血症が長期にわたる場合に，前葉非腫瘍性 ACTH 細胞に細胞内サイトケラチンの異常集積が認められる．この変化は Crooke 化と呼ばれる

146　4．下垂体

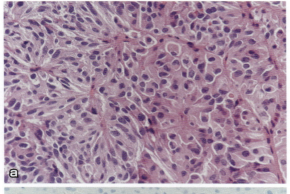
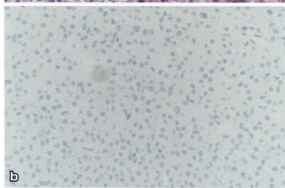
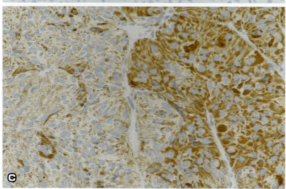

図9 | oncocytic change の目立つゴナドトロピン産生腺腫
a：淡好酸性で豊富な細胞質を持つ．b：FSH 染色ではわずかに陽性細胞あり．c：ミトコンドリア染色．HE で確認できる oncocytic change の程度と相関する．

細胞の Crooke 化は可逆性であり，コルチゾルの正常化に伴い元に戻る．

2003 年に 36 症例が報告され，ACTH 産生腺腫の aggressive variant と位置付けられた．Crooke's cell adenoma の定義は，「少なくとも 50％以上の細胞に Crooke's hyalinization が認められる ACTH 産生腺腫」である[3]．しかし，「細胞毎にどの程度の集積があれば，Crooke 化を示すと言えるのか」についての定義はない．実際の症例では，densely granulated corticotroph adenoma の細胞の一部に Crooke 化を認めることも比較的多いため，中間型とせざるを得ない症例が少なくない．

4．ゴナドトロピン産生腺腫：SF-1 系腺腫

転写因子 SF-1 が関わる嫌色素性腺腫．非機能性腺腫の半数を占める．高齢男性に多くみられる．FSH や LH の陽性率は 10％以下であることが多く，ホルモン陰性 SF-1 陽性ゴナドトロピン産生腺腫も多い．大索状充実性増殖や血管周囲性配列が目立つ．電顕でみられる分泌顆粒は小型（100〜300nm）・少量．oncocytic change（ミトコンドリアの増加）が目立つ症例が多い（図9）．

5．特殊な腺腫

1）ホルモン陰性，転写因子陰性群：null cell adenoma

既知の下垂体前葉ホルモン染色，転写因子 Pit-1，SF-1，Tpit のいずれも陰性の腺腫．このうち，oncocytoma はミトコンドリアが集積した null cell adenoma であるが，FSH や SF-1 がごく淡く染まっても，ゴナドトロピン産生腺腫と分類されるようになったため，頻度は激減した．female type のゴナドトロピン産生腺腫と呼ばれた中高齢女性に起こる腺腫の多くは，ホルモン陰性あるいはわずかに ACTH 染色に陽性で，電顕的に honeycomb-Golgi 構造がみられることで知られていたが（図10），これらは転写因子染色の導入により，Tpit 陽性 silent ACTH 産生腺腫に含まれるようになり，形態学的にも silent corticotroph adenoma（ACTH 陽性非機能性腺腫）に酷似する[4]．

このように，今まで 10％程度あったとされていた null cell adenoma であるが，転写因子を加えた検討

が，同様の所見が腺腫細胞で目立つ ACTH 産生腺腫を，Crooke's cell adenoma と呼ぶ．浸潤性腺腫として見つかる macroadenoma で，機能性 ACTH 産生腺腫の約 5％を占める．HE 染色で腫瘍細胞は，細胞質がヒアリン化し好酸性に浮き上がったように見える．核を取り巻くように大量の CK フィラメントが充満するため，分泌顆粒は細胞質辺縁あるいは核周囲に圧排される．よって，ACTH 免疫染色では細胞膜や核周囲に濃く陽性となる（図8）．なお，ACTH

では1％以下になった．

2）pituitary adenoma-neuronal choristoma（PANCH）

神経節細胞腫 gangliocytoma の多くは，下垂体腺腫と合併した混合腫瘍（PANCH）であることが多い．成熟した神経節細胞と軸索，グリア細胞の増生からなる．併存する下垂体腺腫成分のほとんどは，fibrous body の著明な sparsely type の GH 陽性腺腫である．臨床的に先端巨大症を示す浸潤性 macroadenoma が多く，GH 産生腺腫として採られた検体の一部に神経節細胞あるいは神経線維を認め，病理所見から診断されることが多い（図11）．

3）遺伝性腫瘍

MEN1 では約40％に下垂体腺腫を伴うが，その組織型に傾向は明らかでない．家族性 GH 産生腺腫に aryl hydrocarbon receptor-interacting protein（AIP）遺伝子変異に関わる症例があり，若年発症症例に多く認められる[5,6]．皮膚病変，心臓粘液腫などを併発する遺伝性疾患 Carney complex は，癌抑制遺伝子 PRKAR1a 賦活化が認められる腫瘍が多発する症候群である．下垂体では GH 産生腺腫あるいは過形成が前葉内に多発し，まだら状分布を示し，境界は明瞭でない．なお，PRKAR1aの異常は免疫染色により確認可能である[7]（図12）．

4）転移性下垂体腫瘍

下垂体には癌の転移もみられる．剖検例での検討では，乳癌，肺腺癌が多いとされるが，手術検体として提出され下垂体腺腫と鑑別を要する症例は多くは腎癌で，甲状腺癌がそれに次ぐ．浸潤性下垂体腺腫では核異型を伴うことも多いが，下垂体腺腫では癌に比し Ki67-LI が低いことが参考となる．

6．その他の腫瘍の病理分類 〜囊胞性腫瘍と紡錘形細胞腫瘍

下垂体部には前葉細胞を由来とする腺腫の他，頻度の高い腫瘍は囊胞性病変である．また，後葉細胞由来の下垂体細胞腫を含む紡錘形細胞腫瘍があげられる．

1）囊胞性腫瘍：頭蓋咽頭腫 craniopharyngioma

頭蓋咽頭腫は胎生期頭蓋咽頭管の遺残組織（ラト

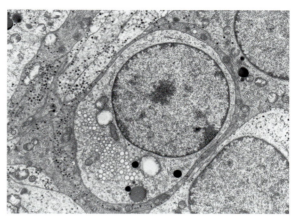

図10｜silent corticotroph adenoma（female type）の電顕像
小胞の集蔟のように見える honeycomb-Golgi 構造が特徴的である．

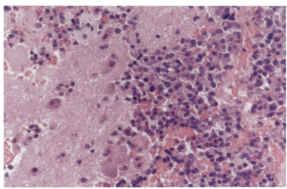

図11｜PANCH
右に下垂体腺腫の成分が，左に神経節細胞腫の成分がみられる．腺腫成分はほとんどの症例で sparsely type の GH 産生腺腫である．

ケ囊 Rathke's pouch）から発生するとされる，トルコ鞍部の良性上皮性腫瘍（WHO Grade 1）．周囲にコレステリン結晶を含む黄色肉芽腫を伴うことがある．原発性頭蓋内腫瘍の3.5％，小児では9％を占める囊胞性病変である．①エナメル上皮腫型（adamantinomatous type），②扁平上皮乳頭型（squamous papillary type）の2型があげられ，病理学的所見では互いの移行像を疑う部分がみられるが，遺伝子変異は異なり，2つはまったく別の病態とされる．

①のエナメル上皮腫型（adamantinomatous type）はエナメル上皮腫様の胞巣を形成する囊胞性病変．時に広い脳浸潤があり，手術摘出の他，放射線治療も選択される．術中迅速診断では，腫瘍先進部からの標本には wet keratin のみ脳組織内に認められること

148　4．下垂体

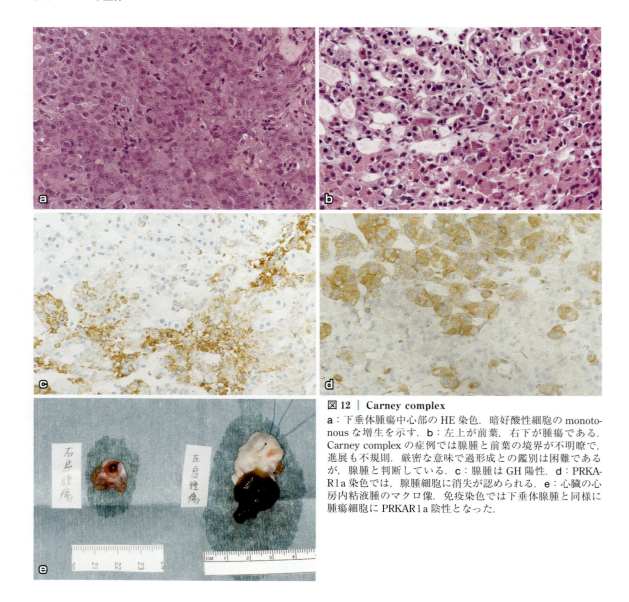

図12 | Carney complex
a：下垂体腫瘍中心部のHE染色．暗好酸性細胞のmonotonousな増生を示す．b：左上が前葉，右下が腫瘍である．Carney complexの症例では腺腫と前葉の境界が不明瞭で，進展も不規則．厳密な意味で過形成との鑑別は困難であるが，腺腫と判断している．c：腺腫はGH陽性．d：PRKAR1a染色では，腺腫細胞に消失が認められる．e：心臓の心房内粘液腫のマクロ像．免疫染色では下垂体腺腫と同様に腫瘍細胞にPRKAR1a陰性となった．

もあり，腫瘍の断端評価も困難で，残存腫瘍があった場合には再発を繰り返す．歯原性への分化を示す上皮の増生からなり，胞巣の辺縁では核の柵状配列が目立つ．好酸性のwet keratinや石灰化を伴う（図13a, b）．囊胞内容は機械油様の濃褐色調液で，キラキラと光るコレステリン結晶を含むことが多い．周囲組織への浸潤性増殖を示す腫瘍であるが，腫瘍先進部ではwet keratinのみ認めること，腫瘍浸潤を疑わせるRosenthal fiberが目立つ脳組織の反応性変化のみ認めることもあり，断端の正確な判断は難しい．小児に好発するが，中高年にも低いピークが認められる2峰性を示す．CTNNB1変異，βカテニン免疫染色で核内移行が95％にみられる[8]．

②扁平上皮乳頭型（squamous papillary type）は，重層扁平上皮の乳頭状増生を認める囊胞性腫瘍である．石灰化やコレステリン肉芽腫の形成は軽度である（図13c）．中高齢者に多く発生する．多くの症例でBRAF V600E変異が認められる[9]．

以上の2つの亜型の他に，WHO分類などにはあげられていない群であるが，③線毛上皮/杯細胞型（ciliated typeあるいはgoblet cell type）として，線毛上皮や杯細胞からなる囊胞性病変の報告が散見される[10]．扁平上皮化生や移行上皮化生など，およそ5層以上の重層化や粘液を持つ杯細胞を伴うが，扁平

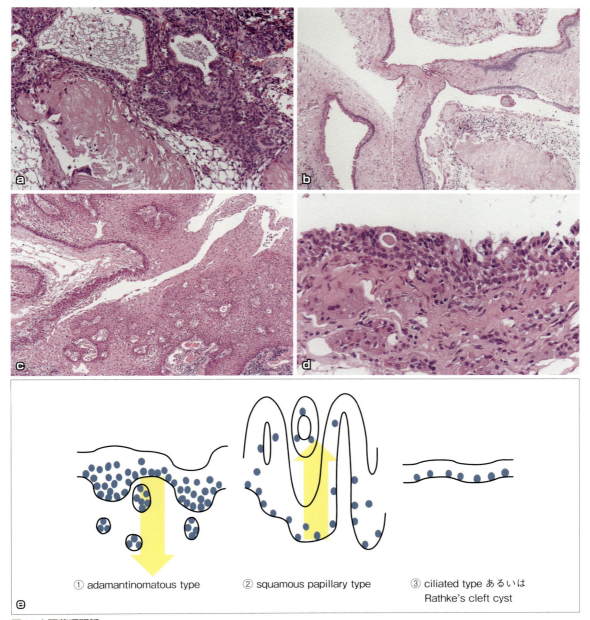

図 13 | 頭蓋咽頭腫

a, b：adamantinomatous type. a はやや結節状の部分であり，基底細胞様細胞の増生と wet keratin が目立つ．b では，脳表を囊胞状に進展する部分で上皮は平坦であるが，wet keratin があり，adamantinomatous type と判断できる．c：squamous papillary type. 内腔に突出するような増生を示す．d：ciliated type あるいは Rathke's cleft cyst. 4〜5 層以上の上皮に覆われる．杯細胞を含み，臨床的に通常の Rathke 嚢胞に比し再発率が高い．e：頭蓋咽頭腫の増生パターンのシェーマ．adamantinomatous type では基底層から内部に浸潤性に増殖する傾向が強いが，squamous papillary type は嚢胞内腔へ向かう発育，ciliated type あるいは Rathke's cleft cyst では平坦な進展を主に認める．

上皮化生を伴うラトケ囊胞との鑑別は厳密には難しい．ラトケ囊胞の再発という臨床情報から既往標本を retrospective に見直すと，ciliated type とされる特徴がみられることが多い．再発率が高いため，このカテゴリーは臨床的には有用と考える（**図 13d, e**）．

2）紡錘形細胞腫瘍：下垂体細胞腫

顆粒細胞腫，下垂体細胞腫，紡錘形細胞オンコサ

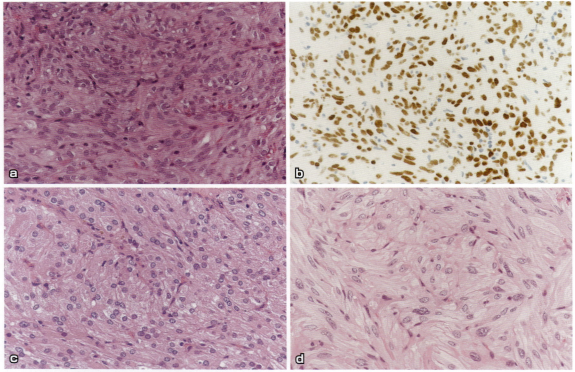

図14 | 下垂体細胞腫および類縁の紡錘形細胞腫瘍
a：pituicytoma．淡好酸性短紡錘形細胞の増生からなる．b：a図のTTF-1（SPT24）染色が陽性となる．c：granular cell tumor．細胞質はやや粗大な好酸性顆粒が目立つ．電顕で見るとlysosomeが充満する．d：spindle cell oncocytoma．前葉の濾胞星状細胞由来とされていたが，TTF-1陽性所見から，現在では後葉細胞由来との意見が強い．繊細な淡好酸性顆粒状細胞質からなり，電顕ではミトコンドリアが充満する．

イトーマはいずれも，下垂体後葉や下垂体柄，漏斗部から発生する稀な腫瘍であるが，画像診断装置の進歩に伴い病理検体として扱う頻度は増加傾向にある．WHO Grade 1で今まで独立した3つの疾患としてあげられていたが，いずれもトルコ鞍部紡錘形細胞腫瘍であること，下垂体後葉細胞と同様にTTF-1（クローンSPT24）が陽性であることから，下垂体後葉細胞由来の可能性が示唆された[11]（図14）．古くから後葉細胞には電顕所見から上衣細胞型，オンコサイト型，顆粒細胞型などの亜型があることが知られていた．包括化の妥当性が支持されるが，TTF-1（クローン8G7G3/1）では染色性が一定でなく，いまだ意見の統一は十分でない．また，今までにS100蛋白やglial fibrillary acidic protein（GFAP）などを含む免疫染色プロファイルが示されているが，3種の腫瘍の鑑別点が明らかでない症例も含まれている．本稿では3つを各々項目としてあげたが，顆粒細胞腫，紡錘形細胞オンコサイトーマを，下垂体細胞腫の亜型とする記載も可能である．

a）トルコ鞍部顆粒細胞腫 granular cell tumor
好酸性顆粒状細胞質を持つ紡錘形細胞が充実性に増殖する．顆粒状物質はPAS陽性で，電顕では多数のlysosomeが細胞質に認められる．

b）下垂体細胞腫 pituicytoma
細胞境界が比較的明瞭な淡好酸性紡錘形細胞が花むしろ状に増殖する．

c）紡錘形細胞オンコサイトーマ spindle cell oncocytoma
淡好酸性細胞質を持つ紡錘形細胞の充実性増殖を示す良性腫瘍である．前葉folliculo-stellate細胞由来とされていたが，TTF-1陽性の所見からトルコ鞍部顆粒細胞腫，下垂体細胞腫と同様に，後葉細胞との関連性が示唆された．電顕で多数のミトコンドリアの充満が認められるため，抗ミトコンドリア抗体染色は有用である．非機能性下垂体腺腫の一亜型にオンコサイトーマがあるが，null cell adenomaのう

ちミトコンドリアの増加が目立つ内分泌腫瘍の vari-
ant であり，これとはまったく異なる病型であるた
め，区別が必要である．

（井下尚子）

文　献

1 ）Asa SL, Ezzat S：Molecular determinants of pituitary cyto-differentiation. Pituitary 1：159-168, 1999
2 ）DeLellis RA, Lloyd RV, Heitz PU et al（eds）：WHO Classification of Tumours：Pathology and Genetics：Tumours of Endocrine Organs, IARC Press, Lyon, 2004
3 ）George DH, Scheithauer BW, Kovacs K et al：Crooke's cell adenoma of the pituitary：an aggressive variant of corticotroph adenoma. Am J Surg Pathol 27：1330-1336, 2003
4 ）Nishioka H, Inoshita N, Mete O et al：The complementary role of transcription factors in the accurate diagnosis of clinically nonfunctioning pituitary adenomas. Endocr Pathol 26：349-355, 2015
5 ）Nishizawa H, Fukuoka H, Iguchi G et al：AIP mutation

identified in a patient with acromegaly caused by pituitary somatotroph adenoma with neuronal choristoma. Exp Clin Endocrinol Diabetes 121：295-299, 2013
6 ）Gadelha MR, Kasuki L, Korbonits M：Novel pathway for somatostatin analogs in patients with acromegaly. Trends Endocrinol Metab 24：238-246, 2013
7 ）Kirschner LS：PRKAR1A and the evolution of pituitary tumors. Mol Cell Endocrinol 326：3-7, 2010
8 ）Sekine S, Shibata T, Kokubu A et al：Craniopharyngiomas of adamantinomatous type harbor β-catenin gene mutations. Am J Pathol 161：1997-2001, 2002
9 ）Brastianos PK, Taylor-Weiner A, Manley PE et al：Exome sequencing identifies BRAF mutations in papillary craniopharyngiomas. Nat Genet 46：161-165, 2014
10）Matsushima T, Fukui M, Ohta M et al：Ciliated and goblet cells in craniopharyngioma. Light and electron microscopic studies at surgery and autopsy. Acta Neuropathol 50：199-205, 1980
11）Mete O, Lopes MB, Asa SL：Spindle cell oncocytomas and granular cell tumors of the pituitary are variants of pituicytoma. Am J Surg Pathol 37：1694-1699, 2013

4．下垂体

第3部　鑑別ポイント

はじめに

下垂体腺腫の鑑別のポイントは，腫瘍構築を知ること，細胞内の構造物と分布を知ることである．これなしには，たとえ免疫染色を十分に行っても，免疫染色で背景の染色性と区別し判定していくことは困難である．

下垂体腺腫の病理診断には，転写因子，既知の前葉ホルモンを中心とした免疫染色が重要である，とこれまで述べてきたが，HE染色と通常の病理検査室に存在する限られた免疫染色抗体のみでどこまで診断できるか，ということが実際には最も重要である．これを明確にしておくことは術中迅速診断にも役立つ．

目的としている腫瘍が採取されているか，他の腫瘍との鑑別を術中に求められることがある．特に，Cushing病を呈する副腎皮質刺激ホルモンadreno-corticotropic hormone（ACTH）産生腺腫の多くはmicroadenomaであり，画像上存在を確認できない症例も時にみられる．例えば，微小なACTH産生腺腫と非機能性腺腫のdouble adenomaであった症例の場合，visibleな非機能性腺腫を切除したのみで手術を終了すれば，Cushing病の治癒は望めない．

本稿では，凍結標本のような条件の悪い標本での判断を含め，HE染色での判断を中心に，どこまでアプローチできるか述べる．なお，ホルモンに対する免疫染色を行った場合でも細胞質内での局在が適切でなければ，陽性と判断することは危険である．十分な免疫染色が行われた症例においても，HE所見を再認識することが非常に重要である．以下に，

HE所見でも検索しやすい項目のみから使用できる診断フローチャートを示した．一般に受け入れていただけそうな所見のみ記載したため，これらに当てはまらない特殊な症例が1割程度存在することは，どうかご理解いただきたい（図1）．

下垂体腺腫は臨床的に大きく非機能性腺腫と機能性腺腫に分けられる．これは形態学的には，血管周囲性配列が著明な非機能性腺腫と，充実性増殖を主体とする機能性腺腫と言える．内分泌腫瘍には細血管が多く，血管と腫瘍細胞の関係が密接であるため，血管走行に依存したロゼット〜偽ロゼット構造，あるいは網目状reticular〜索状trabecular構造を示す．これはいずれの腫瘍でも同じであるが，①血管がどのような割面として現れやすいか，②腫瘍細胞の極性がどの程度保たれているか（電顕などで，分泌顆粒の位置や，核とGolgi野などの細胞小器官が多く含まれる部の関係と細胞配列に規則性があるか，等で理解可能である），などの差により我々が認識できる形態に差が生まれる．

1．下垂体腺腫の血管構築と構造

1）非機能性腺腫の血管周囲性配列

非機能性腺腫では，①比較的長く真っすぐに走行する血管を見る，②細胞の極性が保たれている，あるいは核が細胞のほぼ中央に存在する（oncocytic changeの目立つ細胞など）．このため，HE染色で認識しやすい血管に，核の位置がそろった細胞が並ぶため，血管周囲性配列，ロゼット構造が目立つ．臨床的非機能性腺腫のほとんどは，病理学的にゴナ

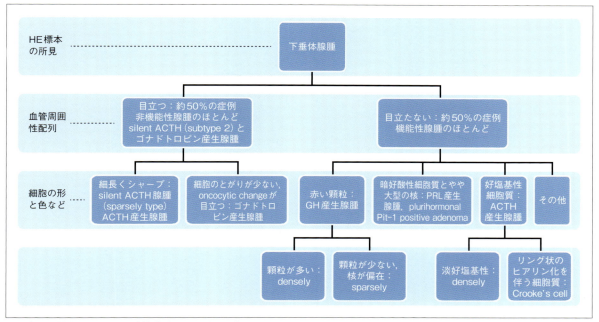

図1 | HE染色における下垂体腺腫のおよその分類

ドトロピン産生腺腫と，silent ACTH 産生腺腫（female type）である．2つはいずれも細胞極性の保たれた細胞からなるが，ゴナドトロピン産生腺腫では血管周囲性配列の目立つ領域の細胞においては，極性が明瞭である．血管を軸とした鈴なり状配列を見ることが多い（図2a）．部分的に oncocytic change が強い領域がまだらに存在し，ミトコンドリアが充満しているため，細胞は類円形で核が中央に来る．一方，silent ACTH 産生腺腫では，細胞は紡錘形で，花弁状のロゼット構造が顕著である（図2b）．

　Pit-1系の真に非機能性の腺腫はごく稀である．Pit-1系で非機能性腺腫と鑑別を要する腺腫の多くは，若年者の giant adenoma として採られることが多い plurihormonal Pit-1 positive adenoma（以前の silent subtype 3 adenoma）と呼ばれるもので，この場合，機能性腺腫と HE 染色のみでは鑑別が難しいが，IGF-1 を含む微妙なホルモン異常を伴うこと，若年であることなどから臨床的に疑われていることが多い．また，通常の機能性腺腫と比し，大型核を持つ細胞からなることが多い[1]．

2）機能性腺腫の充実性増殖

　機能性腺腫では，①血管はほぼ輪切りにみられる．すなわち，長く真っすぐに走行するはっきりした血管は病理組織標本上，目立たない．また，Pit-1系の GH-PRL-TSH（成長ホルモン growth hormone-プロラクチン prolactin-甲状腺刺激ホルモン thyroid-stimulating hormone）産生腺腫では，血管周囲のヒアリン様好酸性沈着物が目立ち不規則に癒合することも多い．このため，血管と細胞の配列の規則性が乏しく，細胞間に固定の状況などにより間隙がみられる場合も，曖昧なロゼット構造や軟らかな網目状構造を認めるのみで，主に充実性～中索状構造を示す（図3）．

　そして，②細胞の極性は乏しい．機能性腺腫では電顕において，分泌顆粒を細胞膜下にほぼ全周性に散在性に認める．また，Golgi 装置も比較的大きく，あるいは数ヵ所に割面が認められるような広がった分布を示し，その他の小器官も非常によく発達し，細胞質内にびまん性に多数認められる．例えば PRL 産生腺腫では，misplaced exocytosis と呼ばれる，接着した腫瘍細胞間に挟まれた分泌顆粒を認め，顆粒放出の段階においても細胞極性が定まっていないことがわかる．このため，血管に対し腫瘍細胞が並んでいても，血管～核～Golgi 野の関係が不規則で，HE 染色で血管に対する核の柵状配列や顕著な花弁状のロゼット構造は目立たない．

　機能性腺腫の場合は，さらに各ホルモン産生別に

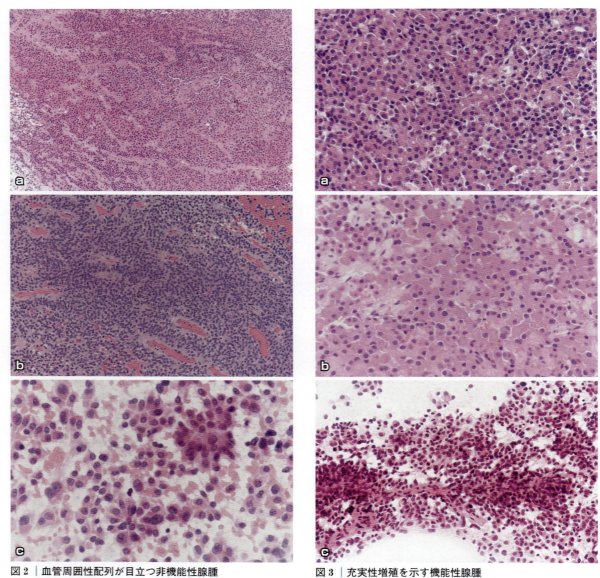

図2 | 血管周囲性配列が目立つ非機能性腺腫
a：ゴナドトロピン産生腺腫．b：silent ACTH 産生腺腫．c：ゴナドトロピン産生腺腫の捺印細胞診標本，HE 染色．小型のロゼット構造が目立つ．細胞の極性が保たれている．

図3 | 充実性増殖を示す機能性腺腫
a：densely type の ACTH 産生腺腫．b：densely type の GH 産生腺腫．c：GH 産生腺腫の捺印細胞診標本，HE 染色．立体的な標本では血管を取り巻く構造はみられるが，細胞の大小不同が目立ち，核は偏在し2核の細胞も多い．極性は乱れている．

分類する必要があるが，後述の細胞質の染色性なども参考になる．

3）圧排された前葉からなる偽被膜

腺腫は，被膜外切除の場合，腫瘍被膜とともに切除される．下垂体腺腫の細胞増殖活性は低く，腫瘍被膜は周囲に圧排された前葉組織からなる偽被膜である（図4）．偽被膜は圧排された前葉からなるため，

前葉索状構造が押し潰された幾重にも重なる層を示すバウムクーヘン様の構造であり，腫瘍とともに採られた検体での厚さは，当院の手術例においてはおよそ150〜250μm である．偽被膜では前葉索状構造を取り巻く細血管がともに押し潰されているため，腫瘍と前葉の境界部では血管の走行方向が変化する．すなわち，腫瘍内では腫瘍血管から放射状に伸びるものなど，多彩な方向を示すが，被膜内では圧排さ

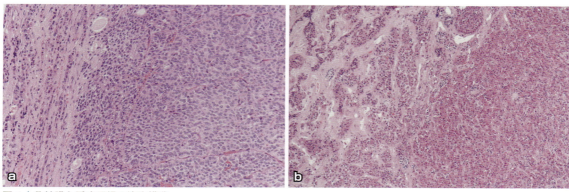

図4 | 偽被膜と腫瘍辺縁の濾胞構造
a：ゴナドトロピン産生腺腫の偽被膜．左は被膜様に伸展された前葉組織．直下にはFS細胞の増生や小型濾胞形成がみられる．b：GH産生腺腫の境界では，境界が不明瞭であることが多い．

れた結果，前葉の索とともに層をなす．このことは，術中迅速診断を含む変性の加わった標本において，腫瘍か前葉かの判断時にも役立つ．

　GH産生腺腫に多くみられるが，時に周囲前葉索構造を置換するように進展する偽被膜形成のはっきりしない症例がある．その場合，臨床所見でも腫瘍被膜を確認することができず，切除範囲の確定に難渋することがある．特にCarney complexによるGH産生腺腫は，多発腺腫が示唆される多中心性の不規則な広がりを示し，非腫瘍部との境界は明瞭でない．

　また，腫瘍被膜内あるいは近傍には小型濾胞構造を認める．これら濾胞構造を腫瘍の辺縁に認めることはどのタイプの腺腫でも同様であるが，特に圧排性増生の傾向が強いゴナドトロピン産生腺腫では，濾胞星状細胞 folliculo-stellate cell（FS細胞）の増生と，この細胞からなる小型濾胞構造が目立つ．GH産生腺腫では，腫瘍細胞からなる小型濾胞構造を示すこともある（図4）．

4）間質の線維化，石灰化

　Pit-1系腺腫では間質のヒアリン化，線維化が目立つ．TSH産生腺腫では腫瘍辺縁を主体に間質のヒアリン化が目立ち，間に細索状に増殖する変性した腫瘍細胞を認めるのみのことがある．また，PRL産生腺腫では血管周囲のヒアリン化が目立ち，砂粒状の石灰化が著明となる．

2．下垂体腺腫細胞の細胞質

　下垂体前葉細胞は内分泌細胞であり，ペプチドホルモンを入れた分泌顆粒が多数認められる他，これらを豊富に作るため細胞内小器官として，粗面・滑面小胞体，Golgi装置などの発達が著明である．これらは，光学顕微鏡レベルで確認できるものもあり，参考になるものを列挙する．

1）細胞質の色調と細胞骨格

　ACTH産生腺腫 densely type は，以前の好塩基性腺腫であり，HE染色では淡好塩基性細胞からなる．分泌顆粒がPAS染色陽性となる．

　GH産生腺腫 densely type は以前，好酸性腺腫と呼ばれたが，分泌顆粒がHE染色で好酸性顆粒状に細胞質内びまん性に染色される．PRL産生腺腫は暗好酸性細胞質を持つことが多い．TSH産生腺腫は以前の嫌色素性腺腫であり，細胞質は淡染されるのみである．

　ゴナドトロピン産生腺腫は，最も頻度の高い非機能性腺腫であり，血管周囲性配列からも推定できるが，oncocytic change と呼ぶ細胞質内ミトコンドリアの充満を伴う細胞のまだら状集塊ができる．oncocytic change が目立つ淡好酸性類円形細胞と，さらに嫌色素性の細胞との斑状増生がみられる．これに対し，同じ非機能性腺腫で次に頻度の高い silent ACTH産生腺腫は淡明な紡錘形細胞からなり，oncocytic change がほとんどみられない．

　GH産生腺腫では近年，術前にオクトレオチドなどのソマトスタチンアナログ somatostatin analogue（SSTA）治療が行われている症例が増加した．SSTAは，過剰ホルモンによる症状を抑える他，腫瘍容積縮小効果があるとされる．オクトレオチド使用後の

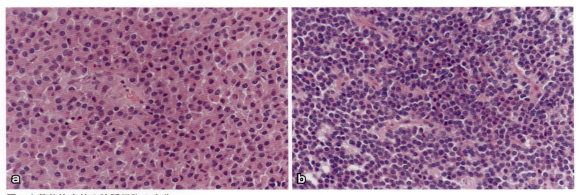

図5｜薬物治療後の腺腫細胞の変化
a：術前薬物治療のない densely type の GH 産生腺腫．b：オクトレオチド使用後の densely type の GH 産生腺腫．

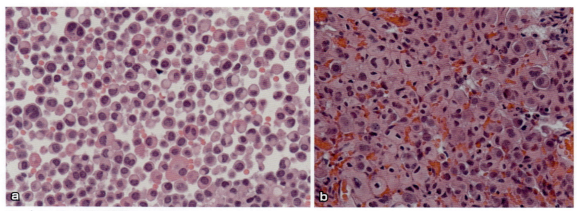

図6｜フィラメントの集積
a：sparsely type の GH 産生腺腫．b：Crooke's cell adenoma．

GH 陽性下垂体腺腫の病理所見では，腺腫細胞の細胞質が減少し，好酸性顆粒も減少する．核は大型化していないが，N/C 比が高くなる（図5）．

2）フィラメントの集積が示す構造

GH 産生腺腫 sparsely type では，細胞質に1つずつ fibrous body と呼ばれる中間径フィラメントや，滑面小胞体が糸くず状にまとまった構造物がある．HE 染色では淡好酸性類円形物として抜け，細胞質を占めるため，核は圧排されて印環細胞癌のように偏在する（図6a）．

Crooke's cell adenoma は，核周囲同心円状に中間径フィラメントが束状に密に取り巻くため，この部分は核周囲にリング状のヒアリン化様に淡好酸性染色性を示す（図6b）．

いずれもフィラメントの集積により，分泌顆粒や細胞内小器官は細胞膜直下や核周囲に押しやられる．電顕で見た場合には，このフィラメントの束の間にも分泌顆粒や小器官が取り込まれていることが多い．

3）その他の空胞状構造

acidophil stem cell adenoma は，好酸性細胞質を持つ PRL＞GH 系統の腫瘍であり，電顕では巨大ミトコンドリアを含むミトコンドリアの充満がみられる．巨大ミトコンドリアは空胞として細胞質に認められる．なお，acidophil stem cell adenoma には fibrous body も多く認められ，細胞質内に淡い染色性の類円形構造物を認める[1]．

非腫瘍性 ACTH 産生細胞にはエニグマ体と呼ばれる空胞があり，これは電顕で見る微細構造では大型の lysosome である．

3. 免疫染色の判定

　免疫染色の判定で留意したいことは，染色される物質の局在である．前葉ホルモンの場合，電顕を通して経験してきた分泌顆粒の量や局在を知る必要がある．densely type では，ACTH 産生腺腫も GH 産生腺腫も同様に，各々細胞膜下〜ややびまん性に細胞質内全体やや顆粒状にホルモン染色陽性となる．Crooke's cell adenoma や sparsely type GH 産生腺腫では，細胞質内フィラメントなどの集積により押しやられた顆粒が染まるので，細胞辺縁等に濃く染まる．TSH 産生腺腫では分泌顆粒が小型，少量で細胞膜直下にみられるため，免疫染色でも膜〜突起に一致して染まる．PRL 産生腺腫は細胞内に貯蔵している分泌顆粒量が少なく，Golgi 野で生成された PRL が陽性の主座となる．

　ホルモン免疫染色では，やや GH，ACTH が周囲間質組織まで染み出した陽性像を示す傾向にあり，ホルモン染色のみから前葉と腺腫の境界を明確にすることは，標本に変性がある場合などには困難である．CAM5.2 染色を用いた細胞同定のほうが現実的である．Carney complex にみられる腺腫のほとんどが sparsely type であるため，ドット状の陽性像 fibrous body を持つ細胞の範囲が腫瘍と判断しやすい．

　SF-1 や Pit-1 といった転写因子が核に染まることは当然であるが，時に両者とも核にきれいに染まる症例を認める．1 つの腺腫内に SF-1，Pit-1 とも陽性になる症例は，斑状分布を示すものを含めると 2% 程度存在する．これは，現在の腺腫の分化系統樹の考え方からはあり得ないことであるが，今後の検討と症例の蓄積を要する[2]．

おわりに

　以上，下垂体腫瘍の病理診断鑑別ポイントについて概要を述べた．下垂体前葉細胞は各々特徴ある細胞からなり，これに由来する腺腫もそれぞれの細胞分化を保ち，ホルモンも産生している．他臓器の内分泌腫瘍と異なり，HE 染色だけでも腺腫細胞の形態からおよそのホルモン産生性は推定可能である．免疫染色が十分にできない場合でも，病理診断につなぐ所見は十分にある．

（井下尚子）

文　献

1) Asa SL（ed）：Tumors of the Pituitary Gland, AFIP Atlas of Tumor Pathology Series 4, AFIP, Washington DC, 2011
2) Asa SL, Ezzat S：Molecular determinants of pituitary cytodifferentiation. Pituitary 1：159-168, 1999

4．下垂体

第4部　臨床との連携

1．鑑別診断

　トルコ鞍部およびその近傍の病変としては，下垂体前葉細胞から生じる下垂体腺腫が大半を占める．また，下垂体の疾患はそれぞれ治療法が異なるため，適切な病理診断はその後の治療法を決める意味からもきわめて重要である．確かに下垂体の疾患の多くは，その特徴的な臨床症状，内分泌や画像検査所見からある程度術前診断が可能である．しかし，術前の画像検査や内分泌学的検査では鑑別がきわめて困難で，病理検査にてようやく診断が明らかとなるような稀な疾患もある（**図1**）．

　例えば，各種ホルモン産生下垂体腺腫では，その特徴的な臨床症状や内分泌所見からその診断は容易である．しかし，その3〜4割を占める非機能性下垂体腺腫や機能性腺腫としての臨床症状に乏しい機能性腺腫（subclinical adenoma）等では，常に他の下垂体近傍疾患との鑑別が問題となる．

　トルコ鞍部およびその近傍には下垂体前葉のみならず，視床下部から後葉に代表される神経組織や髄膜，間葉系組織が周囲に存在し，これらの組織に由来する種々の腫瘍性病変が生じる．その多くはきわめて稀なものであるが，頭蓋咽頭腫，胚細胞腫，視床下部神経膠腫，鞍結節部髄膜腫等は下垂体腺腫に次いで多く，下垂体腺腫との鑑別が必要となる．また，臨床の現場で比較的遭遇する頻度が高く，かつその治療法が下垂体腺腫や頭蓋咽頭腫とは異なる疾患に，Rathke嚢胞やくも膜嚢胞があるが，これらの術中迅速診断による鑑別は術中の手術方針を決めていく際に重要となる．さらに，下垂体は内分泌臓器

として生理的肥大や他臓器疾患の影響を受け，転移性腫瘍や過形成が生じ，いずれも画像上，下垂体の腫大を伴い，下垂体腺腫と鑑別が必要である．一方，下垂体は自己免疫疾患のターゲットにもなり，視床下部から下垂体その周囲の硬膜に至る領域が種々の程度に障害され，いわゆる非肉芽腫性のリンパ球性あるいは形質細胞浸潤による下垂体炎が生じる．また，これらと鑑別が必要となる種々の肉芽腫性炎症性病変も生じる．

　これらの炎症性疾患も画像上，下垂体腺腫と類似の所見を呈することも多く，病理学的な最終診断が治療方法を決める際には必須となる．そして，鑑別診断を行う場合には，それに関わる臨床医および病理医が，下垂体およびその近傍疾患の種類とその特徴を双方ともによく理解しておくことが最も重要である．**表1**に，下垂体とその近傍疾患をまとめた．また，虎の門病院間脳下垂体外科で経験した，最近10年間の間脳下垂体疾患手術症例3,525例の疾患内訳を**図2**に示したが，下垂体腺腫，頭蓋咽頭腫，Rathke嚢胞などで94％を占め，残りの6％が胚細胞性腫瘍，炎症性疾患の生検術や稀な下垂体近傍疾患となっている．

　鑑別診断においては病理診断が最終診断となるが，病理医が正しい鑑別診断に至るには病理医と臨床医の連携はきわめて重要である．特に，臨床医側からは病理医側に十分な臨床的な情報の提供を行うことはもちろん，病理診断に苦慮する場合などには，双方で情報の共有や確認を行うことが重要である[1,2]．**表2**に，代表的な下垂体疾患の治療方針の原則をまとめた．

第4部　臨床との連携　159

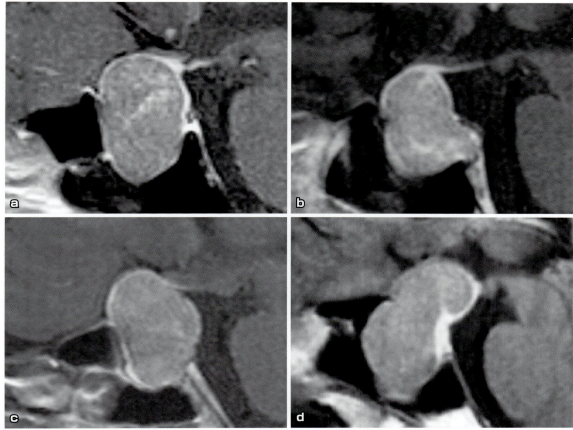

図1 ｜ 下垂体部のT1強調造影MRI矢状断像
いずれも術前診断は非機能性下垂体腺腫であったが，最終病理診断は，a：下垂体腺腫，b：髄膜腫，c：spindle cell oncocytoma，d：neurocytoma となった．

表1 ｜ 下垂体・近傍腫瘍

・下垂体前葉細胞由来 　－下垂体腺腫 　－下垂体癌 ・下垂体後葉由来 　－下垂体細胞腫 　－下垂体顆粒細胞腫 ・（非前葉）上皮細胞由来 　－頭蓋咽頭腫 　－類上皮腫・類皮腫 　－salivary gland nest tumor ・神経細胞由来 　－神経節細胞腫 　－視床下部過誤腫 　－神経内分泌腫瘍 ・神経膠細胞由来 　－視神経膠腫 　－pilocytic astrocytoma 　－悪性神経膠腫 ・Schwann細胞由来 　－神経鞘腫 ・髄膜由来 　－髄膜腫	・間葉組織由来 　－脊索腫 　－giant cell tumor 　－血管外皮細胞腫 　－粘液腫 　－線維腫および肉腫 　－骨・軟骨腫および肉腫 ・血管性腫瘍 　－海綿状血管腫 　－血管芽細胞腫 　－グロムス腫瘍 ・血液細胞由来 　－リンパ腫 　－形質細胞腫 　－多発性骨髄腫 ・胚細胞由来 　－胚細胞性腫瘍 ・その他 　－転移性腫瘍 　－メラノーマ 　－鼻咽頭癌

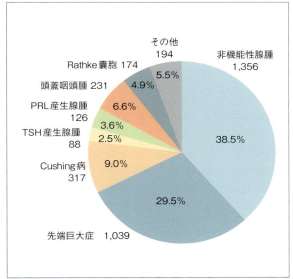

図2 ｜ 2005～2015年に虎の門病院間脳下垂体外科で経験した全手術症例3,525例の内訳

160   4. 下垂体

表2 | 下垂体部病変の基本的治療戦略

	機能性腺腫		非機能性腺腫頭蓋咽頭腫	Rathke囊胞くも膜囊胞
	GH産生腺腫ACTH産生腺腫TSH産生腺腫	PRL産生腺腫		
治療の第一選択(first line)	手術	薬物	手術	囊胞開放術
補助療法(second line)	薬物	手術	放射線	
補助療法(third line)	放射線	放射線		

GH：成長ホルモン growth hormone, ACTH：副腎皮質刺激ホルモン adrenocorticotropic hormone, TSH：甲状腺刺激ホルモン thyroid-stimulating hormone, PRL：プロラクチン prolactin.

表3 | 下垂体腺腫の手術目的

- 機能性下垂体腺腫
  - 過剰なホルモン産生の正常化→細胞レベルでの全摘術
  - 占拠性病変による症候の改善→ mass reduction
    - 視機能障害
    - 下垂体機能障害（GHなど前葉機能低下症）
- 非機能性下垂体腺腫
  - 占拠性病変による症候の改善
    - 視機能障害
    - 下垂体機能低下（GHなど前葉機能低下症）

2. 術中迅速診断

術中迅速診断を行うことは一般的に重要であるが，間脳下垂体疾患における術中迅速診断の意味について考察した場合，2つの要点がある．第一は前述したように，手術中に最も適切な手術方法を決定するために，正しい鑑別診断を得ることである．

例えば術前，非機能性腺腫 non-functioning adenoma（NFA）と鑑別が困難な稀なトルコ鞍部腫瘍との鑑別や，囊胞性疾患との鑑別である（図1）．特に後者では，Rathke囊胞の術前診断で手術を施行した場合，頭蓋咽頭腫と思われる上皮性成分や重層扁平化生がないかどうか，逆に頭蓋咽頭腫との術前診断で手術を行ったが，黄色肉芽腫やRathke囊胞ではないかどうか，等は術中の最終的な手術方法（全摘すべきか，部分摘出あるいは囊胞開放術のみでよいかどうか）を術中に決定する意味できわめて重要である（図3）[3,4]．

第2は腫瘍の切除状況の判定である．非機能性腺腫や頭蓋咽頭腫，Rathke囊胞などの手術の主目的が，腫瘍の切除による占拠性病変による症候の改善であるのに対して，機能性下垂体腺腫の手術の主目的は腫瘍から過剰に産生・分泌されているホルモンの正常化にある（表3）．したがって，機能性腺腫の手術では，細胞レベルでの腫瘍の全摘術が望まれる．このためには，被膜外切除や固い腫瘍での en bloc resection などの手術手技が推奨されている[5]．しかし，多くの腫瘍では被膜は明瞭ではなく，周囲の正常下垂体との境界も必ずしも明瞭ではない．また，稀に腫瘍は周囲の正常下垂体に明瞭な境界を持たず

に浸潤性増殖を呈することがある（図4）．

このような症例では，多くは腫瘍が完全に切除できたかどうかを術中，肉眼的所見のみでは確認できず，迅速診断で慎重に境界を組織学的に確認することで，腫瘍の細胞レベルでの全摘術と周囲正常下垂体組織の不必要な切除を避けることができる（図5）．

3. 臨床に有用な下垂体腺腫の病理診断

下垂体腺腫の病理診断は現在，WHOの分類に基づき行われている．臨床的に同じ症候を呈していても，病理学的分類が異なる場合がある．例えば，先端巨大症を呈する病理組織像は densely granulated GH adenoma, sparsely granulated GH adenoma, GH and PRL adenoma, mammosomatotroph adenoma, acidophil stem cell adenoma, silent subtype 3 adenoma など多数にわたる．また，それぞれの組織型で PRL の同時産生の有無や臨床的特徴に差が認められる（表4）．

最も重要なことは各組織型で薬物の反応性，腫瘍の増殖能，予後が異なる点である[6]．同様に，Cushing病においても最も一般的な densely granulated ACTH adenoma に比べ，Crooke's cell adenoma と呼ばれる腺腫は増殖能も高く，再発しやすく，一部は転移や頭蓋内播種を呈し，いわゆる下垂体癌へと悪性転化を認め，したがってこの病理診断がついた場合には注意深いフォローが必要となる（図6）[7]．

また，臨床的に非機能性腺腫と診断された場合も，その組織像は単一の組織形態ではなく，既知の前葉

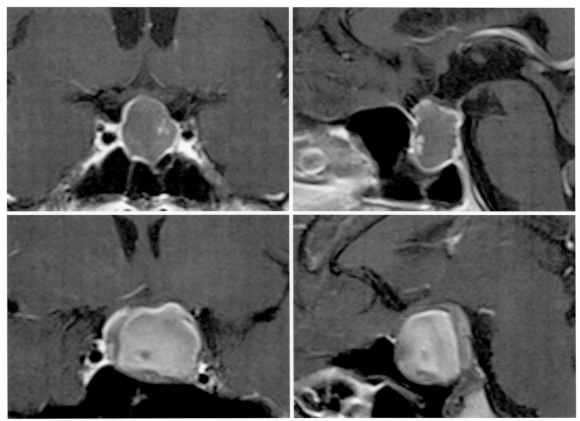

図3 | T1強調造影MRI像
左側は冠状断．右側は矢状断．
上段は69歳，女性．視野異常を主訴に精査．waxy nodule を有する Rathke 嚢胞と診断．術中 squamous papillary type の頭蓋咽頭腫との迅速診断を受け，嚢胞開放術から急遽被膜を含めた腫瘍被膜全摘術に変更した症例．
下段は12歳，女児．頭蓋咽頭腫の診断で手術をされたが，迅速診断で上皮成分は認められず，コレステリン裂隙，ヘモジデローシス，石灰化を有する線維組織と診断され，線維性被膜の無理な全摘出は施行せず，下垂体機能の温存を優先した手術となった．

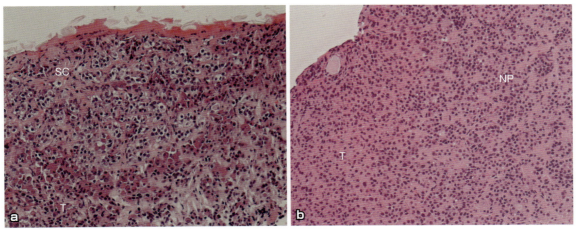

図4 | 腫瘍の境界の組織像
a：腫瘍の外側に圧迫された正常下垂体と周囲の線維からなる被膜（偽被膜）（SC）がある．被膜と腫瘍（T）との境界は不明瞭であり，腫瘍の全摘という観点からは被膜外切除が理想的である．b：腫瘍（T）と正常前葉（NP）との間に明瞭な境界を認めない．いずれの症例も GH 産生腺腫．

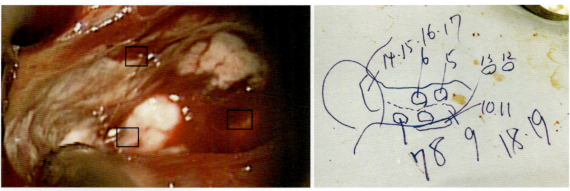

図5 | 術中の腫瘍境界部の迅速診断の様子
四角部で順次小片を切除し，迅速診断用検体とする．切除数が多い場合には術中，右側のように覚え書きを残しておく．

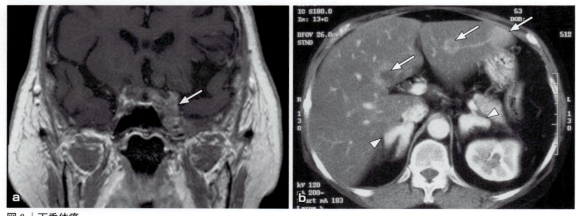

図6 | 下垂体癌
51歳，女性．重篤なCushing症候群を呈し，他院で2回の手術と放射線療法を受けるも再発を呈し，当院紹介．手術と放射線療法を追加したが，肝転移をきたし下垂体癌と診断．a：頭部T1強調造影MRI冠状断．腫瘍はそれほど大きくないが，左海綿静脈洞を中心に浸潤性腫瘍像が認められる（矢印）．b：造影腹部CT．多発肝転移を認め（矢印），著明な副腎の過形成も認められる（矢頭）．

表4 | densely granulated GH腺腫（DGGH）とsparsely granulated GH腺腫（SGGH）の臨床的特徴

	DGGH	SGGH
性差	なし	女性に多い
年齢	加齢とともに増加	若年者に多い
腫瘍サイズ	鞍内腫瘍が多い	大きい腫瘍が多い
浸潤傾向	弱い	強い
GH/IGF1値	高値が多い	DGAに比し低値
内分泌症状	進行性で顕著	比較的軽微
TRH負荷	GH奇異反応が多い	GH奇異反応が少ない
オクトレオチド反応性	responderが多い	non-responderが多い

IGF1：インスリン様増殖因子1（insulin-like growth factor 1），TRH：甲状腺刺激ホルモン放出ホルモン thyrotropin-releasing hormone.

細胞に類似する腫瘍細胞からなる silent GH 腺腫，silent ACTH 腺腫，silent gonadotroph 腺腫や，その細胞起源がいまだ明確でない null cell adenoma や subtype 3 腺腫が含まれる．silent type の腫瘍は本来，機能性腺腫と同様の病理所見を呈するが，①ホルモン産生量がきわめて少ない，②免疫学的活性は

第4部　臨床との連携　163

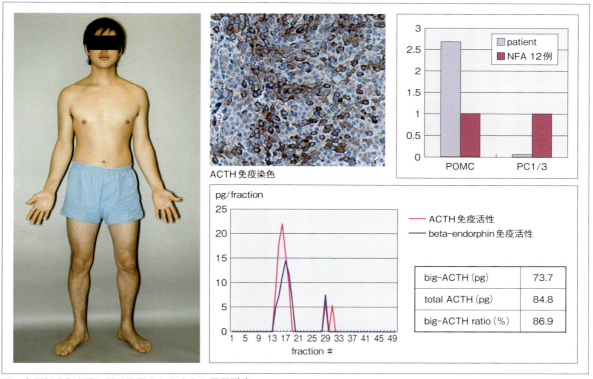

図7｜頭部外傷を機に偶然発見された大きな偶発腫瘍
35歳，男性．理学的にCushing症候は認められないが，内分泌学的にはsubclinical Cushing病に相当する所見（デキサメタゾン1mg抑制試験での抑制不良，夜間コルチゾール高値）が認められた．腫瘍は免疫染色でACTH陽性．血清クロマトグラフィーでは，ACTH様免疫活性中の86.9％に大分子型ACTHを認め，組織中のプロホルモン変換酵素prohormone converting enzyme（PC）1/3の検討では，通常の非機能性腺腫（NFA）に比べPC1/3の発現がなく，結果，免疫学的に活性を有するも生物学的活性を有さない大分子型ACTHの産生過多となり，いわゆるsubclinical Cushing病となったものと結論された．
POMC：proopiomelanocortin

あるが，ホルモン活性を有さないホルモンが分泌されている[big ACTHの分泌や，卵胞刺激ホルモンfollicle-stimulating hormone（FSH），黄体化ホルモンluteinizing hormone（LH）等での非結合型ゴナドトロピンサブユニットの過剰産生]等により非機能性となるもの，と考えられている（**図7**）[8,9]．そして，非機能性腺腫の多くは免疫染色上LH/FSHに陽性を示すsilent gonadotroph腺腫である．さらに，近年のtranscription factorを加味した研究では，前葉ホルモンのいずれにも染まらないと定義されてきたnull cell腺腫も，実はその多くがLH/FSHの分化を促すSF-1やACTHに関連するNeuroD1に陽性像を呈することが明らかとなってきた[10]．

臨床的に重要なことは，null cell adenoma，さらにsilent ACTH adenomaは最も多いsilent gonadotroph adenomaに比べ，腫瘍の浸潤能が高く海綿静脈洞浸潤を伴いやすく，結果，腫瘍の残存とそれらの再発が生じやすいなどの特徴を有することである（**表5**）[8,11]．

通常，血中のPRL濃度はPRL産生腫瘍の大きさに正比例する．そして，腫瘍が大きいにもかかわらず，血中PRL濃度が100ng/mL以下と軽度の上昇に留まる場合には，PRL産生腺腫ではなく，いわゆるstalk section effectと呼ばれる現象によるものと考えられている．しかし，臨床的にはどちらとも断定できない症例に時に遭遇し，そのような場合，術後に不必要な薬物療法が施行されないように，PRLを分泌している腫瘍なのかどうかの最終病理所見は，誤った術後の治療を避ける意味からもきわめて重要である．

4．予後判定

前述したように，各組織系によって生物学的活性

表5｜非機能性腺腫連続210例の組織型と海綿静脈洞浸潤との関係

Histological type	No. of cases (%)	Sex (F/M)	Age (yr) mean±SE (range)	No. of patients with CSI (%)
Silent gonadotroph adenoma	136 (64)	41/95	54.2±1.9 (35〜72)	15 (11)
Null cell adenoma	39 (18)	22/17	51.9±2.3 (32〜75)	15 (38)
Silent corticotroph adenoma	26 (12)	22/4	52.1±2.5 (35〜72)	22 (85)
Silent subtype 3 adenoma	9 (4)	3/6	28.3±1.8 (19〜34)	6 (67)

silent TSH adenoma 2例と silent GH adenoma 1例の3例は除外．
CSI：海綿静脈洞浸潤 cavernous sinus invasion

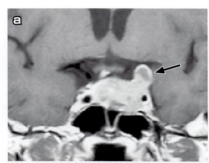

図8｜左眼瞼下垂で見つかったPRL産生腺腫
61歳，女性．腫瘍は macroadenoma で，左海綿静脈洞に浸潤（a，矢印）．薬剤抵抗性で手術施行．Ki67 は5〜10％と高く，放射線療法が術後施行されたが，最終的に L1, L4, L5, S の椎体に腫瘍の転移（b，矢印）を生じ，下垂体癌へと進行した．

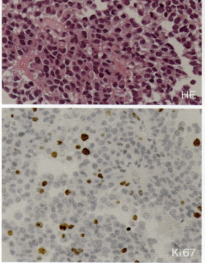
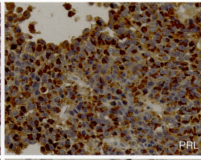
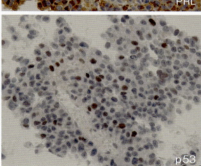
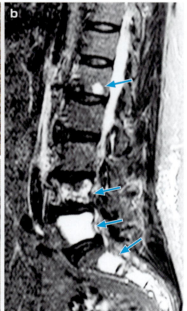

が異なり，結果，その予後や再発率に差が生じる．しかし，同じ組織系でも腫瘍の予後や再発の程度に差が認められる．これらの生物学的活性の差をよりはっきりと数値化できるパラメーターがあれば，きわめて有用である．過去に，下垂体腫瘍の生物学的活性を評価する検査として，Ki67, p53 をはじめとしたさまざまなバイオマーカーが示唆されてきたが，現時点で最も簡便で信頼性が高いマーカーとしては Ki67 の labeling index (LI) があげられる[12]．

　下垂体腫瘍は基本的に良性腫瘍であり，腫瘍が細胞レベルで全摘できれば，腫瘍の生物学的活性の如何を問わず再発しない．ただし，腫瘍が残存した場合には，その後の再増大の有無や増大スピードに Ki67 は有用である（図8）[13]．ただし，Ki67 の LI の

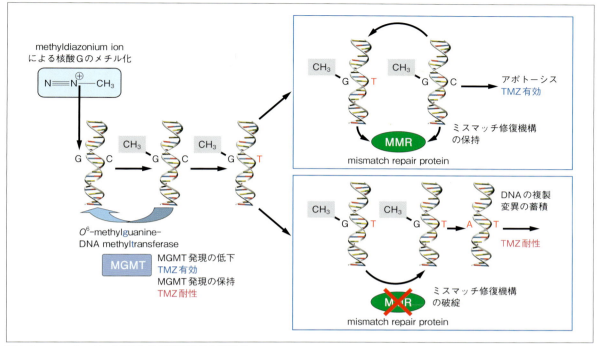

図9 | temozolomide（TMZ）の抗腫瘍効果と耐性化
TMZは腫瘍細胞のDNAのグアニン残基（G）をメチル化しメチルグアニンを形成し，複製時にシトシン（C）ではなくチミン（T）とミスマッチを行う．しかし，ミスマッチ修復（MMR）蛋白によりTが除去されメチルグアニンが残存するため，ミスマッチとMMRが繰り返されることとなり，その結果アポトーシスが誘導され，このアポトーシスの誘導がTMZの抗腫瘍効果である．したがって，DNA修復酵素の1つであるMGMT（O^6-methylguanine-DNA methyltransferase）の発現が低下した腫瘍では，メチル化グアニンをグアニンに修復できないためTMZの感受性が高く，一方，MGMT発現が保持されている腫瘍ではTMZ耐性を示す．また，MGMT発現が低下していても，MMR蛋白の変異や発現低下による機能低下があると，アポトーシスが誘導されず，同様にTMZ耐性を呈する．
（竹下　彰：テモゾロミドとACTH産生腫瘍．平田結喜緒，成瀬光栄編：クッシング症候群診療マニュアル，改訂第2版，診断と治療社，2015，pp250-252より引用）

算出については，陽性細胞の定義，算出方法などは常に一定の条件下での施行をお願いしたい．

5．機能性腺腫・難治性下垂体腺腫における薬物感受性の予測

　手術，薬物，放射線療法など可能な限りの集学的治療を行っても，ホルモンの過剰分泌や腫瘍の増大がコントロールできない難治症例を難治性下垂体腺腫という．また，これらの一部は頭蓋内播種や，肝臓，肺，骨など遠隔転移を呈し下垂体癌となる．

　従来，これらの腫瘍に対しては有効な薬物療法はなく，下垂体癌では診断後の余命は1～1.5年程度であった．しかし今日，脳血液関門をよく通過するアルキル化剤の一種で，元来悪性神経膠腫の薬剤として使用されてきたテモゾロミドtemozolomide（TMZ）が，下垂体癌や一部の難治性下垂体腺腫で使用され，著効例も報告されている[14,15]．ただしこの薬剤は，TMZでメチル化されたDNAのメチルグアニンをグアニンに修復するDNA修復酵素の1つであるMGMT（O^6-methylguanine-DNA methyltransferase）の発現が低下し，その後のDNA合成時のミスマッチ修復蛋白mismatch repair（MMR）proteinが正常に機能している腫瘍で効果を発揮する（図9）[14,15]．したがって，MGMTやMMR蛋白（MSH2，MSH6など）の発現の状況を免疫染色で評価することは，術後にこの薬剤が有効かどうかを予測する重要な検査であり，将来TMZを使用する可能性の高い難治性下垂体腺腫では，術後病理検査として必須の検査である[15,16]．また，機能性腺腫の多く（GH，PRL，TSH，ACTH産生腫瘍）は術後，内分泌学的に完全寛解が得られない場合には，腫瘍細胞に直接作用するドパミン作動薬やソマトスタチンアナログ製剤が第一選択薬剤として使用される（**表6**）．

166　4．下垂体

表6｜下垂体腺腫術後の薬物療法

先端巨大症	Cushing 病
・tumor-directed therapy 　－somatostatin analogs 　－pasireotide（SOM230） 　－dopamine agonists ・GH receptor antagonist 　－pegvisomant	・adrenal-directed therapy 　－metyrapone 　－mitotane ・tumor-directed therapy 　－somatostatin analogs 　－pasireotide（SOM230） 　－dopamine agonists
TSH 産生腺腫 ・tumor-directed therapy 　－octreotide	**非機能性腺腫** ・現在，有効な薬剤なし 　－octreotide？ 　－dopamine agonists？

　その薬剤の有効性は，それぞれの薬剤に対する負荷試験の結果でも予測できるが，さらにそれぞれの薬剤に対する腫瘍側の受容体の発現（D2，SSTR2，SSTR5）の状況を免疫染色で評価しておくことは，さらに別の角度から対象となる薬剤の有効性を予測する意味で重要な病理学的検査で，これらの各受容体の発現状況の評価は術後の補助療法を決める際に重要な情報となる[17]．

（山田正三）

文　献

1) Thapar K, Laws Ed Jr：Parasellar lesions other than pituitary adenomas. in Powell MP, Lightman SL (eds)："Management of Pituitary Tumours", Churchill Livingstone, New York, 1996, pp175-222
2) 山田正三：視床下部・下垂体腫瘍. 成瀬光栄，平田結喜緒，島津　章編：内分泌代謝専門医ガイドブック，改訂第4版，診断と治療社，2016，pp150-154
3) Osborn AG, Preece MT：Intracranial cysts：radiologic-pathologic correlation and imaging approach. Radiology 239：650-664, 2006
4) Barkhoudarian G, Zada G, Laws ER：Endoscopic endonasal surgery for nonadenomatous sellar/parasellar lesions. World Neurosurg 82 (6 Suppl)：S138-S146, 2014
5) Monteith SJ, Starke RM, Jane JA Jr et al：Use of the histo-logical pseudocapsule in surgery for Cushing disease：rapid postoperative cortisol decline predicting complete tumor resection. J Neurosurg 116：721-727, 2012
6) Horvath E, Kovacs K：Pathology of acromegaly. Neuroendocrinology 83：161-165, 2006
7) Di Ieva A, Davidson JM, Syro LV et al：Crooke's cell tumors of the pituitary. Neurosurgery 76：616-622, 2015
8) Nishioka H, Inoshita N, Sano T et al：Correlation between histological subtypes and MRI findings in clinically nonfunctioning pituitary adenomas. Endocr Pathol 23：151-156, 2012
9) Yamaguchi-Okada M, Inoshita N, Nishioka H et al：Clinicopathological analysis of nonfunctioning pituitary adenomas in patients younger than 25 years of age. J Neurosurg Pediatr 9：511-516, 2012
10) Nishioka H, Inoshita N, Mete O et al：The complementary role of transcription factors in the accurate diagnosis of clinically nonfunctioning pituitary adenomas. Endocr Pathol 26：349-355, 2015
11) Yamada S, Ohyama K, Taguchi M et al：A study of the correlation between morphological findings and biological activities in clinically nonfunctioning pituitary adenomas. Neurosurgery 61：580-585, 2007
12) Mete O, Ezzat S, Asa SL：Biomarkers of aggressive pituitary adenomas. J Mol Endocrinol 49：R69-R78, 2012
13) Widhalm G, Wolfsberger S, Preusser M et al：Residual nonfunctioning pituitary adenomas：prognostic value of MIB-1 labeling index for tumor progression. J Neurosurg 111：563-571, 2009
14) Liu JK, Patel J, Eloy JA：The role of temozolomide in the treatment of aggressive pituitary tumors. J Clin Neurosci 22：923-929, 2015
15) Bengtsson D, Schrøder HD, Andersen M et al：Long-term outcome and MGMT as a predictive marker in 24 patients with atypical pituitary adenomas and pituitary carcinomas given treatment with temozolomide. J Clin Endocrinol Metab 100：1689-1698, 2015
16) Kovacs K, Scheithauer BW, Lombardero M et al：MGMT immunoexpression predicts responsiveness of pituitary tumors to temozolomide therapy. Acta Neuropathol 115：261-262, 2008
17) van der Pas R, Feelders RA, Gatto F et al：Preoperative normalization of cortisol levels in Cushing's disease after medical treatment：consequences for somatostatin and dopamine receptor subtype expression and in vitro response to somatostatin analogs and dopamine agonists. J Clin Endocrinol Metab 98：E1880-E1890, 2013

5．副甲状腺

5. 副甲状腺

第1部　検鏡前の確認事項

1. 副甲状腺の発生

　胚の咽頭では，胎生5, 6週で内胚葉由来の第一〜四咽頭嚢は認識されるようになる．このうち第三咽頭嚢の上半分（背側）は下副甲状腺へ，下半分（腹側）は胸腺へと，第三咽頭鰓管を通り下降しながら分化する．両者の分離が不完全な場合，胸腺近くに下副甲状腺が位置することになる．一方，第四咽頭嚢では上半分（背側）が上副甲状腺へ，下半分（腹側）が鰓後体 ultimobranchial body へと分化する．この際，上副甲状腺は下副甲状腺のようには下方に移動することがないため，第三，第四咽頭嚢と上下副甲状腺の位置関係の逆転が生じることになる（図1）．

2. 副甲状腺の解剖・組織

　このように発生した副甲状腺は，甲状腺の背側に左右2個ずつ存在する．通常は計4個であるが，5%程度では5腺目が見いだされる．上記の理由により，過剰腺の部位は胸腺近傍のことが多い．肉眼的には縦5mm，幅2mm程度の卵円形臓器であり，重さは4腺合わせて100〜150mgである．一般的には，下副甲状腺のほうが上副甲状腺よりも大きい傾向にある．色調は黄色あるいはややオレンジ色がかっているが，これは組織に含まれる脂肪や好酸性細胞，血管などに左右される．血管網は比較的豊富であり，割を入れた際に出血が見られる．これにより，肉眼的にリンパ節や甲状腺組織との鑑別が可能となることがある．

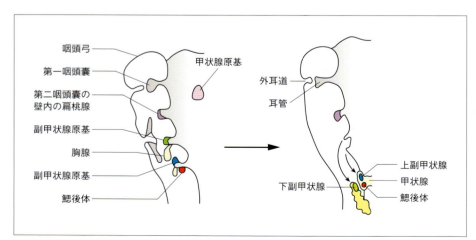

図1 │ 副甲状腺の発生
第三咽頭嚢の背側部分および第四咽頭嚢の背側部分は下降し，それぞれ下副甲状腺，上副甲状腺を形成する．
（阿形清和，高橋淑子 監訳：ギルバート発生生物学，第10版，メディカル・サイエンス・インターナショナル，東京，2015, p484 より引用改変）

副甲状腺は薄い線維性被膜で覆われている．内部は上皮細胞と種々の間質組織よりなるが，上皮の大部分は主細胞で占められる．主細胞は胎生期に分化し，副甲状腺ホルモン parathyroid hormone（PTH）を分泌する．個々の主細胞は径8〜10μmで，核は円形で中心に位置する．胞体はごく淡い好酸性を示し，グリコーゲンや脂肪を含んでいる．通常は充実性あるいは索状構造を示すが，時に濾胞状の構造をとり，一見，甲状腺濾胞のように見える例がある．好酸性細胞は思春期以降に出現し，年齢を重ねるにつれ，その割合が増えていく．径は12〜20μmと主細胞よりやや大きい．核は小型で濃染し，細胞中央に位置する．胞体は好酸性顆粒状を呈するが，これはミトコンドリアの集簇よりなる．

免疫染色では，PTHやクロモグラニンAが主細胞に陽性となり，甲状腺腫瘍との鑑別に役立つ．これに対し，好酸性細胞はPTHの染色性が弱く，クロモグラニンAは染まらない傾向にある．

上皮細胞周囲には間質脂肪細胞が認められる．その実質に占める割合は個体によりさまざまであるが，およそ20％程度とされている．生下時には目立たず，年齢とともにその割合が増加する．しかし，個人差に加え，同一個体でも腺によりその割合はさまざまである．その他，間質には膠原線維，毛細血管，リンパ球を中心とした炎症細胞なども少量観察される．線維は脂肪同様，年齢とともに増加する傾向があり，これにより分葉状の形態を示すようになる．

（亀山香織）

5．副甲状腺

第2部　組織型と診断の実際

1．異所性副甲状腺

　異所性の副甲状腺は，その発生時に移動する経路，すなわち咽頭壁，頸動脈鞘後方，迷走神経，甲状胸腺靱帯，甲状腺内（図1），および胸腺に生じる．このうち最も頻度が高いのは第三咽頭囊由来の胸腺内副甲状腺である．頸部リンパ節内に認められた例も報告されている[1]．これらは副甲状腺機能亢進症を生じることで発見されることが多いが，迷走神経内副甲状腺が声帯麻痺をひき起こしたという症例もある[2]．副甲状腺機能亢進症に対する手術の際，正常と思われる3腺が確認できても，病腺が発見されないことがある．こうした場合は，広く頸動脈周囲や胸腺を検索すべきである．それでも発見できない時は，甲状腺内に存在している可能性を考えたい．

2．パラサイロマトーシス parathyromatosis

　適切な日本語がないため「パラサイロマトーシス」と記載する．主として副甲状腺腫瘍の術後に播種した副甲状腺組織が，増殖し副甲状腺機能亢進症を生じるものである．手術部の脂肪組織，線維結合組織，あるいは筋肉内に複数の結節が形成される（図2）．副甲状腺癌の浸潤や傍神経節組織と鑑別が必要となる．手術の既往がない場合は，迷走神経などに存在する異所性副甲状腺原基なのかもしれない[3]．

3．副甲状腺囊胞

　副甲状腺囊胞は，真性の囊胞および他の疾患の二次的変化に分類される．真性囊胞は，腺房やKürsteiner管遺残の著明な拡張によって生じるとされている．一方，他の疾患に伴う囊胞は主として副甲状腺腺腫で認められるものである（次項「**4．副甲状腺腺腫**」参照）が，一般に両者を組織像のみで鑑別することは困難である．臨床的に副甲状腺機能亢進症があれば，囊胞形成を伴う腺腫と考えられる．

　副甲状腺囊胞は女性に多く発生し，広い年代で認められる．通常は無症状であるが，囊胞内部に出血をきたすと痛みを感じるようになる．術前診断には超音波ガイド下穿刺吸引細胞診が用いられる．吸引物は透明，淡い黄色の液体であり，血性のこともある．甲状腺内に副甲状腺囊胞が発生する場合がある[4]．囊胞液中の副甲状腺ホルモン parathyroid hormone（PTH）は高値を示すため，これを測定することで甲状腺など他の囊胞との鑑別を行っている施設もある．

　肉眼的には，最大径10cm程度の単房性囊胞であり，薄い線維性の壁を有する．

　組織学的に，囊胞内面は1層から数層の立方形あるいは扁平な主細胞で覆われる（図3）．好酸性細胞が混在する場合もある．囊胞形成を伴う腺腫であることを確認するためには，なるべく多くの切片を作製し，"腺腫"の項で示すような腫瘍の特徴を確認する必要がある．これが確認できない場合は単に「副甲状腺囊胞」という病理診断となり，真性か否かが確定できないこととなる．

副甲状腺は薄い線維性被膜で覆われている．内部は上皮細胞と種々の間質組織よりなるが，上皮の大部分は主細胞で占められる．主細胞は胎生期に分化し，副甲状腺ホルモン parathyroid hormone（PTH）を分泌する．個々の主細胞は径8〜10 μm で，核は円形で中心に位置する．胞体はごく淡い好酸性を示し，グリコーゲンや脂肪を含んでいる．通常は充実性あるいは索状構造を示すが，時に濾胞状の構造をとり，一見，甲状腺濾胞のように見える例がある．好酸性細胞は思春期以降に出現し，年齢を重ねるにつれ，その割合が増えていく．径は12〜20 μm と主細胞よりやや大きい．核は小型で濃染し，細胞中央に位置する．胞体は好酸性顆粒状を呈するが，これはミトコンドリアの集簇よりなる．

免疫染色では，PTH やクロモグラニン A が主細胞に陽性となり，甲状腺腫瘍との鑑別に役立つ．これに対し，好酸性細胞は PTH の染色性が弱く，クロモグラニン A は染まらない傾向にある．

上皮細胞周囲には間質脂肪細胞が認められる．その実質に占める割合は個体によりさまざまであるが，およそ20 % 程度とされている．生下時には目立たず，年齢とともにその割合が増加する．しかし，個人差に加え，同一個体でも腺によりその割合はさまざまである．その他，間質には膠原線維，毛細血管，リンパ球を中心とした炎症細胞なども少量観察される．線維は脂肪同様，年齢とともに増加する傾向があり，これにより分葉状の形態を示すようになる．

（亀山香織）

第2部　組織型と診断の実際

1. 異所性副甲状腺

異所性の副甲状腺は，その発生時に移動する経路，すなわち咽頭壁，頸動脈鞘後方，迷走神経，甲状胸腺靱帯，甲状腺内（**図 1**），および胸腺に生じる．このうち最も頻度が高いのは第三咽頭嚢由来の胸腺内副甲状腺である．頸部リンパ節内に認められた例も報告されている[1]．これらは副甲状腺機能亢進症を生じることで発見されることが多いが，迷走神経内副甲状腺が声帯麻痺をひき起こしたという症例もある[2]．副甲状腺機能亢進症に対する手術の際，正常と思われる 3 腺が確認できても，病腺が発見されないことがある．こうした場合は，広く頸動脈周囲や胸腺を検索すべきである．それでも発見できない時は，甲状腺内に存在している可能性を考えたい．

2. パラサイロマトーシス parathyromatosis

適切な日本語がないため「パラサイロマトーシス」と記載する．主として副甲状腺腫瘍の術後に播種した副甲状腺組織が，増殖し副甲状腺機能亢進症を生じるものである．手術部の脂肪組織，線維結合組織，あるいは筋肉内に複数の結節が形成される（**図 2**）．副甲状腺癌の浸潤や傍神経節組織と鑑別が必要となる．手術の既往がない場合は，迷走神経などに存在する異所性副甲状腺原基なのかもしれない[3]．

3. 副甲状腺嚢胞

副甲状腺嚢胞は，真性の嚢胞および他の疾患の二次的変化に分類される．真性嚢胞は，腺房や Kürsteiner 管遺残の著明な拡張によって生じるとされている．一方，他の疾患に伴う嚢胞は主として副甲状腺腺腫で認められるものである（次項「**4. 副甲状腺腺腫**」参照）が，一般に両者を組織像のみで鑑別することは困難である．臨床的に副甲状腺機能亢進症があれば，嚢胞形成を伴う腺腫と考えられる．

副甲状腺嚢胞は女性に多く発生し，広い年代で認められる．通常は無症状であるが，嚢胞内部に出血をきたすと痛みを感じるようになる．術前診断には超音波ガイド下穿刺吸引細胞診が用いられる．吸引物は透明，淡い黄色の液体であり，血性のこともある．甲状腺内に副甲状腺嚢胞が発生する場合がある[4]．嚢胞液中の副甲状腺ホルモン parathyroid hormone（PTH）は高値を示すため，これを測定することで甲状腺など他の嚢胞との鑑別を行っている施設もある．

肉眼的には，最大径 10 cm 程度の単房性嚢胞であり，薄い線維性の壁を有する．

組織学的に，嚢胞内面は 1 層から数層の立方形あるいは扁平な主細胞で覆われる（**図 3**）．好酸性細胞が混在する場合もある．嚢胞形成を伴う腺腫であることを確認するためには，なるべく多くの切片を作製し，"腺腫"の項で示すような腫瘍の特徴を確認する必要がある．これが確認できない場合は単に「副甲状腺嚢胞」という病理診断となり，真性か否かが確定できないこととなる．

4. 副甲状腺腺腫

副甲状腺腺腫は，原発性副甲状腺機能亢進症を生じる原因の大半（80〜85％）を占める．40〜50歳代が多いものの幅広い年齢層で認められ，女性のほうが男性より2，3倍ほど多い．骨病変のある患者，あるいは血清カルシウムやPTH値の高い患者は腺腫のサイズが大きい傾向にある．穿刺吸引細胞診（FNA）が行われた場合，あるいは不明な理由により梗塞が起こる場合がある（図4）が，こうした場合は局所の痛みを感じる．

腺腫は上より下副甲状腺に生じる頻度が高い．多くは1g未満であるが，時に100gを超えるものも報告されている．なお，100mg未満の腺腫は"microadenoma"と呼ばれる．肉眼的には球形，長円形，卵円形，あるいは分葉状を示し（図5），割面は褐色あるいは薄い茶色で（図6），一般に単調であるが，内部に結節の形成が窺われる場合もある（図7）．

異所性の副甲状腺組織に腺腫が生じる例がある．図8は胸腺内，図9は甲状腺内に認められた副甲状腺腺腫である．

組織学的には，基本的に主細胞が充実性，索状，濾胞状などさまざまな構築をとって増殖する（図10）が，好酸性細胞が集団を形成，あるいは散在性に認められることは稀ではない（図11）．濾胞構造をとる場合も稀ではない．濾胞の内部が空虚に見える時は副甲状腺腺腫の診断にそれほど問題とならないが，濾胞内にコロイド様の物質が観察される場合は甲状腺腫瘍，特に濾胞腺腫との鑑別が必要となる（図12）．このコロイド様物質はアミロイドであることが古くから知られているため[5]，偏光顕微鏡で複屈折を確認することで副甲状腺腫瘍ということが確認できる．もちろんPTH，クロモグラニンA，thyroid transcription factor-1（TTF-1）といった免疫染色で確認してもよい．また，主細胞が乳頭状に類似した増殖パターンを示すこともあり（図13），このような場合は甲状腺の乳頭癌や腺腫様甲状腺腫との鑑別となる．乳頭癌との鑑別は乳頭癌に特徴的な核所見（核溝，核内細胞質封入体，すりガラス状核）の有無を確認することで比較的容易であるが，腺腫様甲状腺腫との鑑別はHE所見のみでは難しい．

核は正常細胞と同様に類円形で均一な形態を示すが，そのサイズは正常より大きい．異型核を有する細胞が認められ，症例によっては多核巨細胞が出現する場合もある（図14a〜c）．しかし，これはただち

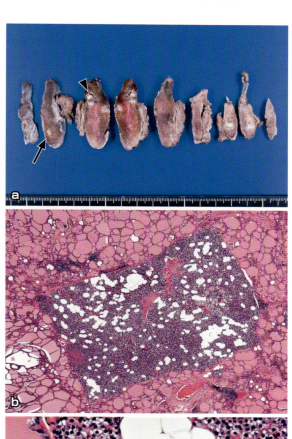

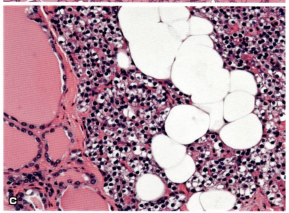

図1 | 甲状腺内副甲状腺
甲状腺癌の手術検体で偶然発見された甲状腺内の副甲状腺である．a：3mm大の黄色結節（矢印）が副甲状腺組織である．白色のもの（矢頭）は乳頭癌および腺腫様結節である．b：副甲状腺組織は被膜を有していない．c：主細胞よりなる組織である．脂肪細胞を混在している．

に悪性を示唆するものではなく，癌の診断には後述するように，浸潤所見の確認が必要である．Ki67の染色も癌との鑑別の一助となる（図14d）．核分裂像は大部分の腺腫で観察されるため，少数見つけたからといって，ただちに悪性を疑う所見ではない．

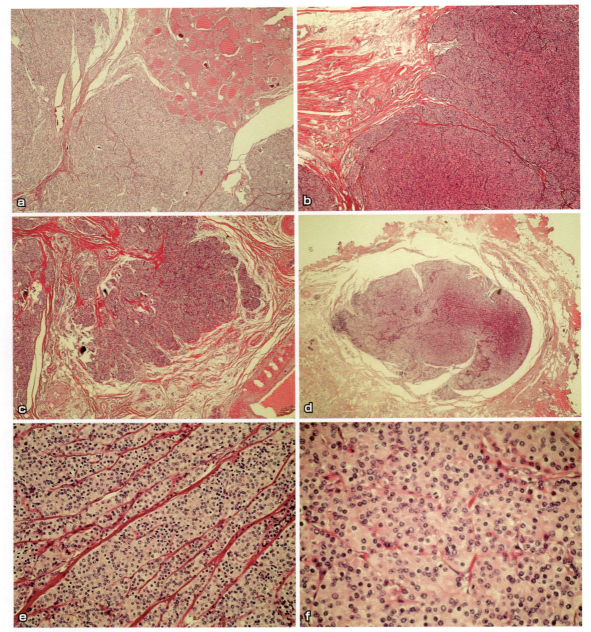

図2│パラサイロマトーシス
二次性副甲状腺機能亢進症に対し副甲状腺全摘術を行ったが，術後9ヵ月頃よりintact PTHが再上昇し，2年7ヵ月後に頸部郭清および前頸筋部分切除を施行した．皮下組織および前頸筋内に多数の結節が形成されている（a〜d）．被膜形成はなく，浸潤性の増殖パターンを示している．fibrous bandや核分裂像も認められ（e, f），一見，副甲状腺癌を疑わせるものの，臨床経過から考え，既往の手術により生じたパラサイロマトーシスと考えた．

　副甲状腺腺腫の病理診断では，腫瘍周囲に認められる正常副甲状腺組織（normal rimと呼ばれる）の存在が重要とされている．これは腫瘍被膜のすぐ外側に存在する（図15a）が，被膜形成の明らかでない腺腫もあり，こうした例では腫瘍組織に隣接してnormal rimが観察される（図15b）．腫瘍細胞はnormal rimよりも脂肪細胞の混在が少なく，細胞内グリコーゲンの含有量も少ない．核のサイズの比較は重要な

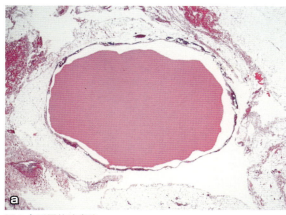
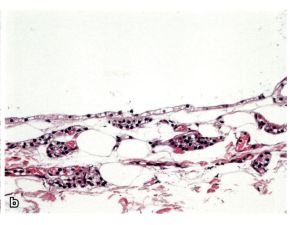

図3 | 副甲状腺嚢胞
漿液性物質を入れた嚢胞が形成されている（a）．嚢胞内面は1層の扁平な主細胞で裏打ちされ，壁には主細胞の小集団が観察される（b）．本例では腺腫の所見は認められない．

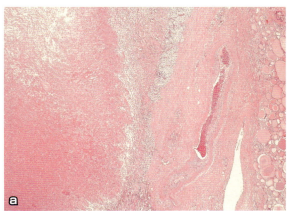
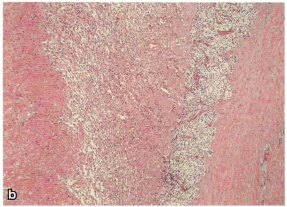

図4 | 梗塞を生じた副甲状腺腺腫
原発性副甲状腺機能亢進症患者で，左下副甲状腺が20 mm大に腫大していた．超音波では嚢胞変性が疑われたが，組織診で広汎な凝固壊死が確認された（a）．viableな組織は辺縁のみに認められ（b），主細胞の増殖よりなる腺腫と考えられた．本例ではFNAは行われておらず，壊死の原因は不明である．

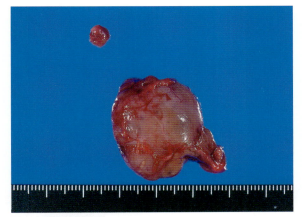
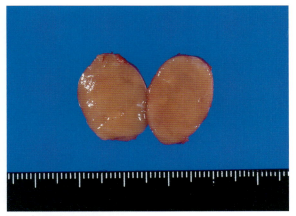

図5 | 副甲状腺腺腫
扁平な球状腫瘤である．

図6 | 副甲状腺腺腫
割面は薄い褐色調を呈している．

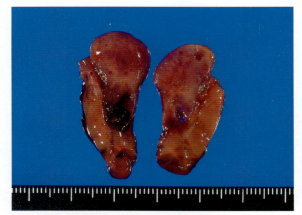

図7 | 副甲状腺腺腫
副甲状腺上部に球状結節が形成されている．

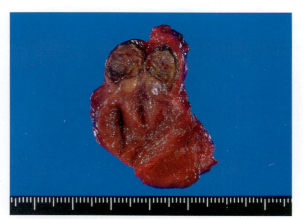

図9 | 甲状腺内副甲状腺腺腫
甲状腺内に埋没した副甲状腺腫瘤が認められる．

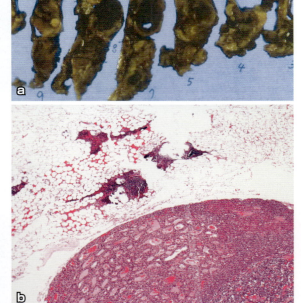

図8 | 胸腺内副甲状腺腺腫
MIBI（methoxyisobutyl isonitrile）シンチにてシグナルの集積を認めた胸腺内に，18mm大の境界明瞭な腫瘤が形成されている（a）．組織学的には，主細胞が濾胞状構造を示し増殖する副甲状腺腺腫であった．腫瘍の上方には胸腺組織が認められる（b）．

点であり，腫瘍細胞の核は normal rim よりも大きい．PTH の免疫染色を行うと，normal rim よりも染色性が低下している（図15c）．また，脂肪染色では腺腫で細胞内の脂肪滴の量が減少しており，術中迅速診断での腺腫か否かの判断の一助となる（図16）．しかし，normal rim は腺腫で常に認められるわけではなく，"過形成" の項で後述するように，normal rim と紛らわしい細胞集団が過形成でも認められる．

副甲状腺腺腫にはいくつかの亜型が知られている．腺腫でも種々の割合で腫瘍内に脂肪細胞が混在するが，脂肪腺腫は脂肪の混在が目立つものをいう（図17）．脂肪の割合が何割以上という定義はなく，2割から9割程度までさまざまである．また，腫瘍組織の大部分（90％以上）が好酸性細胞で構成される腺腫を好酸性細胞腺腫と呼ぶ（図18）．肉眼的に褐色調の割面を呈し，組織学的には濃染核と好酸性顆粒状胞体を有する細胞が通常型の腺腫同様，さまざまな配列を示し増殖する．核小体や核の大小不同が目立つこともある．その他の亜型としては，空胞状の胞体を有する細胞で構成される water-clear cell adenoma，粘液状の間質を有する myxoadenoma などが報告されているが，いずれも遭遇することはとても稀である．

副甲状腺腺腫で嚢胞形成が認められることは稀ではなく，特に大型の腺腫では嚢胞を伴うことが多い傾向にある．嚢胞形成の原因は，腺腫に出血や梗塞が生じたためとされている[6]が，いずれの証拠もつかめない例は多い．嚢胞のサイズは数mmから数cmまでさまざまであり（図19，20），硝子化した壁を有し，通常は単房性である．内部に茶褐色の充実部を認めるが，これは腺腫成分である．

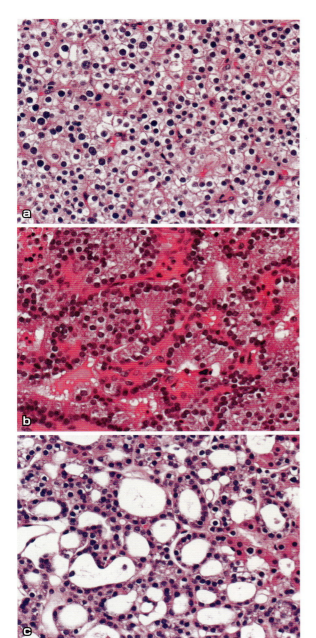

図10 | 副甲状腺腺腫のさまざまな構造パターン
充実性(a),索状(b),濾胞状(c)の構築を示す.

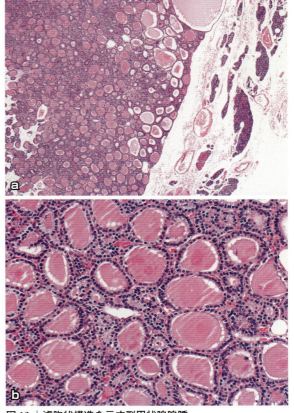

図11 | 副甲状腺腺腫
右側では好酸性細胞が増殖している.

図12 | 濾胞状構造を示す副甲状腺腺腫
濾胞内にはコロイド様物質を入れている.甲状腺濾胞腺腫との鑑別が問題となる.

5. 副甲状腺過形成

　原発性副甲状腺機能亢進症患者のうち,文献的には10〜15%が過形成であるとされている[7].女性,しかも中年以降に生じる頻度が高い.家族性に発生する他,頸部への放射線照射やリチウム投与後に発生するとする報告がある[8,9].一般には4腺すべてが病腺であり,対称性あるいは非対称性に腫大する.

176   5．副甲状腺

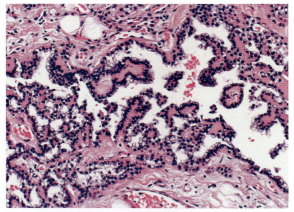

図13 ｜ 乳頭状様構造を示す副甲状腺腺腫
主細胞が乳頭状に類似した増殖を示している．甲状腺乳頭癌で認められる乳頭状構造とは異なり，線維血管性間質を軸とした木の枝状ではなく，索が引き伸ばされたような形状を示す．これは腺腫様甲状腺腫で認められる「偽乳頭状構造」と類似している．

大きさは症例により多様で，形状や色調は腺腫と差が見られないが，割面では腺腫と異なり結節の形成が目立つ傾向にある．嚢胞を伴った過形成も報告されている[10]．

組織学的に被膜形成ははっきりせず，弱拡大ではサイズの異なる結節が集合したように見える（図21）．結節形成はサイズの大きい過形成でより目立つ傾向にある．複数の結節が一般的であるが，単数の例もある．各々の結節は主細胞，好酸性細胞あるいは両者の混在した細胞が，充実性，索状，濾胞状など多様な構築を示す（図22）．結節間には線維性隔壁が存在することも存在しないこともあるが，結節を取り囲む被膜形成があるように見える際は，腺腫との鑑別が問題となる．また，さまざまな割合で脂肪細胞を混在しており（図23），腺の腫大が軽度で脂肪細胞が多く含まれる場合は正常組織との区別が困難である（図24）．ややこしいことに，結節形成が明らかで

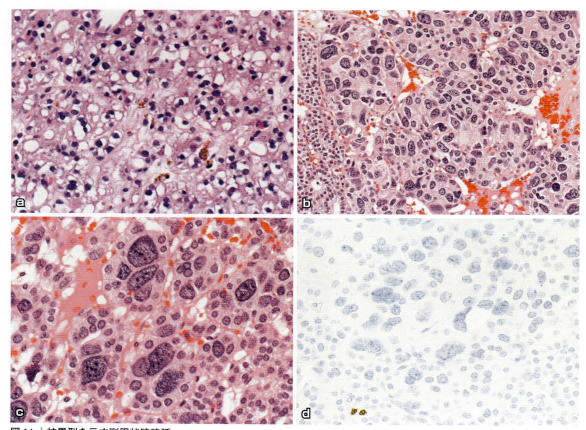

図14 ｜ 核異型を示す副甲状腺腺腫
a：核の大小不同および軽度の核異型がみられる．b：左端に通常サイズの腺腫細胞が認められるが，中央部ではこれと比較すると数倍のサイズの異型核を有する腫瘍細胞が増殖している．c：bの拡大像．多核細胞もみられ，粗いクロマチンを有している．しかし，核分裂像は確認できない．d：Ki67は異型細胞には染色されない．癌では異型細胞で陽性率が高くなる傾向にあるため，両者の鑑別に用いられる．

ない「びまん性過形成」という概念が存在し，このため腺腫との境界に病理医毎の差が生じている．**図25**は，多発性内分泌腫瘍症1型 multiple endocrine neoplasia type 1（MEN1）患者で認められた腫大した4腺のうちの1腺である．nodularity はみられず，主細胞がびまん性に増殖している．これを病理で腺腫と報告してしまうと，少なからず混乱を生じてしまう．後述するように，MEN1で認められる病変として矛盾しない，といった記載をすべきであろう．なお，過形成では腺全体の上皮細胞が増殖するため，腺腫のような normal rim は観察されない．しかし，辺縁の結節があたかも normal rim のように見えることがあり，「押しつぶされた結節」と呼んでいる．ここでは，核のサイズを強拡大でよく観察し，周囲と差がないことを確かめることが大事である（**図26**）．腺腫と同様に核の大小不同や多核細胞の出現，核分裂像も観察され，細胞形態単独では腺腫との相違は見いだせない（**図27**）．実際の業務における腺腫との鑑別については，第3部で述べる．

　二次性副甲状腺機能亢進症でも4腺に過形成が生じる（**図28**）．原発性で見られる過形成との組織学的鑑別は実際上困難であるが，一定の特徴があることは以前より知られている．すなわち，二次性では主細胞のびまん性増殖よりなり（**図29**），結節形成はあるとしても小型である．充実性，索状，濾胞状構築を呈することは原発性と同様であるが，脂肪の混在が少ない，あるいは認めないことが多い．腎不全が進行すると好酸性細胞が増加するとともに，主細胞の結節形成が見られるようになるため，原発性の過形成と類似する．好酸性細胞腺腫と区別のつかない病変も認められる（**図30**）．

　三次性副甲状腺機能亢進症は，副甲状腺が長期的な刺激を受けることで腫瘍化した（**図31**）と考えられるため，4腺のうち1腺のみならず複数腺が腺腫となることがある[11]．また，症例の1/3程度では異所腺が認められるという[12]．腺腫部分を除けば，原発性の過形成と区別のつかない組織像を示す．二次性，三次性のどちらにしても，組織像のみの観察で腺腫か過形成かを述べることは困難であり意味がない．病歴，単腺病変か多腺病変などの臨床情報を鑑み，それと矛盾がないかを検討していくことが必要である．

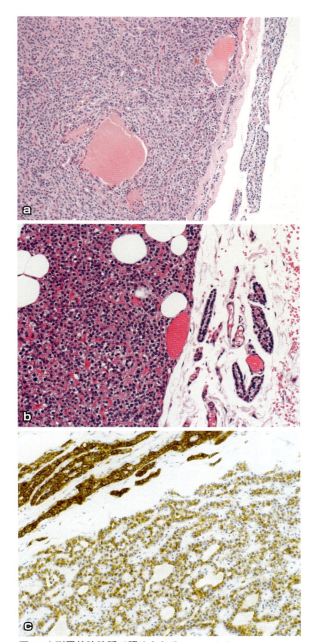

図15 | 副甲状腺腺腫で認められる normal rim
腺腫の被膜のすぐ外側（**a**），被膜のない例では腫瘍のすぐ外側（**b**）に，正常組織が圧排される形で少量認められる．腫瘍のほうが核のサイズが大きいことに注目したい．PTH の染色では，腫瘍細胞は normal rim よりも染色性が低下している（**c**）．

178　5．副甲状腺

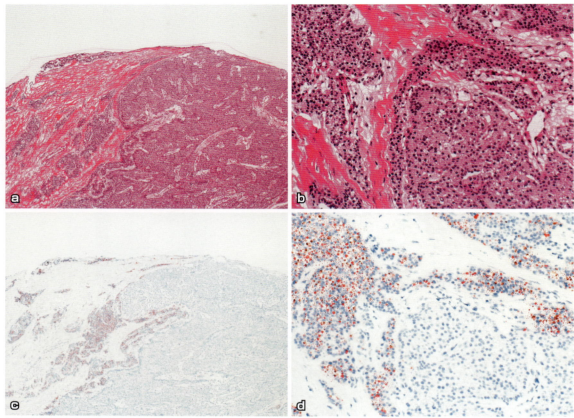

図16 ｜ 副甲状腺腺腫凍結切片での oil red O 染色
主細胞（凍結切片では胞体が明るくならない）の増殖よりなる病変で，腺腫と考えられる．しかし，normal rim ははっきりしない（a, b）．脂肪染色を行うと，腺腫では脂肪滴が認められないが，周囲に脂肪滴の含有がみられる細胞集団があることがわかる（c, d）．この領域が normal rim と思われるが，HE 染色を見返してもその判別は難しい．

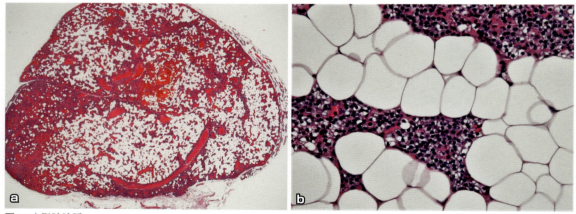

図17 ｜ 脂肪腺腫
切片上で腫瘍の半分強が脂肪細胞で占められている．右端には normal rim が認められる（a）．島状に認められる主細胞集団の間に脂肪細胞が増殖している（b）．

第 2 部　組織型と診断の実際

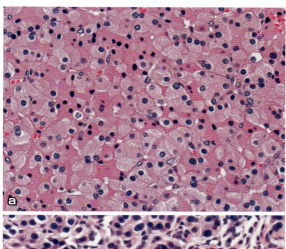
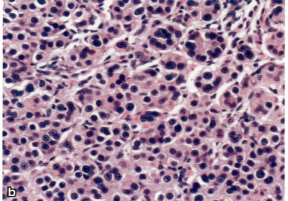

図 18 ｜ 好酸性細胞腺腫
類円形でやや濃染した核と，好酸性顆粒状胞体を有する細胞が充実性に増殖している（a）．b には核腫大と核小体が目立つ例を示す．

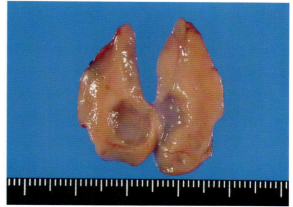

図 19 ｜ 嚢胞形成のみられる副甲状腺腺腫
腺腫内に 8mm 大の単房性嚢胞を認める．

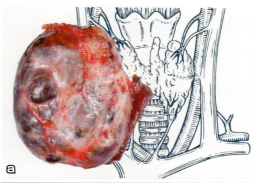
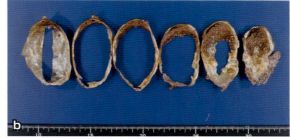
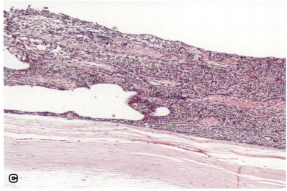

図 20 ｜ 嚢胞形成のみられる副甲状腺腺腫
右頸部に薄い壁よりなる径 5cm 大の単房性嚢胞が形成されている（a, b）．嚢胞内面には副甲状腺腺腫と考えられる主細胞の増殖巣が観察された（c）．

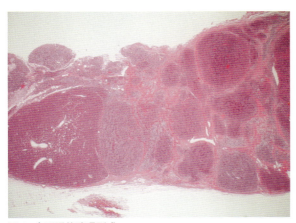

図 21 ｜ 副甲状腺過形成
大小の結節が密に集合し腫瘤を形成している．本例では脂肪の混在は明らかでない．

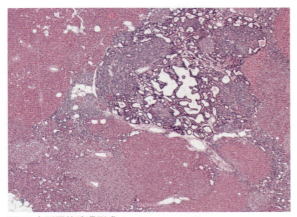

図22 | 副甲状腺過形成
主細胞で構成される結節と好酸性細胞の結節が混在している．

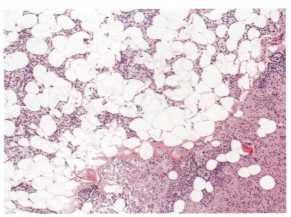

図23 | 副甲状腺過形成
上皮細胞間に脂肪細胞が認められる．

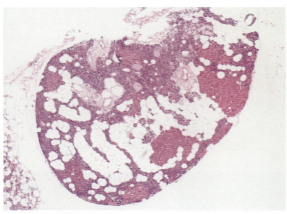

図24 | 副甲状腺過形成
小型の副甲状腺過形成であるが，脂肪細胞が比較的多い．正常腺との鑑別は難しい．

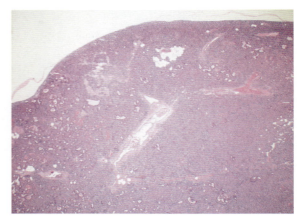

図25 | MEN1で認められた腫大した副甲状腺
臨床的には過形成と考えられるが，腺腫との違いを見いだすことができない．

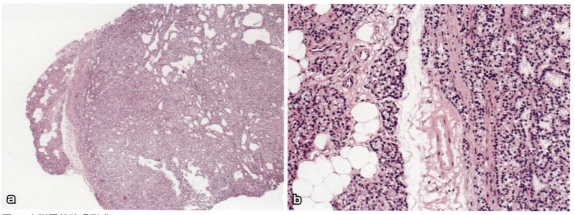

図26 | 副甲状腺過形成
結節の左側に脂肪を混在した，一見 normal rim と思える細胞集団が認められる (a) が，核のサイズはほぼ同じである (b)．normal rim とはいえない．「押しつぶされた小結節」である．

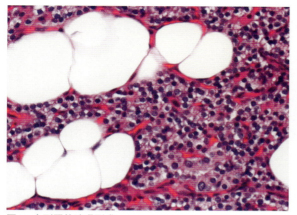

図27 │ 副甲状腺過形成
細胞形態に腺腫との差は認められない．

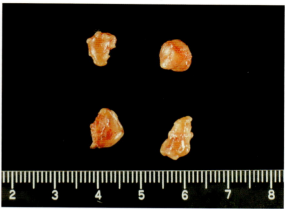

図28 │ 二次性副甲状腺機能亢進症
4腺はいずれも腫大している．

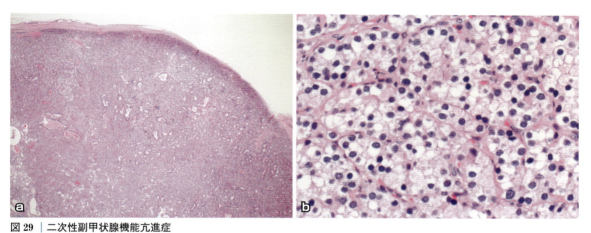

図29 │ 二次性副甲状腺機能亢進症
異型の乏しい主細胞のびまん性増殖がみられる（a）．脂肪の混在や結節の形成は認めない（b）．

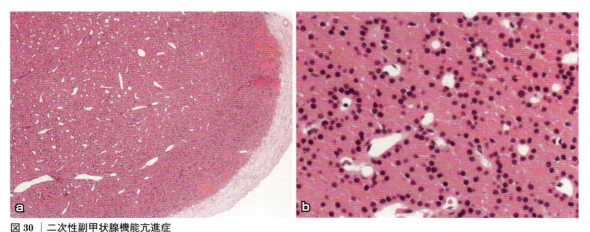

図30 │ 二次性副甲状腺機能亢進症
本例では好酸性細胞がびまん性に増殖している（a）．脂肪の混在は明らかでない（b）．

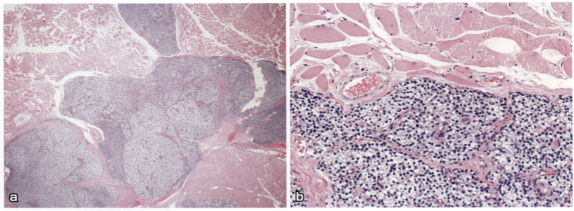

図31 | 三次性副甲状腺機能亢進症
二次性副甲状腺機能亢進症に対し副甲状腺全摘および前腕自家移植後，腎移植を行った．その後，高 Ca，高 PTH が持続し，自家移植腺を切除した．主細胞が充実性に配列し（a），筋肉に分け入るように増殖している（b）．移植腺が腫瘍化したものと推測される．

表1 | 家族性副甲状腺機能亢進症の症候群別概要

syndrome	inheritance	responsible gene	parathyroid disorder
multiple endocrine neoplasia type 1	dominant	MEN1	hyperplasia
multiple endocrine neoplasia type 2A	dominant	RET	hyperplasia
familial hypocalciuric hypercalcemia	dominant	CaSR	hyperplasia
neonatal severe hyperparathyroidism	dominant	CaSR	hyperplasia
hyperparathyroidism-jaw tumor syndrome	dominant	HRPT2	hyperplasia, carcinoma
familial isolated hyperparathyroidism	dominant	HRPT2, MEN1, CaSR	hyperplasia, adenoma, carcinoma
autosomal dominant mild hyperparathyroidism	dominant	CaSR	hyperplasia, adenoma

6. 家族性副甲状腺機能亢進症

　副甲状腺機能亢進症の5％弱は家族性に発生するが，それにはいくつかの症候群が知られている．表1に概要を示す．副甲状腺病変はいずれも一般的には過形成である．しかし，MEN1で代表されるように過形成と腺腫の中間的な形態が見られることが多い．したがって，病理診断としては過形成あるいは腺腫の一方に無理に決めるよりは，"hyperplastic parathyroid tissue, compatible with MEN1"などと報告するのが望ましいと思われる．

　家族性副甲状腺機能亢進症のうち，最も頻度が高いのは MEN1 である．一般に，副甲状腺病変は膵十二指腸，下垂体など他臓器病変に先立って発見される．副甲状腺機能亢進の程度は比較的軽度である．4腺が非対称性に腫大するほか（図32a），5腺目が発見されることも稀ではない．組織学的には，主細胞を主とするびまん性あるいは結節性過形成であることが多い（図32b, c）．散発性に発生する過形成とは組織上，鑑別できない．

　多発性内分泌腫瘍症2型（MEN2）も副甲状腺病変を生じる．わが国で行った全国集計では，甲状腺髄様癌905例中，MEN2A が258例（29％），家族性甲状腺髄様癌 familial medullary thyroid carcinoma（FMTC）が63例（7％），MEN2B が31例（3％），散発性髄様癌は553例（61％）であった[13]．このうち副甲状腺病変が出現するのは MEN2A である．MEN2A では，髄様癌をまず発症し，次いで褐色細胞腫や副甲状腺病変が出現する．1995年と2002年の2回にわたり行った調査では，MEN2A 患者における副甲状腺病変の出現頻度はそれぞれ17％，11％であった．機能亢進の程度は概して MEN1 よりもさらに軽度である．多腺が腫大する場合が多く，MEN1 同様に不均等なサイズを示す．単腺病変であることもあるが，散発性に発生する過形成とは組織上鑑別が困難である点は，MEN1 と同様である（図33）．

第 2 部　組織型と診断の実際

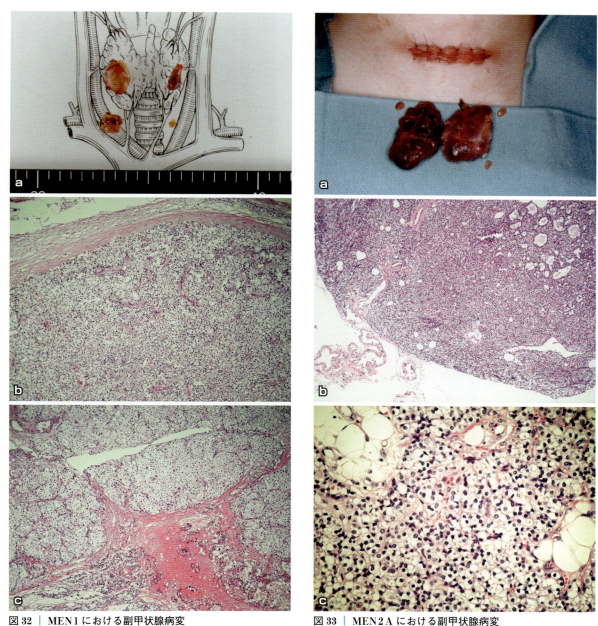

図 32 ｜ MEN1 における副甲状腺病変
MEN1 のエクソン 10, コドン 526 に GCC (Ala) → ACC (Thy) の変異が認められた例である. 副甲状腺 4 腺の大きさは不均一である (a). 右上, 右下, 左下の副甲状腺には主細胞のびまん性増殖 (b), 左上副甲状腺では不明瞭な結節形成がみられる (c).

図 33 ｜ MEN2A における副甲状腺病変
RET の codon 634 (MEN2A, FMTC におけるホットスポット) に, Cys → Arg の変異が認められた例である. MEN2A の診断のもと, 甲状腺全摘および副甲状腺切除を行った (a). 甲状腺には両葉に小型の髄様癌が認められた. 副甲状腺は 4 腺が腫大しており, 組織学的にはいずれも主細胞よりなるびまん性過形成であった (b, c).

副甲状腺機能亢進症-下顎腫瘍症候群 hyperparathyroidism-jaw tumor syndrome (HPT-JT) では, 副甲状腺病変に加えて顎の骨形成線維腫がみられるが, その他腎臓などに腫瘍性病変を生じることがある. 副甲状腺機能亢進症は症状の顕著な例が多い. 一般には 1 腺あるいは 2 腺病変であり, 囊胞形成を示す頻度が高い. 特筆すべきは, 本症候群で認められる副甲状腺病変の 15% 程度が癌である (その他は腺腫) という点である. これらが散発性の副甲状腺癌と組織学的特徴や予後でどの程度相違があるのかについ

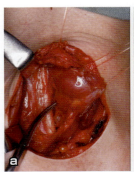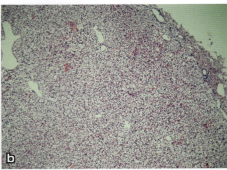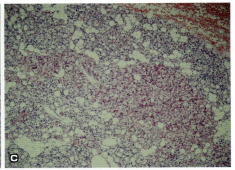

図 34 │ 家族性原発性副甲状腺機能亢進症における副甲状腺病変
副甲状腺機能亢進症により右上副甲状腺を切除した（a）．術後，外来フォロー中に腎結石を指摘，体外衝撃波砕石術（ESWL）施行後，残り3腺を切除した．その後，家族に複数の副甲状腺機能亢進患者が発見された．MEN1には1483del4のフレームシフト変異が認められた．組織学的には，4腺の大小不同が著明なものの，いずれもびまん性過形成であった（b, c）．

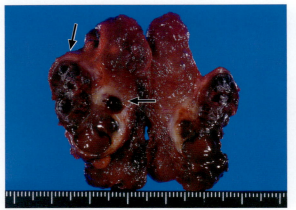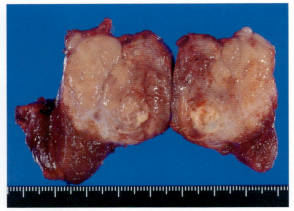

図 35 │ 副甲状腺癌
甲状腺内に浸潤する副甲状腺癌．厚い線維性被膜（矢印）が形成されている．

図 36 │ 副甲状腺癌
やはり甲状腺に浸潤している．広く線維化および石灰化を生じている．

ては，症例が少ないこともあり詳細はわかっていない．

家族性原発性副甲状腺機能亢進症は，副甲状腺以外の遺伝性病変を有さない家族性の副甲状腺機能亢進症である．副甲状腺は単腺腫大であることも多腺腫大であることもある．組織学的には主に過形成である（図34）ものの，HPT-JTと同様，15%程度に癌のリスクがある．

7. 副甲状腺癌

副甲状腺癌は，甲状腺や食道といった周囲組織に強固に癒着していることが多く，手術中に癌が疑われる場合がある．図35, 36は甲状腺に浸潤する副甲状腺癌である．腫瘍周囲に厚い線維性被膜を形成（図35），あるいは腫瘍内に線維化，石灰化が生じる（図36）ため，触ると腺腫に比べ硬い．割面は灰白色，黄褐色調を呈する．

主細胞が充実性をはじめ，さまざまな増殖パターンをとって増殖することが多いが，好酸性細胞で構成される癌も認められる．索状配列を示す場合は索の間に線維化が認められ（fibrous band）（図37），これが以前は癌の特徴として重視されていた．核は腺腫より大型で核小体が目立つ傾向にある．壊死や核分裂像（図38）も腺腫より多いが，下に記載するように癌の診断の必須条件ではない．

近年まで長らく副甲状腺癌の診断基準は，①周囲組織への浸潤，②頸部リンパ節あるいは遠隔臓器への転移，の他，Schantz & Castlemanの組織学的診断基準[14]として，③厚いfibrous band，核分裂像，

第 2 部　組織型と診断の実際　185

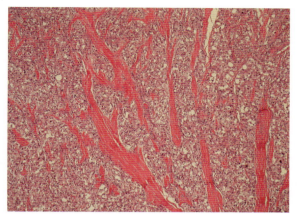

図 37 ｜ 副甲状腺癌で認められた fibrous band
腫瘍細胞間に帯状の結合組織がみられる．この線維は浸潤する方向に平行に走行する傾向がある．

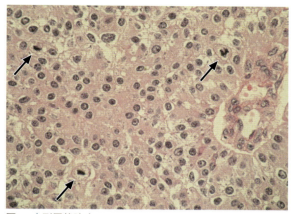

図 38 ｜ 副甲状腺癌
この写真では核分裂像が 3 個確認できる（矢印）．

被膜あるいは脈管侵襲といった所見を総合的に判断する，というものが採用されてきた．①，②は問題がないが，③の基準の取り扱いに病理医の個人差があったため，施設毎の副甲状腺癌の頻度に著しい差が生じていたと思われる．実際，Schantz & Castleman の原著でも癌と診断された人の実に 58％が無病生存しており，臨床的に明らかな癌 40 例のうち，初回手術で癌と病理診断されたものは半数以下であったという報告[15]や，癌と診断された 27 例中，16 例が見直しで良性となり，そのすべてで再発がなかったといった報告[16]があり（しかも残り 11 例のうち臨床的に悪性は 4 例のみ），癌はかなり「広めに」診断されていたと考えられる．

　こうした状況の中，2004 年に発行された WHO の基準[17]では，脈管侵襲，神経周囲浸潤，被膜浸潤，あるいは遠隔転移が認められるものを癌とする，と定義された．腺腫でもしばしば観察される厚い fibrous band や核分裂像といった所見は重視されなくなった．一般的に，癌でしばしば認められる充実性増殖パターン，凝固壊死といったものも，腺腫で一定の割合で観察されることより，「癌を疑う所見」でしかないとされた．しかし，三極分裂などの明らかな atypical mitosis は癌を示唆する所見となりうる．この診断基準は比較的観察者間の所見の取り方の相違が少ないように思われ，今後の診断一致率の向上が期待される（おそらく癌は原発性副甲状腺機能亢進症の 1％未満の頻度であろう）．しかし，甲状腺濾胞癌の病理診断における病理医間の observer variation と同様の混乱が起きる危険は残る．

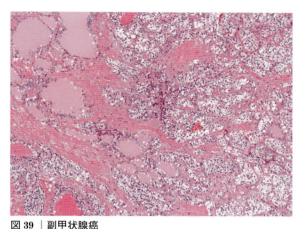

図 39 ｜ 副甲状腺癌
主細胞よりなる腫瘍細胞が甲状腺組織を破壊し増殖している．

　被膜浸潤は，腫瘍が被膜を完全に越えている時に用いる．甲状腺内など他臓器に浸潤している際（図39）は問題ないが，腫瘍の進展が甲状腺側でない場合は，甲状腺濾胞癌の被膜浸潤の判定法と同様に周囲の被膜のラインより外側に突出していれば（図40），さらに被膜がかぶっているように見えても（図41）被膜浸潤とする．脈管侵襲は腫瘍被膜内あるいは周囲組織の脈管で判断する（図42）．腫瘍内血管では判断しない（というよりは判断に苦しむ）．図43 では，被膜内血管に腫瘍が浸潤しているようにも見えるが，内側から内皮を押し上げているだけのようでもある．観察者間によって判断が分かれるであろう．

　さて，浸潤を確認することで癌と診断するのはよ

186　5．副甲状腺

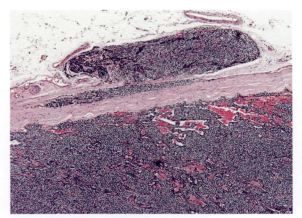

図40｜副甲状腺癌の被膜浸潤
腫瘍細胞が線維性被膜の外側に飛び出している．

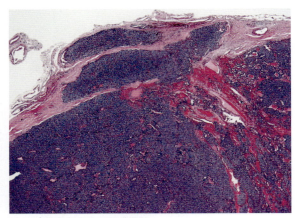

図41｜副甲状腺癌の被膜浸潤
最外層では被膜をかぶっているように見えるが，周囲の被膜のラインを越えている．一度被膜浸潤を生じ，その後浸潤巣周囲に線維化を生じたと判断する．

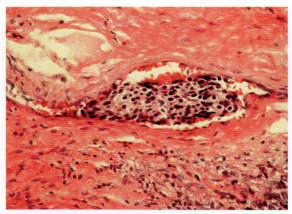

図42｜副甲状腺癌の脈管侵襲
腫瘍被膜内に腫瘍細胞が侵入している．この判定は腫瘍内血管では行わない．

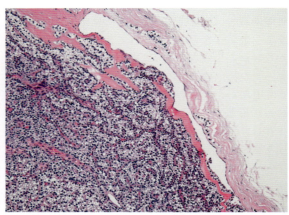

図43｜副甲状腺腺腫で認められた一見，脈管侵襲に見える部位
被膜内血管を内側から押し上げている（と思われる）．

いが，この癌には低悪性度のものから高悪性度のものまで多様な腫瘍が含まれることになろう．最近では，脈管侵襲の有無などでステージングを行う方法も提唱されている[18, 19]が，いまだ検討段階である．筆者らは，甲状腺濾胞癌の分類（甲状腺癌取扱い規約による）にならい，肉眼的には浸潤部位を明示しがたいが組織学的に被膜浸潤を認めるものを微少浸潤型副甲状腺癌，肉眼的に浸潤が明らか，あるいは組織学的に広汎な浸潤が認められるものを広汎浸潤型副甲状腺癌と亜分類している[20]．これらはそれぞれ臨床的低悪性度癌，高悪性度癌によく対応しており，現在，実際の診断に用いている．また，免疫染色で副甲状腺癌患者の予後を推定する試みがある．

このうち，現在最も多用されているのはKi67染色だと思われる．自験例でもKi67陽性率が5％以上の症例では再発や転移が生じており[21]，前述の広汎浸潤型副甲状腺癌に一致していた．他の施設の報告とも合わせ，臨床的に問題となる癌はKi67陽性率が5％以上である，というのが目安になると思われる．

2002年に，HPT-JTで*HRPT2*遺伝子の変異が認められることが発見された[22]．翌年，散発性の副甲状腺癌で*HRPT2*遺伝子変異が高率に認められることが報告され[23, 24]，さらに*HRPT2*がコードする蛋白質であるparafibrominが副甲状腺癌で発現低下することが確認された[25]．筆者らの追試でも免疫染色上，parafibrominは正常副甲状腺や腺腫では100％

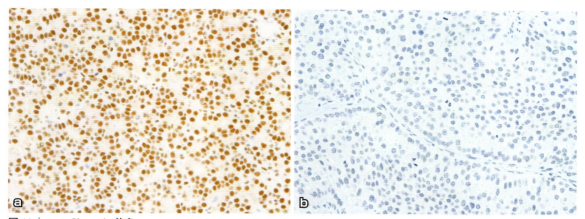

図44 | **parafibromin 染色**
副甲状腺腺腫では腫瘍細胞は染色される（a）が，副甲状腺癌（高 Ca 血症により死亡した例）では陰性となる（b）．

の陽性率を示し，再発や転移を生じた癌では染色性が明らかに低下していた（**図44**）．一方で，軽度の被膜浸潤のみを見るような低悪性度と考えられる癌では，染色性の低下は認められなかった．腺腫と癌との鑑別には役に立つとはいえないが，臨床的に問題となるような癌を抽出するには実用的なマーカーではないかと思われる．最近では，galectin-3（**図45**），PGP9.5 といった抗体を用いて免疫染色を行うと，副甲状腺癌で陽性率が高いという結果が報告されている（**表2**）．これらの染色を組み合わせて用いるのも診断の一助となるかもしれない．

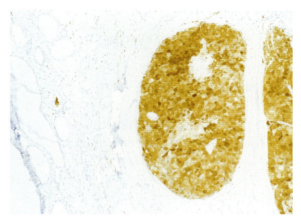

図45 | **galectin-3 染色**
甲状腺に浸潤する副甲状腺癌．腫瘍細胞が陽性となった．

表2 | **parafibromin, galectin-3, PGP9.5 の免疫染色結果の一覧**

author	carcinoma			atypical adenoma			adenoma		
	PF	GAL	PGP	PF	GAL	PGP	PF	GAL	PGP
Tan	50	–	–	16.6	–	–	10.5	–	–
Begero	–	92.3	–	–	–	–	–	3.3	–
Gill	72.7	–	–	–	–	–	0	–	–
Saggiorata	–	91.6	–	–	–	–	–	2.5	–
Cetani	100	–	–	50	–	–	–	–	–
Juhlin	4.5	–	–	0	–	–	–	–	–
Howell	45.4	–	63.6	–	–	–	0	–	0
Gustavo	31.2	93.3	–	0	100	–	0	5.5	–
Kim	37.5	–	–	–	–	–	5.6	–	–
Wang	60	73.3	–	–	–	–	5.5	26.3	–
Truran	45.8	54.1	33.3	–	–	–	0	0	0
Kumari	50	42.8	64.3	31.6	47.4	31.6	9.8	9.8	14.9

PF：parafibromin loss, GAL：galectin-3, PGP：PGP9.5. （Kumari N et al：Endocr Pathol 27：87, 2016 より引用）

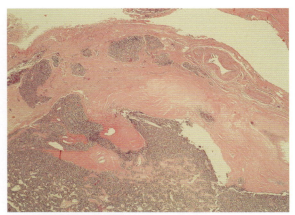

図46 | 副甲状腺異型腺腫
囊胞形成のみられる腫瘍である．硝子化した厚い被膜が形成され，腫瘍細胞集団を囲んでいる．被膜を越えた浸潤は認めない．

8．異型腺腫

　副甲状腺には異型腺腫という概念がある．充実性増殖，核分裂像，周囲組織との癒着といった癌を疑うような所見があるものの，定義である明らかな被膜浸潤や脈管侵襲像が確認できないものである（甲状腺の異型腺腫とは概念がまったく違う）．しばしば遭遇するのは，厚い被膜内に島状に主細胞の胞巣が認められ一見浸潤様に見えるもの，被膜を完全に貫通する像は見られない，といった腫瘍である（図46）．血中カルシウムレベルは腺腫と癌との中間的な値であり，大半は良性の経過を辿るようである[26]．WHO分類では腺腫の亜型の1つとして分類されている．

（亀山香織）

文　献

1) Veras E, Sturgis EM, Luna MA：Heterotopic parathyroid inclusion in a cervical lymph node. Head Neck 29：1160-1163, 2007
2) Yousef GM, Denic N, Wadhwa J et al：Intravagal ectopic parathyroid presenting as vocal cord paralysis：case report and review of the literature. J Otolaryngol 36：E93-E95, 2007
3) Lack EE：Microanatomy of vagal body paraganglia in infancy including victims of sudden infant death syndrome. Pediatr Pathol 9：373-386, 1989
4) Capezzone M, Morabito E, Bellitti P et al：Ectopic intrathyroidal nonfunctioning parathyroid cyst. Endocr Pract 13：56-58, 2007
5) Leedham PW, Pollock DJ：Intrafollicular amyloid in primary hyperparathyroidism. J Clin Pathol 23：811-817, 1970
6) Wang C, Vickery AL Jr, Maloof F：Large parathyroid cysts mimicking thyroid nodules. Ann Surg 175：448-453, 1972
7) DeLellis RA, Mazzaglia P, Mangray S：Primary hyperparathyroidism：a current perspective. Arch Pathol Lab Med 132：1251-1262, 2008
8) Christmas TJ, Chapple CR, Noble JG et al：Hyperparathyroidism after neck irradiation. Br J Surg 75：873-874, 1988
9) Awad SS, Miskulin J, Thompson N：Parathyroid adenomas versus four-gland hyperplasia as the cause of primary hyperparathyroidism in patients with prolonged lithium therapy. World J Surg 27：486-488, 2003
10) Clark OH, Okerlund MD, Cavalieri RR et al：Diagnosis and treatment of thyroid, parathyroid, and thyroglossal duct cysts. J Clin Endocrinol Metab 48：983-988, 1979
11) Harach HR, Jasani B：Parathyroid hyperplasia in tertiary hyperparathyroidism：a pathological and immunohistochemical reappraisal. Histopathology 21：513-519, 1992
12) Kebebew E, Duh QY, Clark OH：Tertiary hyperparathyroidism：histologic patterns of disease and results of parathyroidectomy. Arch Surg 139：974-977, 2004
13) Kameyama K, Takami H：Medullary thyroid carcinoma：nationwide Japanese survey of 634 cases in 1996 and 271 cases in 2002. Endocr J 51：453-456, 2004
14) Schantz A, Castleman B：Parathyroid carcinoma. A study of 70 cases. Cancer 31：600-605, 1973
15) Sandelin K, Tullgren O, Farnebo LO：Clinical course of metastatic parathyroid cancer. World J Surg 18：594-598；discussion 599, 1994
16) Ippolito G, Palazzo FF, Sebag F et al：Intraoperative diagnosis and treatment of parathyroid cancer and atypical parathyroid adenoma. Br J Surg 94：566-570, 2007
17) Bondeson L, Grimelius L, DeLellis RA et al：Parathyroid carcinoma. in：DeLellis RA, Lloid RV, Heitz PU et al (eds)："Pathology and Genetics of Tumours of Endocrine Organs. World Organization Classification of Tumours", IARC Press, Lyon, 2004, p124
18) Talat N, Schulte KM：Clinical presentation, staging and long-term evolution of parathyroid cancer. Ann Surg Oncol 17：2156-2174, 2010
19) Schulte KM, Talat N：Diagnosis and management of parathyroid cancer. Nat Rev Endocrinol 8：612-622, 2012
20) Kameyama K, Takami H：Proposal for the histological classification of parathyroid carcinoma. Endocr Pathol 16：49-52, 2005
21) Kameyama K, Takami H, Umemura S et al：PCNA and Ki-67 as prognostic markers in human parathyroid carcinomas. Ann Surg Oncol 7：301-304, 2000
22) Carpten JD, Robbins CM, Villablanca A et al：HRPT2, encoding parafibromin, is mutated in hyperparathyroidism-jaw tumor syndrome. Nat Genet 32：676-680, 2002
23) Howell VM, Haven CJ, Kahnoski K et al：HRPT2 mutations are associated with malignancy in sporadic parathyroid tumours. J Med Genet 40：657-663, 2003
24) Shattuck TM, Välimäki S, Obara T et al：Somatic and germ-line mutations of the HRPT2 gene in sporadic parathyroid carcinoma. N Engl J Med 349：1722-1729, 2003
25) Tan MH, Morrison C, Wang P et al：Loss of parafibromin immunoreactivity is a distinguishing feature of parathyroid carcinoma. Clin Cancer Res 10：6629-6637, 2004
26) Guiter GE, DeLellis RA：Risk of recurrence or metastasis in atypical parathyroid adenomas. Mod Pathol 15：115A, 2002

第3部　鑑別ポイント

1．腺腫か過形成か

　この両者は個々の細胞形態のみでは区別がつかず，その構造により分類される．過形成は通常多結節性であり，一方，腺腫は単結節性であるとされているが，びまん性構造を示す過形成などもあり，これのみでは鑑別ができない．また，腫瘍周囲に"normal rim"と称される萎縮した非腫瘍組織が観察されることが，腺腫の診断基準として知られているものの，これは小さい腺腫では認められない傾向にある．さらに，押しつぶされた結節が normal rim のように見える紛らわしい所見は，過形成でしばしば目にする．

　さて，腺腫は単腺病変であり，過形成は多腺病変であるとされていることから，両者の鑑別において最も信頼できるのは腫大していない腺の生検による検索，とされてきた．すなわち，腫大していない腺が正常，あるいは萎縮していれば腫大腺は腺腫であり，異常（細胞成分が多い）であれば過形成とする，というものである．しかし，細胞成分が正常であるのか否かを生検の小さな組織で判断するのは難しい．また，頻度は低いものの，複数の腺腫が存在する可能性も考慮に入れる必要がある．

　実際の診療で頻度が高い状況を考える．画像上は単腺病変で腺腫と思われ切除したが，組織学的には多結節性で脂肪細胞の混在もあり過形成も疑われる．一方で，術後の完全型副甲状腺ホルモン intact para-thyroid hormone（iPTH）やカルシウム値は低下しており，臨床的には過形成は考えにくい，といったケースである．臨床側の立場で見ると，過形成という病理診断が出てしまうと，MEN1 を代表とする家族性副甲状腺機能亢進症の可能性を探る必要が出てくる．実際に MEN1 が発見される例もごく少数はあると思われるが，脳 CT や癌胎児性抗原 carcinoem-bryonic antigen（CEA），calcitonin 測定といった本来なら必要性の低い検査を行わなくてはならない．したがって，病理医としては単腺病変であればまずは腺腫を考え，どうしても腺腫に合致しない所見があればその所見を文章で記載する，という態度が望ましい．単腺病変ではむやみに「過形成」とは診断しないほうが良いであろう．

2．異所性副甲状腺腺腫か甲状腺腫瘍か

　異所性副甲状腺腺腫で問題となるのは，甲状腺腫瘍との鑑別である．副甲状腺腺腫は，時に甲状腺濾胞に類似した濾胞構造を示す．濾胞内にコロイド様の液体が含まれることもあり，一見，甲状腺濾胞腺腫（好酸性細胞型も含む）や腺腫様甲状腺腫を思わせる像が見られる．偏光顕微鏡での観察により，甲状腺のコロイドで認められるシュウ酸結晶と副甲状腺の濾胞内で認められるアミロイド線維とを鑑別する方法もある[1]が，実際には PTH，クロモグラニン A，thyroid transcription factor-1（TTF-1）などの免疫染色を行って，組織型を決定することが多いと思われる．

3．嚢胞の鑑別

　鰓溝性嚢胞（側頸嚢胞）は，鰓溝の遺残に由来する

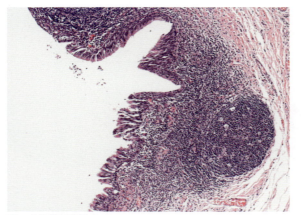

図1│鰓溝性囊胞
囊胞内面は線毛円柱上皮で裏打ちされ，その直下に濾胞形成を伴うリンパ組織が帯状に広がる．

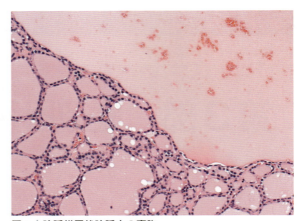

図2│腺腫様甲状腺腫内の囊胞
囊胞内面は異型の乏しい濾胞上皮が配列している．コロイドを入れている．

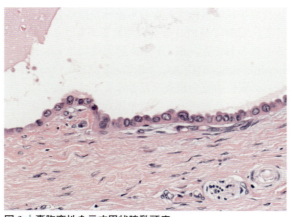

図3│囊胞変性を示す甲状腺乳頭癌
内面は異型上皮で覆われる．典型的な乳頭癌の核所見ではない．

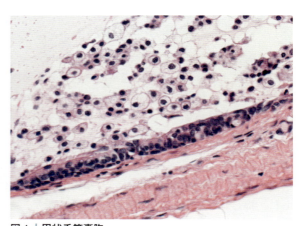

図4│甲状舌管囊胞
囊胞内面は線毛上皮あるいは扁平上皮化生細胞で覆われている．内部には泡沫細胞が観察される．

囊胞であり，第2鰓溝由来で胸鎖乳突筋前面に生じるものが多い．内面は扁平あるいは線毛円柱上皮で裏打ちされ，上皮下には胚中心形成の目立つ発達したリンパ組織が認められる（**図1**）．副甲状腺内や甲状腺内にも同様の組織像を呈する囊胞が発生するが，こうした囊胞は鰓溝由来ではなく，慢性的な炎症の結果とする意見がある．

甲状腺囊胞は，一般には腺腫様甲状腺腫で認められ，異型の乏しい甲状腺濾胞上皮で裏打ちされる（**図2**）．大型の囊胞は丈の低い上皮で囲まれる傾向にある．囊胞内腔に向かい，濾胞上皮が偽乳頭状に増殖する構造が認められることもある．副甲状腺囊胞と同様，囊胞に出血をきたすことがある．穿刺吸引細胞診を行った際，内容液のPTH値が測定感度以下であることでも副甲状腺囊胞と区別される．

囊胞変性を生じた甲状腺乳頭癌は，内面を1層の腫瘍細胞が裏打ちしている．通常の乳頭癌で認められる核溝，核内細胞質封入体，すりガラス状核といった特徴的な変化は目立たない傾向にあり（**図3**），良性の囊胞と鑑別が問題となることがある．特に，穿刺吸引細胞診での診断は難しい．甲状腺内の乳頭癌に囊胞形成が認められないのにもかかわらず，転移リンパ節で囊胞形成が顕著となる例もある．

甲状舌管囊胞は甲状舌管の遺残よりなる．そのため正中線上に生じるが，稀に側頸部に発生することもある．囊胞内面は多列線毛上皮，あるいはそれが扁平上皮化生を生じた上皮で裏打ちされる（**図4**）．上皮下には，さまざまな程度で炎症細胞浸潤がみら

れる．炎症の目立つ例では，上皮が脱落し肉芽組織のみが観察されることがある．通常，囊胞近傍には甲状腺組織が認められる．

　胸腺は下副甲状腺と同様に第3鰓囊由来であり，発生段階で縦隔まで下降する．その際の遺残組織が頸部にも認められるため，胸腺囊胞は頸部にも発生する．囊胞内面は1層の立方あるいは扁平な上皮で覆われており，周囲には胸腺組織が観察される（図5）．

（亀山香織）

文　献

1) Isotalo PA, Lloyd RV：Presence of birefringent crystals is useful in distinguishing thyroid from parathyroid gland tissues. Am J Surg Pathol 26：813-814, 2002

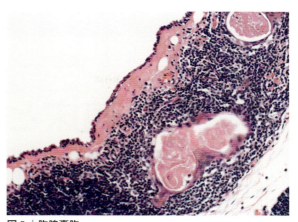

図5｜胸腺囊胞
内面には1層の円柱上皮が配列している．周囲には胸腺組織を認める．

5. 副甲状腺

第4部　臨床との連携

1. 原発性副甲状腺機能亢進症

1) 疫学と疑うポイント

本症は1,000人に1人の有病率であり、内分泌疾患としてはBasedow病とほぼ同程度に高頻度である。一方、Basedow病とは異なり、特徴的な自覚症状に乏しいため、多くの患者は偶然の機会に診断される。女性、特に閉経後の女性に好発する。

本症を診断するポイントは高カルシウム血症の存在に気付くことに尽きるが、特に骨粗鬆症の疑われる閉経後女性および尿路結石症患者では、血清カルシウム値の評価が重要である。高カルシウム血症は特異的症状に乏しいため症状から本症を疑うことは難しいが、夜間多尿（尿濃縮力障害）、食欲低下、便秘、抑うつ、イライラなどが症状として聴取されることがある。

2) 臨床診断の概論

腎不全がなく、アルブミン補正血清カルシウム値が基準値上限を超える場合には、血中の副甲状腺ホルモンparathyroid hormone（PTH）をintact PTHもしくはwhole PTH測定キットを用いて評価し、PTHが基準値上限を超えていれば原発性副甲状腺機能亢進症の可能性が高い（図1）。血中PTH濃度が基準値上限を超えていなくても、高カルシウム血症の程度に比べて不適切に高ければ本症の可能性を疑う。本症は高カルシウム尿症をきたす。外来診療における随時尿では、カルシウム（mg/dL）/クレアチニン（mg/dL）比＞0.2を目安にする。内分泌学的な確定診断には尿中カルシウム排泄の正確な評価が必要と

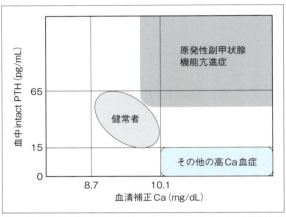

図1 ｜ 副甲状腺疾患における血清カルシウム（Ca）と副甲状腺ホルモン（PTH）の関係
血清Ca値に比して相対的に血中PTH濃度が高い場合は、原発性副甲状腺機能亢進症の可能性を第一に検討する。

なる。そのためには、1日塩酸蓄尿して尿中カルシウムとクレアチニンを測定し、カルシウムクリアランス/クレアチニンクリアランス（FECa：カルシウム分画排泄 fractional excretion of Ca）が1％を超えていることを確認する。

本症は、骨型・腎型・無症候性の3病型に分類されるが、骨型に分類される骨病変である嚢胞性線維性骨炎 osteitis fibrosa cystica を呈する患者はわが国では稀である。しかし、時には骨病変が進行し、brown tumor と呼ばれる骨腫瘍と鑑別を要するような特有の骨病変が単発あるいは多発することがある[1]。一方で、骨粗鬆症を合併する患者は閉経後女性を中心に多く見られるが、これらの患者は、症候

性の尿路結石を持たなければ無症候性に分類される．腎型は症候性の尿路結石を有する患者である．糸球体濾過率で評価される腎機能低下のみの場合には，腎型とは分類されない．

3）内分泌学的診断における注意点

①最近では，高カルシウム血症を示さない潜在性副甲状腺機能亢進症の診断が問題となっている．無症候性副甲状腺機能亢進症と異なり，本症は骨粗鬆症や尿路結石などの原因診断の過程で見つかることが多いため，経過中に高カルシウム血症が顕在化する例が多いとされている[2]．一方で，本症はビタミンD不足による続発性副甲状腺機能亢進症との鑑別が必要となる．ビタミンD不足では血清カルシウムが低値傾向になると考えがちであるが，実際には続発性副甲状腺機能亢進症をきたすため正カルシウム血症，低リン血症かつPTH高値となる場合がある．血中25-水酸化ビタミンDを測定し，ビタミンD充足度を評価する．海外では，天然型ビタミンDの十分な補給によりビタミンDを充足させた後に再評価することを推奨している．随時尿カルシウム/クレアチニン<0.1はビタミンD不足を示唆する．

②FECa（％）は腎機能に影響されることに注意が必要である．一般的に，尿中電解質排泄の評価はクレアチニンクリアランスが40mL/分未満では困難とされている．手術により確定診断が付いている原発性副甲状腺機能亢進症の多数例における検討では，クレアチニンクリアランスが50mL/分未満となるとFECaが1％を切る症例が散見されるため，診断には総合的な判断が必要となる．また，FECa>1％は高カルシウム尿症の判定基準ではないことに注意する．FECaは，高カルシウム血症の存在を前提として，その原因を判別する手段である．

③すでにビスホスホネート製剤が処方されている場合は，骨吸収が抑制されるため尿中カルシウム排泄量は減少することから，FECaの診断的な意義は限定的となる．同様に，骨代謝マーカーも抑制されるため，その評価が困難となる．軽症例で手術適応の慎重な評価が必要とされる場合には，半年程度はビスホスホネート製剤を休薬した後に再度検討することになる．

④腎不全に原発性副甲状腺機能亢進症を合併する場合もある．この場合は，腎不全による血清カルシウム値低下と相殺され，高カルシウム血症を認めないこともある．腎機能悪化の程度に依存した血清リン値の上昇を認めず，PTHが非常に高値（intact PTH 1,000 pg/mL以上など）という特徴を示す．また，副甲状腺が1腺のみ著明に腫大していることも特徴である．急速に腎障害が進行しつつある場合は，副甲状腺治療により腎機能が改善する見込みがあるため，速やかな治療が望まれる．

4）画像診断

責任病巣の画像診断における第一選択は頸部超音波検査（カラードプラ付き）である．正常副甲状腺は米粒大であり，現在日常診療で用いられる画像検査では描出不能である．一方で，副甲状腺存在部位に低エコーかつ血流のある腫瘤影を認める場合は，責任病巣である可能性が高い（図2, 3）．本症の原因は副甲状腺の腺腫，過形成もしくは癌であるが，85％以上は良性腺腫である．過形成では複数腺の腫大を認めることが多い．一方，良性腺腫でも稀に複数腺の腫大を認めることがある．甲状腺内に結節が存在すると，その背側の副甲状腺腫大の診断が困難となることがある．

頸部超音波検査の次に選択されるのは[99m]Tc-MIBI（methoxyisobutyl isonitrile）シンチグラフィーである（図2, 3）．静注10分後の早期相と2時間後の後期相で撮像を行う．副甲状腺腫瘍および過形成は後期相まで放射活性が残存することで，甲状腺とコントラストをもって描出される．核医学検査の感度は腫瘍体積に依存するため，小さい腺腫や過形成の正確な描出は難しいが，SPECTを組み合わせることで診断能の向上が期待される．また，本法は前縦隔などに存在する異所性病変を検出するためにも有用である．

CTやMRIは副甲状腺病変の局在診断において超音波検査を凌駕するものではない．ただし，副甲状腺癌が疑われる場合には，その広がりや浸潤の有無を評価するためにはCTあるいはMRIが有用である（図3）．

頸部超音波検査によって非機能性副甲状腺腫大が発見されることがある．副甲状腺機能亢進症を認めない副甲状腺腫大の長期予後は明らかにされていない．

副甲状腺癌の術前診断はしばしば非常に困難である．副甲状腺の吸引針生検により副甲状腺癌細胞を周囲に散布する恐れがあるため，副甲状腺の穿刺は

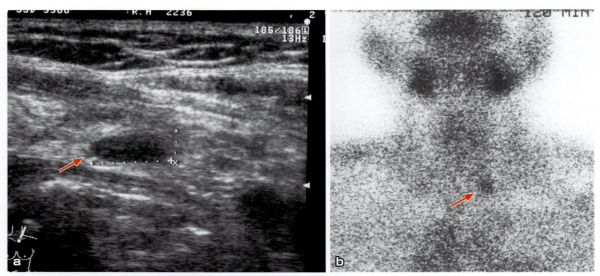

図2 副甲状腺良性腺腫による原発性副甲状腺機能亢進症患者の術前画像検査所見
a：頸部超音波検査．左下副甲状腺部位に 9×8×4mm の低エコー腫瘤．b：^{99m}Tc-MIBI シンチグラフィー．左下副甲状腺部位に MIBI の限局的集積．

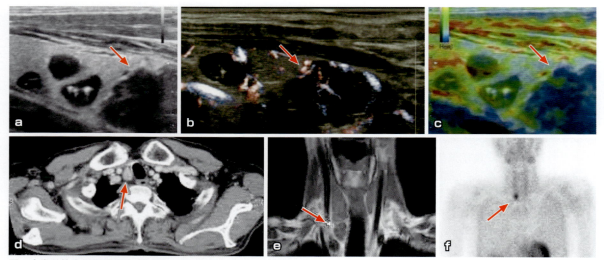

図3 術前検査で副甲状腺癌が疑われた患者の画像検査所見
a〜c：頸部超音波．甲状腺右葉下極に辺縁不整の 20×15×15mm 大の hypoechoic tumor を認める．内部血流に富み，エラストグラフィーで硬い腫瘤として表示された．d：造影 CT．甲状腺右葉尾側に 18mm 径の腫瘤．e：造影 MRI．縦横比が大きい結節影あり．周囲への明らかな浸潤なし．f：^{99m}Tc-MIBI 副甲状腺シンチグラフィー．甲状腺右葉下極付近に MIBI の異常集積あり．異所性副甲状腺は指摘できない．

推奨されない．

5) 治療
a) 手術
確実な治療手段は責任病巣の外科的切除のみである．したがって，診断の次には手術適応の評価が重要なポイントとなる．原則的には，①尿路結石がある，②骨病変がある，③高カルシウム血症によると思われる症状がある，のいずれかに該当する場合は手術が選択される．いずれにも該当しない無症候性副甲状腺機能亢進症の場合は，2013年に開催された第4回国際ワークショップにおいて提唱されている，手術適応の条件（**表1**）[3]に基づいて適応を判断することになる．ただし，手術以外に確実な治療法がな

いことと，熟練した外科医が執刀すれば治癒率は98.5％と非常に高いため，十分な情報を提供した後に患者が希望する場合は，この指針は手術を妨げるものではないことに留意する．

b）シナカルセト

副甲状腺癌の再発や遠隔転移，あるいは良性副甲状腺腫であっても手術不能の場合に，高カルシウム血症を積極的に改善する必要がある際にはシナカルセト（レグパラ®）の投与を考慮する．本剤は嘔気や食欲低下などの消化器症状が比較的高率に認められるため，少量（25mg，1日1回もしくは2回）から開始し，2～4週間毎に血清カルシウム値を見ながら増量していく．作用時間が短いので，内服直前に採血すると，血清カルシウムは低下を認めるものの，血中PTH濃度はあまり低下していないことが多い．本剤による骨代謝改善効果は期待できないので，あくまでも高カルシウム血症の持続的改善を目的として用いる[4]．

c）ビスホスホネート製剤

原発性副甲状腺機能亢進症では骨折リスクが高く，手術治療により骨折リスクが低下するとの欧米での報告がある[5]．そのため，手術を受けない患者に対しては，経口ビスホスホネート製剤が標準的治療となっている．ビスホスホネート治療により，少なくとも骨密度の改善は原発性骨粗鬆症と同程度に認められる[6]．本剤による高カルシウム血症の改善効果は期待できないため，高カルシウム血症を改善する必要がある場合にはシナカルセトを併用する．

原発性副甲状腺機能亢進症患者はビタミンD不足状態にあることが知られており，最近では天然型ビタミンDの積極的補充を勧める意見が欧米で提唱されている．本症にビタミンD欠乏を合併すると，骨病変が重症化することも指摘されている．なお，天然型ビタミンDを投与しても，血清カルシウム値の上昇は認められず，骨代謝マーカーの改善が期待される[7]．

高カルシウム血症と尿症があっても，カルシウム摂取制限は不要である．制限しても高カルシウム血症・尿症のいずれも改善しないため，結局，骨の障害が進行する．天然型ビタミンDの摂取はむしろ推奨される．

活性型ビタミンD製剤を内服中に高カルシウム血症に気付かれた場合には原発性副甲状腺機能亢進症を疑う．高カルシウム血症にもかかわらず血中PTH濃度が（相対的に）高ければ副甲状腺機能亢進症と診

表1 | 無症候性原発性副甲状腺機能亢進症に対する手術適応

a．	明らかな高カルシウム血症：施設基準値上限＞1.0mg/dL
b．	骨密度の低下：DXA法で骨密度Tスコア＜－2.5（腰椎，大腿骨近位部，橈骨遠位1/3部位）
c．	画像診断による椎体骨折の存在
d．	クレアチニンクリアランス＜60mL/min
e．	高カルシウム尿症＞400mg/日
f．	画像診断による尿路結石症の存在
g．	50歳未満

DXA：二重エネルギーX線吸収［法］dual-energy X-ray absorptiometry

断できる．

6）手術後の管理と経過観察

a）術後低カルシウム血症

術後に一過性の低カルシウム血症を認めることがある．急激な血清カルシウム値の低下はテタニーなどの症状をもたらすため，グルコン酸カルシウムの点滴静注およびアルファカルシドールの経口投与を行う．低カルシウム血症の程度に従って，グルコン酸カルシウム（カルチコール®）20mLを生理食塩水100mLに混ぜ，1～2時間で投与することを反復する．急速静注は禁忌である．

術後低カルシウム血症が遷延する場合は，グルコン酸カルシウムの点滴が不要となった後もアルファカルシドールの経口投与を継続する．このような病態はhungry bone症候群と呼ばれる．

b）多発性内分泌腫瘍症1型

多発性内分泌腫瘍症 multiple endocrine neoplasia（MEN），特にMEN1型を疑う場合は，副甲状腺病変はほとんどの場合に全腺の過形成である．したがって，手術に際して胸腺舌区を含む全腺の確認と摘除および一部の自家移植が行われる．MEN2型が疑われる場合は，褐色細胞腫および甲状腺髄様癌の治療を優先する．

7）病理診断の診療における意義

外科的に摘出された副甲状腺の病理診断の結果は，術後の診療に大きな影響をもたらす（図4a）．いくつかのケースに分けて病理診断の意義を検討する．

a）腺腫

腺腫と診断される場合は，手術から半年後の血清カルシウムとPTH値が正常化していれば完治と判断される．その後の経過は，骨密度の改善経過を観察することが中心となり，不十分であれば骨粗鬆症治

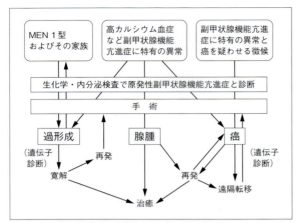

図4a｜原発性副甲状腺機能亢進症の病理診断の診療における臨床的役割　①臨床診断と組織診断の関連

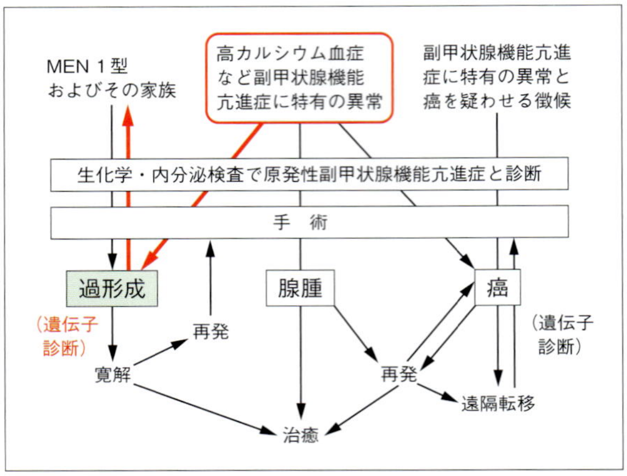

図4b｜原発性副甲状腺機能亢進症の病理診断の診療における臨床的役割　②組織診断が過形成であった場合

療薬を開始する時期の検討が必要となる．また，術前に腎結石を認めた患者では，その経過観察も行われる．

副甲状腺手術後に高カルシウム血症が残存する場合で，切除された組織の病理診断が腺腫であれば，同時多発腺腫の可能性を考慮する必要が生じる．

b）過形成

術前にMEN1型と診断されている場合は，過形成と診断されることで臨床診断が再確認される．一方，術前の臨床診断がMENではなかった場合には，病理診断が過形成であれば改めてMENの可能性を検討する必要が生じる（**図4b**）．また，手術において1腺または2腺の摘除であった場合には，術後の血清カルシウムとPTHが正常化していても，副甲状腺機能亢進症が残存する可能性が高いため，慎重な経過観察が必要となる．術後に明らかな高カルシウム血症が残存する場合に，過形成の病理診断であれば，やはりMENの可能性を考え，その後の治療方針として全腺摘除および一部自家移植を検討することとなる．

稀な場合として，術前臨床診断は原発性副甲状腺機能亢進症ということで，家族性低カルシウム尿性高カルシウム血症の患者の副甲状腺手術が行われる可能性がある．このような病態では，病理診断は過形成あるいは通常の過形成より脂肪細胞に富むlipo-hyperplasiaとされることがある[8]．本症では，術後も高カルシウム血症と高PTH血症は残存するが，MENとは異なり臨床的にはさらなる精査や治療は必要とされないため，病理学的な評価がとりわけ重要となる．

c）副甲状腺癌

副甲状腺癌は稀ではあるが，再発や遠隔転移の可能性が高いため慎重な経過観察が必要となる．現在，副甲状腺癌に対して推奨される化学療法や放射線療法は存在しないため，初回の手術で全摘除された場合には，術後補助療法は行われないのが一般的である．しかしながら，局所再発や遠隔転移の臨床指標としてPTH依存性の高カルシウム血症に注意を払いつつ，経過観察を行っていくことが重要となる（**図4c**）．

術前の検査で高カルシウム血症が著しく，血中PTH濃度も非常に高値を示す場合や，超音波画像検査で副甲状腺腫瘍の辺縁が不整，縦/横比が大きい，エラストグラフィーで硬度が高いなどの所見を認める場合（**図3**，**表2**）は，副甲状腺癌の可能性を考慮することとなる[9]．このような患者で，切除された副甲状腺の病理診断が非定型腺腫 atypical adenomaであった場合に，患者への説明とその後の経過観察に関して悩む場合がある（**図4d**）．副甲状腺癌では，*HRPT2（CDC73）*，*Rb*，*BRCA2*，*p53*などの遺伝子に変異を有する例が認められることが報告されており（**表3**）[10]，切除組織におけるこれらの遺伝子変異の確認が副甲状腺癌の診断に有用である可能性がある．

特殊な病態としてhyperparathyroidism-jaw tumor syndromeと呼ばれる，顎骨腫瘍を合併する副甲状腺疾患があり，家族性に発症することが多い[10]．本症は，腫瘍抑制分子の1つであるparafibrominを

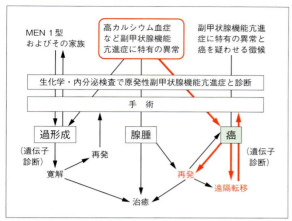

図4c｜原発性副甲状腺機能亢進症の病理診断の診療における臨床的役割　③組織診断が癌であった場合

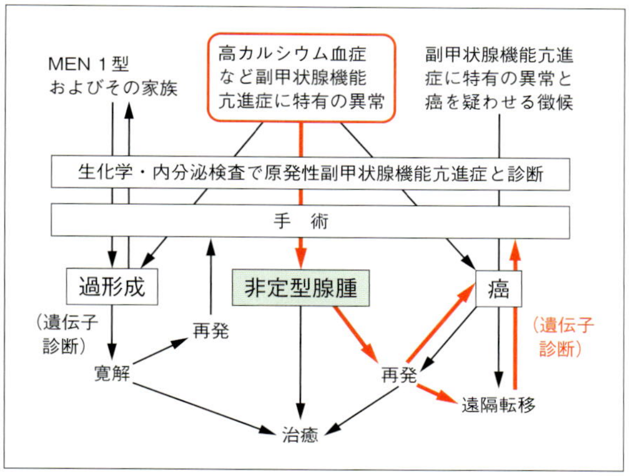

図4d｜原発性副甲状腺機能亢進症の病理診断の診療における臨床的役割　④組織診断が非定型腺腫であった場合

コードする HRPT2（CDC73）遺伝子の不活性化変異を原因とし，副甲状腺病変では副甲状腺癌の頻度が高いとされている．

なお，副甲状腺腫では細胞診では良性悪性の診断は困難であることと，悪性であった場合は，穿刺により副甲状腺外に癌細胞を播種することになるため，術前の穿刺細胞診は禁忌とされている．

2．腎不全による続発性副甲状腺機能亢進症

1) 病態

腎不全，とりわけ長期にわたり血液透析中の患者では，しばしば続発性副甲状腺機能亢進症を認める．糸球体濾過率の低下に伴い，ネフロンあたりのリン負荷が増加する．生体のリン負荷は何らかの感知機構を介して，リン利尿ホルモンである線維芽細胞増殖因子-23（fibroblast growth factor-23：FGF-23）の骨細胞からの分泌を刺激する．FGF-23は腎近位尿細管においてリン排泄を促進するのみならず，ビタミンDの活性化に関わる1α-水酸化酵素の発現を抑制することにより，活性型ビタミンD（1,25-水酸化ビタミンD）の血中濃度を低下させる．さらに，腎機能低下が進行すると，血中PTH濃度が上昇し続発性副甲状腺機能亢進症を発症する[11]．

2) 治療

続発性副甲状腺機能亢進症の治療は，その発症機序に基づき，長らくリン吸着によるリン負荷の軽減

表2｜副甲状腺癌の特徴的臨床症状

①触診で頸部に腫瘤を触れる
②汎発性線維性骨炎を起こしている
③血清カルシウム≧12mg/dL
④高カルシウムや急性膵炎など，激しい臨床症状を呈する
⑤血中副甲状腺ホルモン値がきわめて高い
⑥頸部超音波検査で腫瘤の縦横比が1以上または腫瘤が甲状腺内に入り込んでいる

表3｜副甲状腺癌における遺伝子異常

・HRPT2（CDC73）	・BRCA2
・Rb	・p53

と活性型ビタミンD製剤の投与が主体であった．しかしながら，これらの治療では副甲状腺の過形成や結節性の増殖が進行し，PTH上昇のコントロールが困難となり，骨病変の増悪をきたす患者がしばしば認められた．コントロール困難な続発性副甲状腺機能亢進症に対しては，腫大副甲状腺に対する経皮的エタノール注入療法や外科的切除術が行われてきた．

カルシウム感知受容体に直接作用し，PTH分泌を抑制するシナカルセトが2008年から処方可能となり，最近では続発性副甲状腺機能亢進症の管理が困難な患者が減少している．シナカルセトは副甲状腺細胞の過形成を抑制する可能性が示唆されているが，その機序についての詳細は不明である．

3）病理診断の診療における意義

　腎不全による続発性副甲状腺機能亢進症により摘除される副甲状腺は，びまん性過形成と結節性過形成に大きく分類される．一般的に，結節性過形成病変ではびまん性過形成に比べてビタミンD受容体やカルシウム感知受容体の発現の低下が著しく，より腺腫に近いとされている[12]．切除された副甲状腺の病理診断と，ビタミンD受容体やカルシウム感知受容体の発現の免疫組織化学的評価は，術後の副甲状腺機能の管理において有益な情報となる．

（竹内靖博）

文　献

1) Miyakoshi M, Kamoi K, Takano T et al：Multiple brown tumors in primary hyperparathyroidism caused by an adenoma mimicking metastatic bone disease with false positive results on computed tomography and Tc-99m sestamibi imaging：MR findings. Endocr J 54：205-210, 2007

2) Lowe H, McMahon DJ, Rubin MR et al：Normocalcemic primary hyperparathyroidism：further characterization of a new clinical phenotype. J Clin Endocrinol Metab 92：3001-3005, 2007

3) Bilezikian JP, Brandi ML, Eastell R et al：Guidelines for the management of asymptomatic primary hyperparathyroidism：summary statement from the Fourth International Workshop. J Clin Endocrinol Metab 99：3561-3569, 2014

4) Peacock M, Bilezikian JP, Klassen PS et al：Cinacalcet hydrochloride maintains long-term normocalcemia in patients with primary hyperparathyroidism. J Clin Endocrinol Metab 90：135-141, 2005

5) Vestergaard P, Mosekilde L：Cohort study on effects of parathyroid surgery on multiple outcomes in primary hyperparathyroidism. BMJ 327：530-534, 2003

6) Chow CC, Chan WB, Li JK et al：Oral alendronate increases bone mineral density in postmenopausal women with primary hyperparathyroidism. J Clin Endocrinol Metab 88：581-587, 2003

7) Bollerslev J, Marcocci C, Sosa M et al：Current evidence for recommendation of surgery, medical treatment and vitamin D repletion in mild primary hyperparathyroidism. Eur J Endocrinol 165：851-864, 2011

8) Fukumoto S, Chikatsu N, Okazaki R et al：Inactivating mutations of calcium-sensing receptor results in parathyroid lipohyperplasia. Diagn Mol Pathol 10：242-247, 2001

9) Obara T, Fujimoto Y：Diagnosis and treatment of patients with parathyroid carcinoma：an update and review. World J Surg 15：738-744, 1991

10) Rawat N, Khetan N, Williams DW et al：Parathyroid carcinoma. Br J Surg 92：1345-1353, 2005

11) Wolf M：Forging forward with 10 burning questions on FGF23 in kidney disease. J Am Soc Nephrol 21：1427-1435, 2010

12) Tokumoto M, Taniguchi M, Matsuo D et al：Parathyroid cell growth in patients with advanced secondary hyperparathyroidism：vitamin D receptor, calcium sensing receptor, and cell cycle regulating factors. Ther Apher Dial 9 Suppl 1：S27-S34, 2005

6．副腎皮質

6. 副腎皮質

第1部　検鏡前の確認事項

はじめに

　病変の性状にもよるが，副腎皮質病変の病理組織診断を行う前にはいくつかの共通した注意点がある．特に，副腎皮質に発生する疾患は，他の臓器の疾患と比較してその固有の特徴がある．

　まず，対象となる症例の年齢，性別に加え，副腎皮質疾患に特有の項目を副腎皮質疾患の病理組織診断を行う病理医は把握しておくことも的確な診断に向けて望まれる．しかし同時に，内分泌疾患の病理診断に共通するところではあるが，その患者の診断，治療方針の策定に必要ないわゆる "minimum requirement" の項目と，学問的あるいは科学的にはきわめて重要ではあるものの，現時点では少なくとも英語で言う academic exercise，すなわち研究レベルである解析を，副腎皮質疾患の病理組織診断でははっきりと分けて考える必要があることは言うまでもない．

　それでは，以下に病理診断医が副腎皮質疾患の病理組織診断を行う前に把握しておくべき "minimum requirement" についてまとめる．

1. 病理医が病理組織診断の前に知っておくべき患者の診断前内分泌所見

　副腎皮質疾患はまったく性質の異なるステロイドホルモンを合成，分泌しうることから，非常に多彩な臨床症状を呈する．すなわち，個々のステロイドホルモン過剰病態に特有の病変が認められる．このようなことから，病理医も副腎皮質疾患のホルモン

合成，分泌動態の知見を，病理組織診断するにあたり，最低限のところは押さえておく必要がある．しかし，副腎皮質疾患の症例をあまり経験していない病理医であると，よく以下のような疑問点が出される．

① 患者の術前の内分泌所見は，どこまで病理組織診断を行うのに参考になるのか？ 最低限どこまで病理組織診断依頼書に書いてあれば的確な病理診断を行うのに支障がないのか？

② 血中ステロイドホルモン，あるいは尿中のステロイドホルモン代謝物を測定することで，どこまで正確に病変の診断，あるいは副腎皮質腫瘍の良悪性がわかるのか？ すなわち副腎皮質疾患の場合，病理組織診断は補助的なのか主診断であるのか？

　①に関しては，臨床的に良性副腎皮質疾患が考えられる場合と悪性の副腎皮質癌が疑われる場合には少し異なる．後者に関しては②でその詳細については触れることにして，①ではいわゆる腺腫などの腫瘍性疾患と過形成を含む非腫瘍性疾患の鑑別が問題になる．このような良性副腎皮質疾患が臨床的に強く疑われる症例の病理組織診断の依頼があった際には，以下のことが重要となる．

・subclinical も含めコルチゾール過剰の Cushing 症候群，アルドステロン過剰の原発性アルドステロン症 primary aldosteronism（PA）はその症例で認められたのか？

・肉眼的に明瞭な腫瘍性病変は認められたのか？ 実際のところ，単独の明瞭な腫瘍性病変が認められるとほとんどの場合，病理組織診断は難しくない．

・Cushing 症候群で結節性の病変がメインの場合，

すなわち腫瘍が明確に見られない場合には副腎皮質刺激ホルモン非依存性大結節性副腎皮質過形成 ACTH-independent macronodular adrenocortical hyperplasia（AIMAH）あるいは原発性副腎過形成 primary adrenal hyperplasia（PAH）（図1），原発性色素性結節性副腎皮質疾患 primary pigmented nodular adrenocortical disease（PPNAD）（図2）などの非腫瘍性病変の可能性も否定できない[1,2]．故に，対側の副腎の画像所見を確認しておく，すなわち病変が片側性なのか両側性なのかを臨床側に問い合わせるのが的確な病理組織診断の一助にはなる．

- PAの場合，近年アルドステロンが直接心血管系，腎臓などに作用し細胞傷害を生じさせることが明らかにされ，CT他の画像診断で認められない微小病変が早期に認められるようになってきた．特に，副腎静脈サンプリング adrenal venous sampling（AVS）で図3に示すように，小さな病変や複数の皮質結節からアルドステロンが過剰合成，分泌されている[3]，片側副腎皮質多発微小結節性アルドステロン症 unilateral hyperaldosteronism due to multiple adrenocortical micronodules（UMN）（図4）と呼ばれる病変の頻度が増加してきている．実際，これらの病変で臨床的に重要なのはアルドステロン過剰が片側性か両側性かということである．アルドステロン合成の最終段階であるCYP11B2の免疫組織化学を実施して[3,5,6]，過形成を呈している球状層がびまん性か局所性にアルドステロン過剰合成，分泌に従事しているのかは最終診断として確かに有効である[6]．しかし実臨床では，病変摘出で血中アルドステロン濃度が低下したかどうかが重要で，明らかな病変が認められないPAを呈する副腎皮質病変の病理検体を受領した際には，この点を確認しておくことで多くの場合は問題ない．

しかし，副腎皮質癌の鑑別はより複雑である．病理診断医が現時点で理解していても良い minimum な内分泌所見としては以下の項目があげられる．

副腎皮質癌の約70％の患者では，何らかの副腎皮質機能異常症が認められる[7]．しかし，臨床的に副腎皮質癌に特異的に合成，分泌される副腎皮質ホルモンは，現時点では報告されてはいない．すなわち，あるステロイドホルモンあるいは代謝物が血中で増加していたならば癌の可能性が高いこと，すなわち

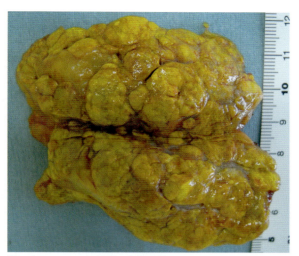

図1 ｜ AIMAHの割面の肉眼所見
数多くの黄色の副腎皮質結節から構成されている．なお，本病変は従来ACTHに依存しないコルチゾール過剰合成を行うということでAIMAHと命名されていたが，近年この病変そのものからACTHが合成，分泌されているという研究報告がなされ，primary adrenal（あるいは adrenocortical）hyperplasia（PAH）という名称でも呼ばれるようになった．しかし，この病変からのACTHの合成，分泌は必ずしも確実に同定されているわけではない．

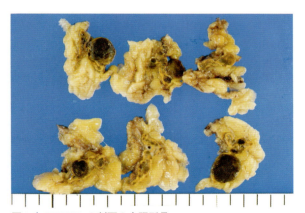

図2 ｜ PPNADの割面の肉眼所見
多くの茶褐色の副腎皮質結節が多発しているのが認められる．

副腎皮質癌の腫瘍マーカーはあり得ないのが現況である．

しかし，それでも副腎皮質癌症例には特有のステロイドホルモン合成動態がある．これらやや複雑なステロイド合成動態の中で，以下の3点は病理診断医も銘記しておいても良いと考えられるのでここに記載する．

① **血中前駆体ステロイド precursor steroids が増加する**：副腎皮質癌では腺腫のように，原則的に1

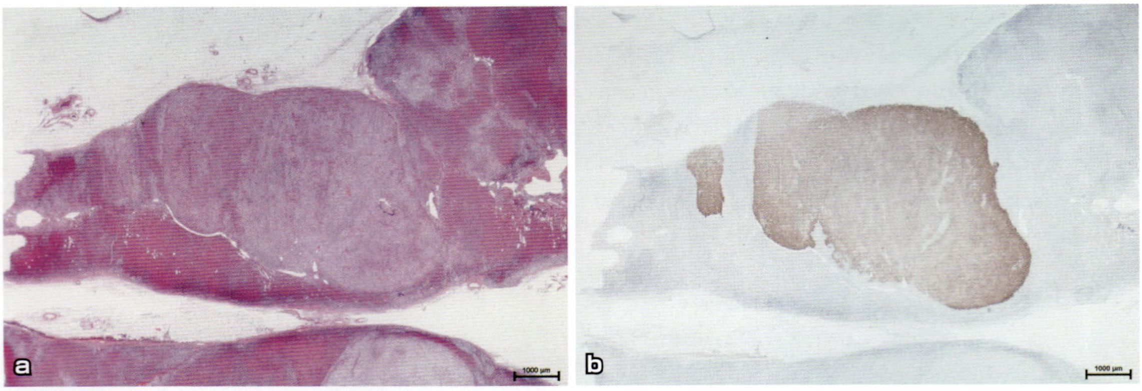

202　6．副腎皮質

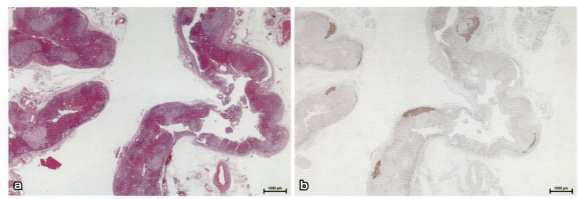

図3 原発性アルドステロン症を呈していた副腎皮質のヘマトキシリン・エオジン（HE）染色（a）とCYP11B2の免疫組織化学（b）

本症例はAVSによりアルドステロン過剰合成，分泌の責任側は判明したが，CT，MRIなどの画像診断で明らかな病変は不明であった．また，副腎摘出後の検体では形態学的には淡明な細胞質を有する病変が多発しているのが認められ，どれがアルドステロン過剰合成，分泌の責任病変であるのかは不明であった．アルドステロン合成の最終段階を触媒するCYP11B2の免疫組織化学を行うことで[3,5,6]，アルドステロン過剰合成，分泌の責任病変がこの腺腫によるものと判明した．

図4 図3の症例と同様に原発性アルドステロン症を呈していた副腎皮質のHE染色（a）とCYP11B2の免疫組織化学（b）

本症例もAVSによりアルドステロン過剰合成，分泌の責任側は判明したが，CT，MRIなどの画像診断で明らかな病変は不明であった．また，副腎摘出後の検体では形態学的には淡明な細胞質を有する病変が多発しているのが認められ，どれがアルドステロン過剰合成，分泌の責任病変であるのかは不明であった．アルドステロン合成の最終段階を触媒するCYP11B2の免疫組織化学を行うことで，アルドステロン過剰合成，分泌の責任病変は複数の皮質結節によるものと判明した．本症例はUMNと呼ばれており[4]，本態性高血圧患者の5％を占めるとされる原発性アルドステロン症の軽度なものの大部分を占めると考えられている．

つの腫瘍細胞でコルチゾール産生などに必要なすべてのステロイド合成酵素が発現しているわけではない．すなわち，ステロイド合成酵素の発現パターンがmRNAならびに蛋白質双方のレベルで腫瘍細胞間でばらばらで，"disorganized steroidogenesis"と呼ばれる副腎皮質癌にある程度特異的なステロイドホルモンの合成，分泌動態を示してくる[8]（図5，6）．このことは，副腎皮質癌ではステロイドホルモン合成段階において一種の酵素欠損症のような病態になるわけであり，生物学的活性の低い前駆体ステロイドホルモンが血中に多く認められる病態を呈する．そして，臨床的に多くの場合，この"disorganized steroidogenesis"の結果，通常尿中の17-KS（ketosteroid）の増加という所見で認められてくる．

② 生物学的活性の高い複数のステロイドホルモンが血中で増加してくる：第2には上記同様に，この"disorganized steroidogenesis"の一環とも考えられるが，腺腫と比較すると複数のホルモン過剰症状が認められることである．例えば，Cushing症候群に男性化症状が顕著に加わったり，Cushing症候群に女性化徴候が併存して見られたりするこ

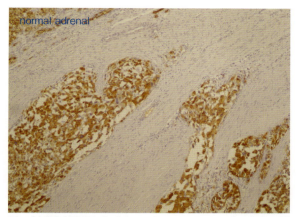

図 5 | 副腎皮質癌における c21 (21-hydroxylase) の免疫組織化学
付随副腎皮質 (normal adrenal) よりも顕著に c21 の発現は腫瘍細胞で認められている．

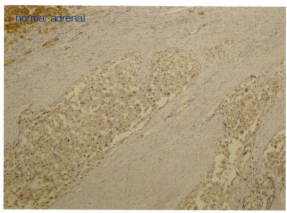

図 6 | 副腎皮質癌における 3βHSD (hydroxysteroid dehydrogenase) の免疫組織化学
図 5 における c21 の免疫組織化学で検討した腫瘍の領域と同じであるが，c21 はよく発現していたものの 3βHSD はあまり発現してはおらず，この副腎皮質癌では効率良いステロイド合成が行われてはいないことを示唆している．

③ 血中の DHEA-S (dehydroepiandrosterone sulfate) 値が年齢相応に高い：副腎皮質癌では腺腫と比較し，腫瘍細胞で DHEA-ST (dehydroepiandrosterone sulfotransferase) が発現していることが多く（図 7)，その結果として血中の DHEA-S 値が増加する傾向にある[9]．

ただ，上記の 3 項目はいずれも単独では必ずしも副腎皮質癌と確定できないが，副腎皮質癌の病理組織診断を行ううえで参考になる重要な所見であり，臨床側に確認しておくことが必要である．

すなわち，上記のことを踏まえ，可能であれば病理組織診断の依頼書にこれら患者の内分泌学的な 3 項目，つまり，

・臨床症状のまとめ（例えば，Cushing 症候群単独か，それとも男性症状などを伴っていたのかどうか？）
・尿中の 17-KS は増加していたかどうか？
・血中の DHEA-S の値と，その施設もしくは検査機関の年齢で調整した正常値

を記載することを求めるべきである．もし病理診断の依頼書に記載していない場合で，病理組織診断で副腎皮質癌か腺腫かの鑑別診断に問題があると考えられる場合には，臨床側に積極的に問い合わせることが望まれる．

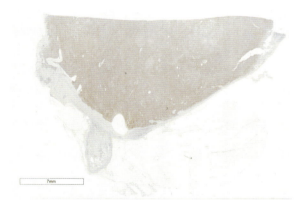

図 7 | 副腎皮質癌における DHEA-ST の免疫組織化学
Cushing 症候群を呈する副腎皮質腺腫では，腫瘍細胞で DHEA-ST の発現はほとんど認められないが，副腎皮質癌症例では腫瘍細胞で本症例のように比較的顕著な発現が認められる．Cushing 症候群を呈する本症例では，血中 DHEA-S はコルチゾール同様に亢進していた．付随副腎皮質は束状層，網状層を中心に萎縮が顕著に見られており，視床下部-下垂体軸 hypothalamo-pituitary axis (HPA) の動態を最もよく反映する網状層での DHEA-ST の発現は完全に抑制され，本症例の HPA はほぼ完全に抑制されていることを示唆している．

2. 病理診断医が副腎皮質疾患の病理組織診断を行う際に臨床側に確認しておくべき，患者の内分泌所見以外の臨床情報

1) 遺伝性―家族性背景の有無

多くの副腎疾患は全身性あるいは遺伝性の症候群

の一環として発生してくることがある．皮質疾患であればCarney症候群におけるPPNAD, Li-Fraumeni症候群における副腎皮質癌等である．これらの症候群は，副腎病変の摘出で初めて判明することもあり，例えばCarney症候群等は心房粘液腫等，副腎外の病変で致死性のものも含まれていることから，その病理組織診断が重要になる．特にPPNADは基本的に副腎全体に及んでおり，採取された副腎全体を詳細に見ることが必要になる．

2) 既往歴に悪性腫瘍があるかどうか？
─副腎原発の病変かどうかの確認─

　副腎は血流が非常に豊富な組織で，剖検時によく経験することではあるが，進行癌の場合は副腎への悪性腫瘍の転移は単位重量あたりだと他のどの臓器よりも頻度は多い．近年，肺癌の副腎転移などで積極的に副腎転移性病変を外科手術的に摘出するのが良好な臨床予後に結びつく，という報告が相次いで報告されてきている[10]．また従来のように，副腎転移はすべてが両側性ではなく，片側性の病変も少なからず存在することも報告されてきている[11]．また，原発性副腎皮質癌と病理組織学的鑑別が困難な転移性悪性腫瘍も少なくない．このような背景から，副腎腫瘍の針生検，術中迅速診断の際には，その患者の既往歴，特に他臓器原発の悪性腫瘍の有無を確認しておくことが望まれる．

3) 偶発腫

　従来，副腎疾患，特に皮質疾患は臨床的にホルモン過剰症状が検出されて，あるいは大きな腫瘍性病変によるマスの影響で病変が見つけられる患者がほとんどであった．しかし近年，その頻度が非常に増加しているのが人間ドック等で偶発的に副腎に腫瘍性病変が検出される，いわゆる副腎偶発腫adrenal incidentalomaといわれる病変である．施設にもよるが，これらの病変は術前の内分泌検索が十分に行われていない場合が少なくなく，病理組織診断で副腎皮質由来かどうかが判明する症例が少なくないので注意が必要となる．

3. 病理診断医が理解しておくべき副腎皮質疾患の画像所見

　副腎皮質疾患の場合，良悪性の鑑別が病理組織学的解析だけでは困難な腫瘍が少なくなく，上記のホ

ルモン動態の所見に加え，CT，MRIを中心とする画像所見が最終的な病理組織診断に際し一助になることが少なくない．ただ，FDG-PETなどでは副腎病変では良性であってもstandardized uptake value (SUV) maxが高い，すなわち取り込みが非常に亢進する症例が多い．特に最近，その頻度が増加している副腎腫瘍の針生検はブラインドではなく画像診断下で行われていることから，病変のどの部位から該当する標本が採取されたのかを知ることは病理診断医にとって非常に重要となる．

　ここでは，病理組織診断を行う際に病理医が知っておいたほうが良い画像所見として，AIMAH，比較的大きくFDG-PETで取り込みが亢進していた副腎皮質腺腫，比較的小さいが特有の画像所見を呈していた副腎皮質癌を例として取り上げて解説する．

1) AIMAH

　両側性に副腎がきわめて大きく腫脹している病変であり，この疾患を知らない臨床医がCushing症候群の程度が軽度な患者に遭遇して，両側性副腎転移あるいは両側性副腎皮質癌と過去に診断した症例も少なくない．画像所見では，CTで両側性に多発性の低吸収性結節が多く見られ，多くの結節が融合するように認められるのが特徴である（**図8**）．MRIではin-phaseと比較してout of phase像で，両側副腎は全体に信号強度が低下し，T1/T2強調像で筋肉や周囲組織との比較で，脂肪含有量が多いと判断されるのが本症例の特徴である（**図8**）．また，ポイントとして病変は腫脹しているが，病変内に壊死，出血はないのが特徴である．このAIMAHは画像診断でも病理診断でも1例だけでも経験すればきわめて特徴的なので以後の診断の際には問題はないが，経験したことがない場合には診断に苦渋する可能性が否定できない．

2) 比較的大きな副腎皮質腺腫でFDGの取り込みが更新している症例

　FDG-PETは健康診断あるいは人間ドックの一環として行われる場合があり，現在，FDG-PETで集積が見られるが良性疾患が多い副腎皮質腫瘍が問題になってきている．

　例えば**図9**で提示している症例は，SUV maxが7.9と亢進し，最大径23mmと比較的大きかったので，PET検診では副腎皮質癌と断定される可能性が高い症例である．しかしよく見てみると**図9**に示す

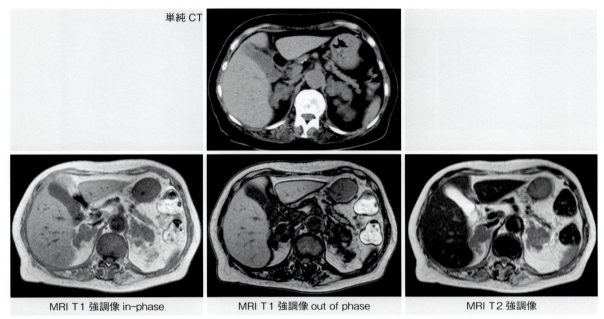

図 8 | AIMAH の CT と MRI 画像所見
両側副腎に多発性に低吸収結節が認められ，平均 CT 値は単純 CT で右副腎 13.8 HU，左副腎 18.4 HU と脂肪含有量が多いことを示唆している．また，MRI では in-phase と比較して out of phase 像で両側副腎は全体に信号強度が低下しており，同様に脂肪含有量が多いことを示唆している．

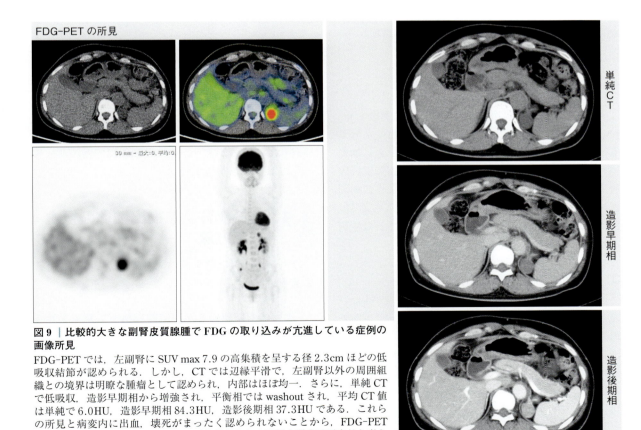

図 9 | 比較的大きな副腎皮質腺腫で FDG の取り込みが亢進している症例の画像所見
FDG-PET では，左副腎に SUV max 7.9 の高集積を呈する径 2.3 cm ほどの低吸収結節が認められる．しかし，CT では辺縁平滑で，左副腎以外の周囲組織との境界は明瞭な腫瘤として認められ，内部はほぼ均一．さらに，単純 CT で低吸収，造影早期相から増強され，平衡相では washout され，平均 CT 値は単純で 6.0 HU，造影早期相 84.3 HU，造影後期相 37.3 HU である．これらの所見と病変内に出血，壊死がまったく認められないことから，FDG-PET では SUV max は亢進しているが，画像所見からは副腎皮質癌は否定的と考えられる．

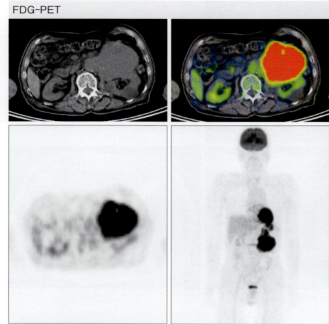
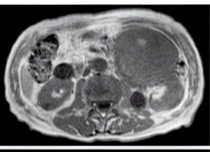
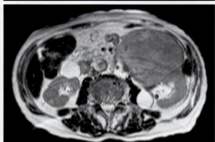
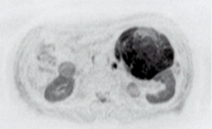

図10｜副腎皮質癌のFDG-PETとMRI所見
FDG-PETでは，左副腎にSUV max 22.5の高集積を呈する腫瘤が見られ，内部に一部低集積域が認められ，腫瘍内壊死/変性が示唆される．MRIでは，左腎の腹側に76×83×83mm程度の腫瘤性病変を認め，内部はT2強調像にて正常腎実質と等信号で，わずかに低信号ないし高信号域が混在する．拡散強調像では高信号で，in-phase，out of phaseにて信号低下は認めない．以上の所見は副腎皮質癌としては典型的である．

ように，単純CTで低吸収，MRIのT1強調像でin-phaseと比較してout of phase像で信号強度が低下し，脂肪含有量が多いことが示唆され，さらに病変内に壊死，出血が認められないことから副腎皮質腺腫と考えられる病変である．この症例のように病理医も，摘出された副腎腫瘍でFDG-PETの所見，SUV maxの亢進のみで副腎皮質癌と診断された症例の場合，注意が必要である．

3）副腎皮質癌の典型的な画像所見

図10に示す症例では，比較的脂肪含有量が少ない境界明瞭・辺縁平滑な病変が認められた．FDG-PETではSUV max 7.1と比較的亢進し，out of phase像での信号低下が見られ，T2強調画像で中等度の高信号を呈し，拡散強調画像では高信号を呈し出血/壊死が疑われたことから，副腎皮質癌の診断が付けられた症例である．比較的典型的な副腎皮質癌としての画像所見である（図10）．

このように，副腎皮質腫瘍の良悪性の画像診断の所見で，腫瘍の大きさやFDGの取り込みよりも病変の脂肪含有量，出血/壊死などの性状をしっかりと検討しているのかどうかを，病理組織診断の前に確認しておくことが望まれる．

4．副腎皮質疾患摘出検体の標本提出方法

以下に，副腎皮質病変の摘出検体の切り出し方法をまとめる．

1）周囲の脂肪組織を丁寧に取り払って重量を測定し，全体の標本の大きさ，腫瘍の最大径を含む大きさを正確に測定して記録する

筆者らの経験では，100gを超えた腫瘍66例では93％が癌であり，腺腫は7％にすぎなかった．ちょっと前になるがTangらは，95gを超過したすべての副腎皮質腫瘍は悪性であり，50g以下ではほとんどが良性であるとも報告している[12]．このように摘出

した副腎皮質腫瘍の正確な重量を測定することは，的確な病理組織診断を行うに際しきわめて重要である．しかし，重量が小さくとも悪性の臨床経過をたどる症例が少なくないことも，副腎皮質癌の場合はよく知られている．逆に adrenocortical oncocytoma のように，比較的巨大な腫瘍であっても臨床経過の中で転移，再発をしてこない症例もよく知られている[13,14]．このように現在の医療環境でも，腫瘍の重量を計測することは必ずしも良悪性の絶対的な基準ではないものの，きわめて重要な要素の一つであることは間違いないので，切り出しの際にはともかく腫瘍の正確な重量の測定が望まれる．

2）付随副腎が完全に含まれるように最大割面で割を入れ，被膜の有無，割面の性状（色調，後述する出血，壊死の有無など）を記載する

先述の副腎偶発腫 adrenal incidentaloma の多くは皮質由来の病変ではあるが，中には間葉系由来の腫瘍なども含まれることから，割面での肉眼所見をしっかりと記載して記録しておくことが，腫瘍から採取した標本で正しい病理組織診断を行うのに重要である．

特に，副腎皮質腺腫では原則的に割面で出血，壊死は認められない．しかし，副腎皮質癌の症例すべてで出血，壊死が認められるわけではない．図11に示すが，割面のごく一部で出血，壊死が観察された副腎皮質腫瘍の症例では，後述する病理組織学的検索によってこの出血，壊死を呈する病巣の近傍から採取された標本のみで副腎皮質癌の診断が可能であった．この症例のように出血，壊死を示している場合には，その近くから病理組織標本を採取し検討していくことが重要になる．腫瘍細胞の増殖が活発な部位では腫瘍細胞の増殖に間質の血管の増殖が追いつかないため，血流が十分行かず壊死するか，あるいは未熟な腫瘍新生血管しかできないため，腫瘍内出血が生じてくる．このように，肉眼的に出血，壊死が認められる病変の周囲から標本を採取することは，生物学的悪性度の高い腫瘍細胞を検討できるということも示唆しているわけである．

腫瘍割面の色調は必ずしも診断に確定的ではないものの，aldosteronoma に見られるようないわゆる golden yellow を呈する症例や，black adenoma で観察される黒褐色の割面を有する症例は，統計上悪性の可能性はほとんどない．このように，腫瘍の割面の肉眼観察は腫瘍の病理組織診断を進めるうえでも，

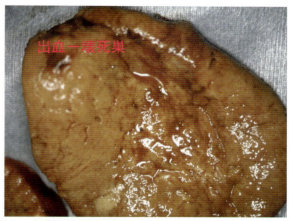

図 11 ｜ 副腎皮質癌の割面の肉眼所見
黄褐色の割面の一部に出血，壊死病変が認められ，ここから採取された標本で副腎皮質癌の確実な診断が付けられた．

どの部位から標本を採取したならば良いのかということも含めてきわめて重要となるため，できるだけ正確な記載が望まれる．

3）付随副腎の重要性

皮質由来，髄質由来を問わず副腎病変は機能性病変が多く，内分泌所見との対応が臨床側から求められることが多い．多くの場合，臨床的には摘出して血中ホルモン値が低下すればそれで問題はない．しかし，内分泌検索が必ずしも十分でなく術後に臨床的に副腎皮質不全になったり，高血圧が改善しなかったりする副腎皮質病変の症例では，摘出標本である程度病変のホルモン産生動態を示唆することも望まれる．この場合，病理側でよく認識しておくべきこととしては，腫瘍組織の病理組織所見だけでは多くの場合，その病変のホルモン産生動態は検討できず，付随副腎の病理組織形態を詳細に検索することの重要性である．例えば，腫瘍からコルチゾールが過剰に合成されると患者の間脳-下垂体-副腎皮質系，すなわち ACTH 分泌が抑制され，付随副腎皮質の束状層と網状層が萎縮する．この萎縮の程度で，ある程度その病変のコルチゾール合成の程度を類推はできる．すなわち，摘出標本の切り出しを行う際に，付随あるいは非腫瘍性の副腎皮質が垂直に切れていることを確認することが重要である．

さらに付随副腎では，結節性病変があればそこも必ず病理標本に提出してもらうようにする．特にアルドステロン産生腫瘍，Cushing 症候群を伴う副腎皮質腫瘍では，副腎内の血管に高血圧性あるいは動

脈硬化性の病変が進行し，皮質内血流の変化から多くの副腎皮質結節が多発することも知られている．このため，このような症例の切り出しにあたっては，どれが腫瘍でどれが2次性の副腎皮質結節であるのかという鑑別を行うのに注意が必要であるが，肉眼的にこれらを鑑別するのは事実上困難な症例が多い．そこで切り出しの時には，付随副腎皮質すべてを病理組織標本に提出してもらうのが一番確実ではある．

4) 固定

理想的には，4mm程度に切り出した最大割面の標本を固定による変形を防止するため，コルクに固定し乾燥を防ぐために裏返しの状態にし，十分量の10%中性ホルマリンを入れたタッパーウエアのような容器に標本を浸透させ，室温で振動させながら1日かけて固定させるのが望ましい．しかし，十分量のホルマリンに上記の標本を入れると，副腎腫瘍は脂肪成分が多いので浮き上がってくることが多いので，それを防止する目的で液面の表面をティッシュペーパーのようなもので覆い乾燥を防ぐようにし，室温で24～36時間の固定でも，その後の病理組織診断，免疫組織化学的解析に際してもあまり問題はない．

近年，高血圧患者で原発性アルドステロン症が内分泌学的に疑われ，画像診断で腫瘍性病変が明確には認められないが，AVSの結果，片側のアルドステロンが高いという理由で副腎摘出をされてくる，いわゆる微小アルドステロン産生腺腫の頻度が全国的に増加してきている．このような症例では，非腫瘍性高アルドステロン症との鑑別がきわめて重要となる．微小病変が臨床的に疑われる場合は，固定をしないで切り出すと病変に挫滅が加わり，後の病理組織診断に支障が出てくる可能性も高いので，副腎全体を1日固定してから，2mm間隔で慎重に切り出しを行うことが必要である．このような症例の場合は，切り出した標本の写真をしっかり撮って肉眼所見を保存しておくことも特に重要となる．

5. 副腎皮質疾患の摘出検体の診断で，通常の病理組織診断以外に何が必要になるのか？検体の処理は？

副腎皮質疾患はその頻度は決して少なくないが，外科手術が特定の医療機関に集中していることなど

から，必ずしも病理組織診断の経験は多くない施設が少なくない．こうした背景から，外科手術で摘出された副腎皮質病変の標本の的確な病理組織診断を行うには，標本を凍結保存する必要があるのかどうか，あるいは特殊な固定を行う，optimal cutting temperature（OCT）compoundに包埋した凍結標本の作製が必要なのかどうか，遺伝子検索は患者の診断，治療方針の策定に必要なのかどうか，免疫組織化学ではどのような抗体が必要なのか，などといったことが実際の病理組織診断の前に考えるべきこととしてあげられる．

後述するように，現時点で副腎皮質癌の遺伝子診断では数多くの遺伝子異常が報告されてはいるが，intratumoral heterogeneityの問題から再現性には乏しく，臨床予後，治療への反応性との相関性はあまり認められない．さらに，いわゆるmutationsがより多く認められるhot spotsの領域はかなり広範囲で，実臨床の場ではあまり実用性はないのが現況である．

免疫組織化学に関しては，副腎皮質疾患の病理組織診断で必ず準備をしておかなければならない免疫染色の一次抗体は現時点ではSF-1くらいで[15]，type IV collagen，Ki67，CD31，D2-40などは他の組織の病理組織診断で必須な項目であり，多くの病理検査室では準備してあるものと考えられる．ただ，PAなどのアルドステロン合成異常の病理組織検体を多く取り扱う施設では，アルドステロン合成の最終段階の酵素であるCYP11B2に対する一次抗体は市販されているので，準備しておくことが望まれる．

おわりに

他の内分泌臓器由来の疾患と比較しても副腎皮質原発の病変では，ホルモン所見，画像所見を含めて臨床サイドとの密なクロストークがより的確な病理組織診断をつけるのに必須である．検鏡前には十分，内分泌内科，内分泌外科，泌尿器科などとコミュニケーションをとることが望まれる．

（笹野公伸，鈴木　貴，中村保宏，山崎有人，
高浪健太郎，森本　玲，佐藤文俊）

文　献

1）Sasano H, Miyazaki S, Sawai T et al：Primary pigmented nodular adrenocortical disease（PPNAD）：immunohisto-chemical and in situ hybridization analysis of steroidogenic enzymes in eight cases. Mod Pathol 5：23-29, 1992

2) Sasano H, Suzuki T, Nagura H：ACTH-independent mac-ronodular adrenocortical hyperplasia：immunohistochem-ical and in situ hybridization studies of steroidogenic en-zymes. Mod Pathol 7：215-219, 1994

3) Ono Y, Nakamura Y, Maekawa T et al：Different expres-sion of 11β-hydroxylase and aldosterone synthase be-tween aldosterone-producing microadenomas and mac-roadenomas. Hypertension 64：438-444, 2014

4) Omura M, Sasano H, Fujiwara T et al：Unique cases of unilateral hyperaldosteronemia due to multiple adrenocor-tical micronodules, which can only be detected by selective adrenal venous sampling. Metabolism 51：350-355, 2002

5) Gomez-Sanchez CE, Qi X, Velarde-Miranda C et al：De-velopment of monoclonal antibodies against human CY-P11B1 and CYP11B2. Mol Cell Endocrinol 383：111-117, 2014

6) Nakamura Y, Maekawa T, Felizola SJ et al：Adrenal CY-P11B1/2 expression in primary aldosteronism：immuno-histochemical analysis using novel monoclonal antibodies. Mol Cell Endocrinol 392：73-79, 2014

7) DeLellis RA, Lloyd RV, Heitz PU et al eds：The WHO Clas-sification of Tumours：Pathology & Genetics of Tumours of Endocrine Organs, IARC Press, Lyon, 2004

8) Sasano H, Suzuki T, Nagura H et al：Steroidogenesis in hu-man adrenocortical carcinoma：biochemical activities, im-munohistochemistry, and in situ hybridization of steroido-genic enzymes and histopathologic study in nine cases. Hum Pathol 24：397-404, 1993

9) Fassnacht M, Johanssen S, Quinkler M et al：Limited prog-nostic value of the 2004 International Union Against Can-cer staging classification for adrenocortical carcinoma：proposal for a Revised TNM Classification. Cancer 115：243-250, 2009

10) Sastry P, Tocock A, Coonar AS：Adrenalectomy for isolated metastasis from operable non-small-cell lung cancer. Inter-act Cardiovasc Thorac Surg 18：495-497, 2014

11) Romero Arenas MA, Sui D, Grubbs EG et al：Adrenal metastectomy is safe in selected patients. World J Surg 38：1336-1342, 2014

12) Tang CK, Gray GF：Adrenocortical neoplasms. Prognosis and morphology. Urology 5：691-695, 1975

13) Bisceglia M, Ludovico O, Di Mattia A et al：Adrenocortical oncocytic tumors：report of 10 cases and review of the lit-erature. Int J Surg Pathol 12：231-243, 2004

14) Wong DD, Spagnolo DV, Bisceglia M et al：Oncocytic adre-nocortical neoplasms—a clinicopathologic study of 13 new cases emphasizing the importance of their recognition. Hum Pathol 42：489-499, 2011

15) Sasano H, Shizawa S, Suzuki T et al：Ad4BP in the human adrenal cortex and its disorders. J Clin Endocrinol Metab 80：2378-2380, 1995

6. 副腎皮質

第2部　組織型と診断の実際と鑑別ポイント

Ⅰ. 非腫瘍性病変

はじめに

　副腎皮質の非腫瘍性病変は多彩であるが，そのうち本稿では，腫瘍との鑑別が問題となる結節形成性病変を6つ取り上げる．その大半は副腎皮質の過形成性病変で，副腎皮質ホルモンであるコルチゾールやアルドステロンの過剰分泌を伴う．近年，副腎静脈サンプリング adrenal venous sampling（AVS）が普及しはじめ，ホルモン分泌に関する臨床的な局在診断が飛躍的に向上している．そのため，病理側にも病型の正確な判断や詳細なホルモン動態の解析が求められ，HE染色に加え，ステロイド合成酵素に対する免疫染色が必要となる場合も多い．コルチゾール過剰分泌によってひき起こされる Cushing 症候群や原発性アルドステロン症の大半は腺腫で，非腫瘍性病変に遭遇する機会はあまり高くない．しかし，本稿で取り上げる疾患は各々特徴的な臨床像や病理所見を有しており，その概要を整理して理解しておくことは腫瘍を正しく診断するためにも大切である．

1. 組織型と診断

1）副腎皮質刺激ホルモン adrenocorticotropic hormone（ACTH）依存性副腎皮質過形成

　ACTH の過剰分泌により，副腎皮質が両側性に過形成性変化を呈した病態である．下垂体腺腫からの ACTH 過剰産生（Cushing 症候群の約40％を占め，特に Cushing 病と呼ぶ）や異所性 ACTH 産生腫瘍による場合がある．

　病理学的に副腎皮質の束・網状層はびまん性に肥厚し（図1a），しばしば大小の結節形成を伴う（図1b）．結節部に薄い線維性被膜が見られることもある．結節部，非結節部を問わず束・網状層の副腎皮質細胞では脂肪の含有量が減少し，細胞質の好酸性化が目立つ．

　正常の副腎皮質で，ステロイド合成酵素である3βHSD（3β-hydroxysteroid dehydrogenase）やP450c17 に対する免疫染色を施行すると，アルドステロンを産生する球状層は3βHSD 陽性，P450c17陰性，コルチゾールを産生する束状層は3βHSD 陽性，P450c17 陽性，網状層は3βHSD 陽性，P450c17陰性となる（図2）．本疾患では肥厚した副腎皮質において，3βHSD，P450c17 が広く陽性を示し，コルチゾールの産生能が亢進していると理解できる．

　この病態では原疾患の治療が重要であり，基本的に副腎は摘出されない．したがって，病理医がACTH 依存性副腎皮質過形成を診断する場合はごくまれである．

2）副腎皮質刺激ホルモン非依存性大結節性副腎過形成 ACTH-independent macronodular adrenal hyperplasia（AIMAH）

　AIMAH は ACTH 非依存性に Cushing 症候群をきたす非腫瘍性病変で，Cushing 症候群の2％未満である．40～60歳代の男性に多い．原則的に両側性病変で，副腎はしばしば著明に腫大する．腹部 CT を撮った際に偶発的に見つかる場合や，サブクリニカ

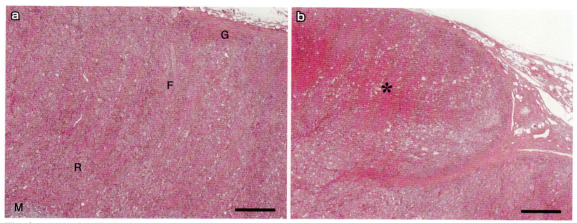

図1 | ACTH依存性副腎皮質過形成の組織像
皮質の束・網状層がびまん性に肥厚し（a），部分的に結節形成を伴う（*）（b）．副腎皮質細胞は好酸性化し，脂肪含有量が著明に減少している．G：球状層，F：束状層，R：網状層，M：髄質．bar＝500μm（a, b）.

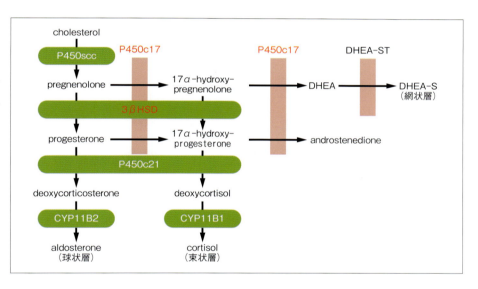

図2 | 副腎皮質におけるホルモン合成経路
本稿で主に触れる3βHSD，P450c17を赤字で示す．
3βHSD：3β-hydroxysteroid dehydrogenase, DHEA-ST：dehydroepiandrosterone-sulfotransferase, DHEA-S：dehydroepiandrosterone sulfate.

ル Cushing 症候群（Cushing 症候群の手前で留まっている病態）を呈して発見される場合もある．AIMAH の多くは散発性であるが，家族内集積が知られている．多発性内分泌腫瘍症1型 multiple endocrine neoplasia type 1（MEN1）を伴う場合もある．近年，16番染色体短腕（16p11.2）に存在する ARMC5（armadillo repeat containing 5）遺伝子の変異・欠失が AIMAH の原因ではないかと注目されている[1,2]．

肉眼的には，両側副腎皮質に大小多数の黄色あるいは黄褐色の結節が副腎皮質を置き換えるように観察される（図3a）．組織学的には，結節部で淡明細胞が胞巣状に増生し，その中に緻密細胞が島状あるいは索状に観察される（図3b, c）．結節の境界は明瞭で，薄い線維性被膜を有することもある．構成細胞に異型性は見られない．

AIMAH の症例で免疫組織化学的にステロイド合成酵素の発現を検索すると，3βHSD は淡明細胞に発現する一方，P450c17 は逆に緻密細胞で陽性となり，コルチゾール合成が非効率的であることがわかる．このため，臨床症状を呈するまでに病変が大型化するのかもしれない．

近年，AIMAH とされてきた病変の一部において，コルチゾール分泌が異所性の ACTH 刺激にある程度反応するということがわかり，原発性大結節性副腎過形成 primary macronodular adrenal hyperplasia（PMAH）とも呼ばれる[3]．AIMAH のホルモン動態に関しては未解明な部分が多く残されており，症例の蓄積が望まれる．

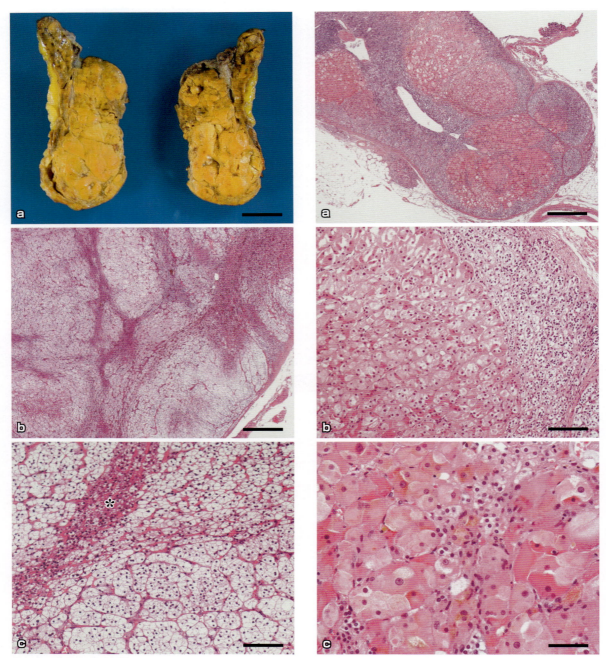

図3 | AIMAHの病理像
a：割面像．副腎は腫大し，大小多数の黄色結節が副腎皮質を置き換えるように観察される．b, c：組織像．大小多数の結節が形成されている．淡明細胞が胞巣状に増生，緻密細胞（*）が島状，索状に観察される．bar＝1 cm（a），500 μm（b），100 μm（c）．

図4 | PPNADの組織像
副腎皮質では結節が複数形成され，好酸性で大型の緻密細胞が増生している（a, b）．一部ではリポフスチン顆粒がみられる（c）．bar＝100 μm（a），250 μm（b），50 μm（c）．

3）原発性色素結節性副腎皮質疾患 primary pigmented nodular adrenocortical disease（PPNAD）

PPNAD は AIMAH 以上に稀な Cushing 症候群をきたす ACTH 非依存性非腫瘍性病変で、両側性である。幼児と 20 歳代に多く、女性が優位である。AIMAH と異なり、PPNAD の副腎は正常大かそれ以下のことが多いが、著明な Cushing 症候群を呈する。約 50% の症例は家族性とされる。PPNAD の症例では粘液腫、点状色素斑などを合併することがしばしばある。粘液腫、皮膚の色素斑、内分泌機能亢進症のうち 2 つがみられると、臨床的にカーニー複合 Carney's complex と呼び、PPNAD はその内分泌病変の代表である。PPNAD の原因として、PRKAR1A（protein kinase A regulatory subunit 1α）[4] や PDE11A（phosphodiesterase 11A）[5] 遺伝子の変異が報告されている。

肉眼的には黒褐色あるいは黄褐色の小結節が副腎皮質に散在し、非結節部は萎縮性である。組織学的には束・網状層を中心に結節が多数形成され、大型の緻密細胞が増生している（図 4a, b）。リポフスチン顆粒が見られることが多い（図 4c）。時に核の大小不同が目立ったり、著明なリンパ球浸潤や脂肪変性等を伴う。結節部では 3βHSD や P450c17 が広く陽性で、効率良くコルチゾールを産生していると考えられる。

4）特発性アルドステロン症 idiopathic hyperaldosteronism（IHA）

原発性アルドステロン症の約 70% はアルドステロン産生腺腫によるが、原発性アルドステロン症をきたす非腫瘍性病変の大半を IHA が占める。未知の因子による刺激が想定され、アルドステロン高値、レニン低値を示す。両側性病変で、アルドステロン拮抗薬を中心とした薬物療法が治療の基本となるため、基本的には病理学的な検索対象とはならない。まれに片側性の場合があり、片側副腎過形成 unilateral adrenal hyperplasia（UAH）と呼ばれる。

副腎皮質球状層はびまん性に過形成を呈し、時に結節形成を伴う（図 5a）。副腎の構造が乱れ、大結節状となる場合もある（図 5b）。結節の有無を問わず球状層では 3βHSD が広く陽性、P450c17 が陰性で、活発にアルドステロンを産生していると考えられる（図 5c, d）。

5）副腎皮質結節 adrenocortical nodule

副腎皮質にできた境界明瞭な結節性病変で、単発の他、多発性、両側性にみられることも多い。高齢者の約 20% で観察され、高血圧や糖尿病などの疾患を有する人に多い。動脈硬化等によって部分的に虚血性に萎縮した副腎皮質（特に束状層）に対して、周囲の組織が代償的に肥大増生した結果生じる反応性変化である。したがって、ホルモンを過剰産生する病態ではなく、臨床的意義は低い。さまざまな病型に合併し、組織所見として使われることも多い。結節は通常、数 mm 程度だが、髄質を巻き込んで副腎局所構造を改変し、大型結節化する（数 cm となる時もある）場合もある。

結節の割面は黄色ないし黄褐色で、結節内で増生する細胞は淡明細胞が主体である（図 6a〜c）が、緻密細胞が増生する場合もある（図 6d）。時に結節周囲に被膜を形成する。代償的な過形成性変化なので、既存の層構造が保持されている。

6）副腎嚢胞 adrenal cyst

副腎内および副腎周囲に生じる嚢胞性病変である。主に単発だが、両側性の場合も 10% 程度報告されている。出血や壊死の後に生じる偽嚢胞や、血管内皮に覆われた内皮性嚢胞などがある。比較的稀な病変と考えられてきたが、画像診断の進歩に伴い報告例が増加しており、副腎偶発腫（CT 等の画像診断時に偶然見つかる臨床症状を示さない副腎の結節性病変）の 3% 程度を占める。30〜50 歳代に多く、やや女性優位である。

肉眼的に境界明瞭な結節性病変である。10 cm を超えるような大嚢胞となることもあり、出血に伴い割面は暗褐色を呈する（図 7a）。辺縁は厚い線維成分で覆われ（図 7b）、石灰化を伴うこともある。内皮性嚢胞では辺縁部に血管成分が認められる（図 7c）。内部では出血、フィブリン析出、変性・壊死、肉芽組織の形成等がみられ、血管やリンパ管の増生を見ることもある（図 7d）。非機能性病変であり、周囲の副腎組織でも内分泌学的および形態学的異常を呈さない。

2．鑑別ポイント

上述の非腫瘍性病変と鑑別を要する組織型は、腫瘍性病変である。これらの病変に関し、鑑別に役立つポイントを表 1 にまとめた。副腎皮質病変を診断

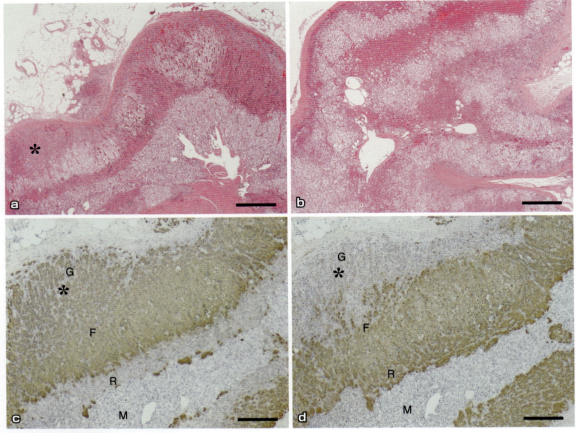

図5 │ IHAの組織像
a：球状層が肥厚し，部分的に小結節が形成されている（*）．b：副腎の構築が大きく乱れ大結節状だが，層構造は保持されている．aの標本で免疫染色を行うと，結節部（*），非結節部とも3βHSD陽性（c），P450c17陰性の球状層が肥厚している（d）．*は同一結節部位．G：球状層，F：束状層，R：網状層，M：髄質．bar＝500μm（a, b），250μm（c, d）．

する際，副腎皮質癌の除外は決定的に重要であり，必ずWeiss criteria等で副腎皮質癌の可能性を検討する（副腎皮質癌の診断に関しては，後出「Ⅲ．副腎皮質癌および2次性悪性腫瘍」の項参照）．

1）副腎皮質結節 vs 腺腫

ホルモン産生腺腫では高血圧等により二次性に副腎皮質結節を伴うことが多い．特にアルドステロン産生腺腫は微小でも臨床症状を呈するため，副腎内に多数の結節がみられた時，どれが腺腫でどれが副腎皮質結節か診断に苦慮する場合が少なくない．

この際，最も大事な鑑別ポイントは結節内の層構造の有無である．腫瘍では淡明あるいは緻密な腫瘍細胞が種々の程度で混在しつつ増殖し，連続性をもった層構造はみられない（図8）．一方，副腎皮質結節では既存の層構造が基本的に保持されている．

病変内で細胞が均一に増生するなどして層構造が不明瞭な場合は，3βHSD，P450c17に対する免疫染色が有用である．

2）ACTH依存性副腎皮質過形成 vs コルチゾール産生腺腫

Cushing症候群を呈する両疾患は臨床的に鑑別されるが，病理学的な違いを理解することは重要である．両者の鑑別には結節周囲の副腎皮質の観察が役立つ．コルチゾール産生腺腫ではコルチゾールを自律的に過剰産生するため，ネガティブフィードバックで血中のACTHが低下し，非腫瘍部副腎皮質（付随副腎皮質）でのホルモン産生が抑制される．コルチゾール産生腺腫の場合，副腎皮質束・網状層は萎縮し，細胞質の淡明化やステロイド合成酵素の発現低下がみられる（図9）．サブクリニカルCushing症

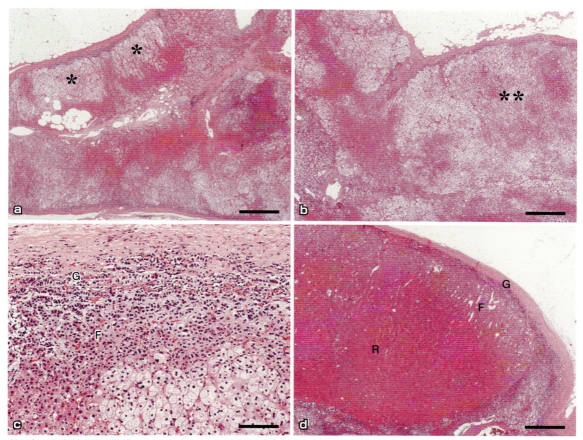

図6｜副腎皮質結節の組織像
a：束状層内で淡明細胞が小結節性に増殖している（*）．b, c：比較的大きな結節（**）だが，辺縁部に球状層がみられ，層構造が窺える（c）．d：好酸性細胞の増生が目立つ結節で，網状層領域が増生している．G：球状層，F：束状層，R：網状層．bar = 500μm（a, b, d），100μm（c）．

候群を呈する腺腫では，腫瘍のコルチゾール産生能が低いため付随副腎皮質に形態学的萎縮が見られない場合がある．しかしこのような時でも，ステロイド合成酵素の DHEA-ST（dehydroepiandrosterone-sulfotransferase）はその発現を ACTH に依存しているため，陰性化する[6]．

一方 ACTH 依存性副腎皮質過形成では，結節部以外でも副腎皮質束・網状層の肥厚やステロイド合成酵素発現の亢進が見られ，腺腫とは逆のパターンを示す．

3）AIMAH，PPNAD vs 副腎皮質腫瘍

AIMAH や PPNAD は ACTH 非依存性に Cushing 症候群を呈する病変であり，コルチゾール産生腫瘍が鑑別にあがる．副腎皮質癌の多くがコルチゾール産生性であることを忘れてはならない．AIMAH は

しばしば副腎の腫大が著明で，副腎皮質癌が鑑別対象となる場合がある．また，副腎皮質癌の多くは好酸性細胞が増殖するため，PPNAD では Weiss criteria 等で副腎皮質癌を鑑別する．AIMAH や PPNAD は両側多発性に結節が形成されるのに対し，両側性のコルチゾール産生腫瘍の頻度は低い．また，AIMAH や PPNAD の組織像は特徴的で，淡明細胞と緻密細胞が不規則に混在するコルチゾール産生腫瘍とは異なっている．

オンコサイトーマ oncocytoma は好酸性細胞の増殖からなる腫瘍性病変であり，組織学的に AIMAH との鑑別を要する場合がある．オンコサイトーマの詳細は次項の「Ⅱ．良性腫瘍」を参照してほしいが，ホルモン産生がないこと，単発病変であること，細胞質内にミトコンドリアが充満していること等が鑑別点となる．

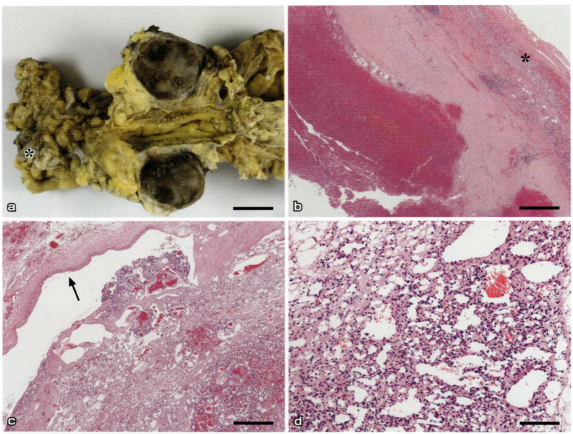

図7 | 副腎嚢胞の病理像
a：割面像（鏡面像）．暗褐色〜灰白色の境界明瞭な結節である．b〜d：組織像．b：副腎内で出血がみられ（左下），周囲を厚い線維成分が覆っている．＊：副腎皮質成分．c：辺縁の一部に血管成分がみられる（矢印）．d：病変内の血管増生像．bar＝1 cm（a），500 μm（b, c），100 μm（d）．

表1 | 本項で取り上げた非腫瘍性疾患と腫瘍の主な鑑別ポイント

病型	ホルモン産生	病変部位	結節内	結節周囲
ACTH依存性副腎皮質過形成	コルチゾール	両側	束・網状層の過形成	束・網状層の過形成
AIMAH	コルチゾール	両側	淡明/緻密細胞	萎縮
PPNAD	コルチゾール	両側	大型緻密細胞	萎縮
IHA	アルドステロン	両側	球状層の過形成	球状層の過形成
副腎皮質結節	なし	片側/両側	層構造あり	正常〜部分的萎縮
副腎嚢胞	なし	主に単発	出血，肉芽組織等	変化なし
アルドステロン産生腺腫	アルドステロン	主に単発	淡明/緻密細胞	paradoxical hyperplasia
コルチゾール産生腺腫	コルチゾール	主に単発	淡明/緻密細胞	萎縮
オンコサイトーマ	なし	主に単発	緻密細胞	変化なし
副腎皮質癌	主にコルチゾール	主に単発	主に緻密細胞	萎縮

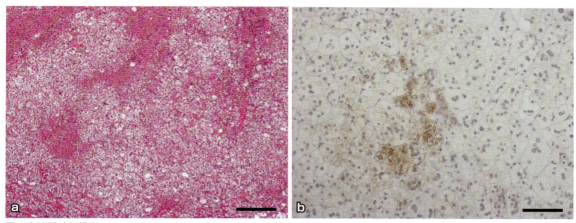

図8｜腺腫の組織像
淡明細胞や緻密細胞が島状あるいは不規則な索状に増生している．両者は混じり合っており，副腎皮質構造は窺えない（a）．束・網状層に陽性となる p450c17 は緻密細胞のみ陽性である（b）．陽性部位は散在性で，皮質の層構造がみられない．bar＝250μm（a），100μm（b）．

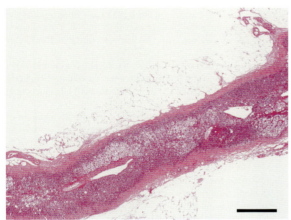

図9｜コルチゾール産生腺腫の付随副腎皮質
萎縮が著明である．ACTH 依存性副腎皮質過形成（図1a）と比較のこと．bar＝500μm．

4) IHA vs アルドステロン産生腺腫および類縁疾患

　アルドステロン産生腺腫では付随副腎皮質の球状層でアルドステロン合成が抑制され，免疫染色上 3βHSD が陰性化する．ただし，球状層は形態学的に肥厚するため，paradoxical hyperplasia と呼ばれる（図10）．一方，IHA では結節以外の球状層も機能的に亢進しており，形態学的な肥厚とともに 3βHSD も強陽性となる（図5c）．このように，アルドステロン症を示す IHA とアルドステロン産生腺腫の鑑別には非結節部の 3βHSD の免疫染色が有用である．

　原発性アルドステロン症をきたす特殊な片側性疾患として，大村らは，片側性多発副腎皮質微小結節

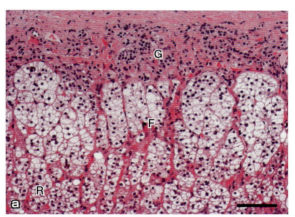

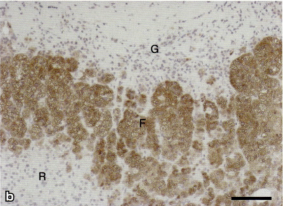

図10｜アルドステロン産生腺腫における付随副腎皮質
形態学的に球状層（G）は肥厚しているが（a），3βHSD は球状層で陰性化している（b）．paradoxical hyperplasia である．G：球状層，F：束状層，R：網状層．bar＝100μm．

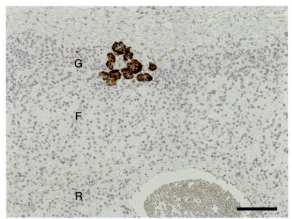

図11 | 球状層内にみられるCYP11B2陽性細胞集団
球状層内の一部の細胞のみがCYP11B2陽性である．G：球状層，F：束状層，R：網状層．bar＝100μm．

unilateral multiple adrenocortical micronodules（UMN）を提唱した[7]．これは，AVSによって片側性にアルドステロン過剰分泌が認められ，病理的に片側性に複数の球状層由来の結節が観察されるものである．結節部では3βHSDやP450c17等のアルドステロン合成酵素が高発現する一方，結節間ではその発現が抑制されていることから，アルドステロン産生腺腫の特殊型と考えられてきた[7]．一方近年，アルドステロン合成の最終段階を担うCYP11B2（図2）の免疫染色が可能になり，CYP11B2は球状層内の一部の細胞のみに発現していることがわかった[8~10]（図11）．すなわち，球状層では3βHSDが全域で発現し，アルドステロン合成の途中までは球状層全域で行われていても，最終的なアルドステロン合成はこのCYP11B2陽性細胞集団［アルドステロン合成細胞塊 aldosterone-producing cell cluster（APCC）とも呼ばれる[8]］でなされていることになる．UMNはアルドステロン合成細胞塊の増殖性病変とも考えられ，IHA等の過形成性病変との関連が注目され出している．今後，CYP11B2の免疫染色結果が蓄積されてくれば，IHA，UAH，UMN等が見直され，原発性アルドステロン症の病型分類が大きく改変される可能性がある[11]．

5）副腎嚢胞 vs 副腎皮質癌

副腎嚢胞が大型であったり，出血・壊死が目立つと，副腎皮質癌との鑑別が必要となる．この場合，多数切片を作製し，病変内で副腎皮質細胞の増生がないことを確認する．内皮性嚢胞では病変辺縁のどこかには血管成分が見られるので，辺縁部は特に注意深く観察し，必要に応じて弾性線維に対する特殊染色や，CD31やCD34等血管内皮マーカーの免疫染色等を行うとよい．

（鈴木　貴，山崎有人）

文　献

1) Assié G, Libé R, Espiard S et al：ARMC5 mutations in macronodular adrenal hyperplasia with Cushing's syndrome. N Engl J Med 369：2105-2114, 2013
2) Alencar GA, Lerario AM, Nishi MY et al：ARMC5 mutations are a frequent cause of primary macronodular adrenal hyperplasia. J Clin Endocrinol Metab 99：E1501-E1509, 2014
3) Louiset E, Duparc C, Young J et al：Intraadrenal corticotropin in bilateral macronodular adrenal hyperplasia. N Engl J Med 369：2115-2125, 2013
4) Kirschner LS, Carney JA, Pack SD et al：Mutations of the gene encoding the protein kinase A type I-α regulatory subunit in patients with the Carney complex. Nat Genet 26：89-92, 2000
5) Horvath A, Boikos S, Giatzakis C et al：A genome-wide scan identifies mutations in the gene encoding phosphodiesterase 11A4（PDE11A）in individuals with adrenocortical hyperplasia. Nat Genet 38：794-800, 2006
6) Sasano H, Sato F, Shizawa S et al：Immunolocalization of dehydroepiandrosterone sulfotransferase in normal and pathologic human adrenal gland. Mod Pathol 8：891-896, 1995
7) Omura M, Sasano H, Fujiwara T et al：Unique cases of unilateral hyperaldosteronemia due to multiple adrenocortical micronodules, which can only be detected by selective adrenal venous sampling. Metabolism 51：350-355, 2002
8) Nishimoto K, Nakagawa K, Li D et al：Adrenocortical zonation in humans under normal and pathological conditions. J Clin Endocrinol Metab 95：2296-2305, 2010
9) Gomez-Sanchez CE, Qi X, Velarde-Miranda C et al：Development of monoclonal antibodies against human CYP11B1 and CYP11B2. Mol Cell Endocrinol 383：111-117, 2014
10) Nakamura Y, Maekawa T, Felizola SJ et al：Adrenal CYP11B1/2 expression in primary aldosteronism：immunohistochemical analysis using novel monoclonal antibodies. Mol Cell Endocrinol 392：73-79, 2014
11) Nanba K, Tsuiki M, Sawai K et al：Histopathological diagnosis of primary aldosteronism using CYP11B2 immunohistochemistry. J Clin Endocrinol Metab 98：1567-1574, 2013

Ⅱ．良性腫瘍

1．定義・概念

1) 副腎皮質腺腫 adrenocortical adenoma

　副腎皮質細胞に由来する良性腫瘍で，機能性副腎皮質腺腫 functional adrenocortical adenoma と非機能性副腎皮質腺腫 non-functioning adrenocortical adenoma に分類される．機能性腺腫では，副腎皮質ステロイドホルモン過剰産生・分泌による臨床症状を示すが，うち過剰産生・分泌されるのがアルドステロンの場合は原発性アルドステロン症，コルチゾールの場合は Cushing 症候群ないしサブクリニカル Cushing 症候群，性ステロイドの場合は男性化ないし女性化徴候を示す．過剰産生・分泌されるホルモンが複数の場合は，上記の混在した臨床症状を示す傾向がある．非機能性腺腫では，副腎皮質ステロイドホルモン過剰産生・分泌が生じないため特定の臨床症状は示さない．

2) 副腎オンコサイトーマ adrenal oncocytoma

　腫瘍全体が，大型でかつミトコンドリアを豊富に含有する好酸性顆粒状の細胞質を呈する皮質細胞からなる稀な副腎腫瘍である[1]．形態学的には，唾液腺，腎臓，甲状腺，副甲状腺，下垂体などに発生するオンコサイトーマと同様の組織像である．

3) 副腎骨髄脂肪腫 adrenal myelolipoma

　組織学的には，成熟した脂肪組織と種々の量を占める骨髄組織で構成された良性副腎腫瘍である．

2．臨床的事項

1) 副腎皮質腺腫

　原発性アルドステロン症は，病的副腎組織からのアルドステロン過剰産生・分泌による2次性高血圧症であり，わが国の高血圧患者の約5〜10％を占めると報告されている[1]．アルドステロン産生副腎皮質腺腫 aldosterone-producing adrenocortical adenoma（APAA）の約2/3の症例で原発性アルドステロン症をきたすとされる[2]．発症年齢は30〜50歳代に多く，性別では女性に多い[1]．近年，APAA 腫瘍細胞において，カリウムチャネルの1つである inwardly rectifying potassium channel Kir3.4（*KCNJ5*），ま

た Na^+/K^+-ATPase（*ATP1A1*），Ca^{2+}-ATPase（*ATP2B3*），さらに電位依存性カルシウムチャネルである *CACNA1D* の体細胞変異が報告され，APAA の発症との関連が推測されている[3〜5]．放射線画像診断では，境界明瞭で内部が均質な副腎腫瘍として同定される．腹部 CT や MRI 画像では，腫瘍内部の脂肪成分の存在が診断の一助となる．ただし，近年は放射線術前画像診断では指摘されず，副腎静脈血サンプリング adrenal vein sampling（AVS）等の結果により指摘され，病理組織の切り出し時ないし組織学的に初めて同定される 1cm 以下の微小腺腫の割合が増えてきている．

　コルチゾール産生副腎皮質腺腫 cortisol-producing adrenocortical adenoma（CPAA）では，下垂体から分泌される副腎皮質刺激ホルモン adrenocorticotropic hormone（ACTH）非依存性にコルチゾールの過剰産生・分泌が行われる．CPAA の発症年齢は，APAA に比べ比較的その分布は広いとされている．性差は，APAA と同様に女性優位である[1]．最近，CPAA 症例に関して，*PRKACA* 遺伝子の Leu206 が Arg に置換する体細胞変異の報告がされている[6,7]．*PRKACA* 遺伝子は，cyclic adenosine monophosphate（cAMP）-dependent protein kinase（PKA）の触媒サブユニットをコードしていることが知られている[6]．この変異により，PKA の触媒サブユニットと制御サブユニット間の結合が阻害されることで，cAMP 非依存性に PKA が活性化されると推測されている[6]．また，同遺伝子の変異例では野生型症例に比べ，デキサメタゾン抑制試験（1mg）での血清中のコルチゾールの濃度が有意に高いことも報告されている[6]．画像的には，境界明瞭な副腎腫瘤で，腫瘍内部は APAA に比し脂肪成分が少ないため，腹部 MRI T1ないし T2 強調画像では信号強度が脂肪よりも低く，筋肉よりも高い傾向にある．

　性ステロイド産生副腎皮質腺腫 sex steroid-producing adrenocortical adenoma（SPAA）は，発症が非常に稀な機能性副腎皮質腫瘍である．うち，男性ホルモン産生性の SPAA は主に小児例が多いのに対し，女性ホルモン産生性の SPAA では 25〜45 歳での発症例が多い[1]．通常，男性ホルモンないし女性ホルモン産生性副腎腫瘍（特に後者）の場合は，副腎皮質癌の可能性を念頭におく必要がある．

　非機能性副腎皮質腺腫は放射線画像診断で偶然に発見され，また剖検症例の 1.4〜2.9％の割合で見つかるとされている[1]．腹部 MRI 画像では，CPAA に

類似した所見を呈する傾向にある．

2）副腎オンコサイトーマ

臨床的には，無症候性の副腎腫瘍であり，放射線画像診断で偶然に発見されることが多い．発症の平均年齢は46歳で，男女比は1.8：1とやや女性に多い[1]．良悪性の組織学的鑑別については，後述する．

3）副腎骨髄脂肪腫

原発性副腎腫瘍の約2.5％を占める単発性，片側性の良性腫瘍である[9]．両側例は7％未満である[1]．また，剖検症例では0.01～0.2％程度に偶然に見つかるとされている[1]．年齢は50～70代が多く，30歳より若い年齢では稀である[1]．性差はない．臨床的には，放射線画像診断で偶然発見される場合（無症候性）と，腫瘍による腹痛，血尿，腫瘤触知などにより見つかる場合（症候性）とがある．放射線画像検査では，豊富な脂肪を含有する不均質な副腎腫瘍として捉えられる[1]．稀に，画像上石灰化を指摘されることがある[2]．再発や転移のリスクはない．

3．肉眼所見

1）副腎皮質腺腫

APAAの大部分は腫瘍径が3cm以下で，通常，片側性かつ単発性の境界明瞭な腫瘤を形成する．肉眼的には，APAA腫瘍内部は均一な黄色調の割面を示す（golden yellow）（図1）．出血や壊死は見られない．

CPAAでは，腫瘍サイズは2cm以上のことが多く，内部は黄色～黄金色，黒褐色，茶褐色など種々変化に富む（図2）．びまん性に暗褐色～暗黒色調を呈する場合は'black adenoma'と呼ばれ，この場合，コルチゾールを過剰産生している場合が多いとされる[8]．

SPAAのうち，男性ホルモン産生性のSPAAの腫瘍重量の平均は473g，女性ホルモン産生性のSPAAでは1,000gである[1]．腫瘍径は3cm前後以上で，女性ホルモン産生性のSPAAでは12cmを超えるとされている[1]．腫瘍径の大きなSPAAでは，出血や壊死などを伴うことがあり，内部の性状は不均一である[1]．

非機能性副腎皮質腺腫では，一般に腫瘍径は2mm～4cm大とされている[1]．しばしば両側性ないし多発性である．副腎での局在パターンは，皮質内に存在するものや皮質から被膜に突出するように存

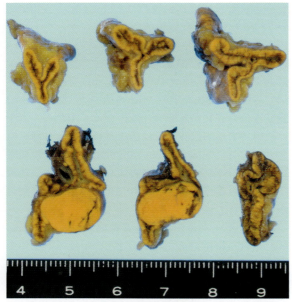

図1｜アルドステロン産生副腎皮質腺腫（APAA）の肉眼像
付随副腎との境界明瞭な腫瘤がみられ，腫瘍割面は黄色均一（golden yellow）である．

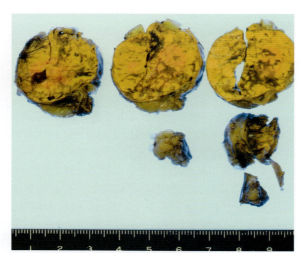

図2｜コルチゾール産生副腎皮質腺腫（CPAA）の肉眼像
腫瘍割面の色調は褐色～黒色調で，不均一な様相を呈している．

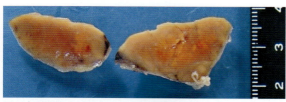

図3｜副腎オンコサイトーマの肉眼像
腫瘍割面は均一なマホガニー色である．

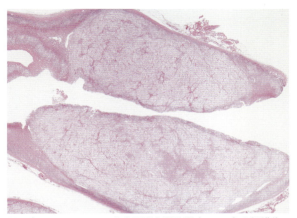

図4 アルドステロン産生副腎皮質腺腫（APAA）の組織像
周囲との境界が明瞭な腫瘍性病変が観察される．腫瘍内部は主に明るい細胞質を有する淡明細胞が主体で，一部に好酸性の細胞質を有する緻密細胞が混在している．

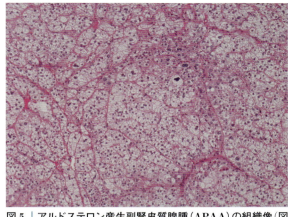

図5 アルドステロン産生副腎皮質腺腫（APAA）の組織像（図4と同一症例）
淡明細胞が主に索状に増生している．核には軽度大小不同がみられる．高度の異型は認められない．

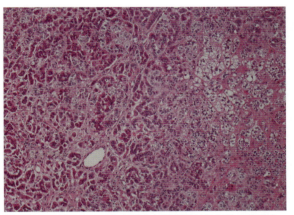

図6 アルドステロン産生副腎皮質腺腫（APAA）の組織像
腫瘍部の主体は好酸性の細胞質を有する緻密細胞であり，部分的に淡明細胞が増生している．

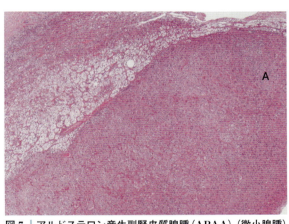

図7 アルドステロン産生副腎皮質腺腫（APAA）（微小腺腫）の組織像
周囲との境界が明瞭な腫瘍性病変（A）が観察される．腫瘍内部は，主に好酸性細胞質を有する緻密細胞が主体である．

在するものがある[1]．

2）副腎オンコサイトーマ

平均の腫瘍径は8.5 cmで，平均重量は217.5 gとの報告がある[1]．肉眼的には，「マホガニー色」とされる特徴的な割面を呈する（図3）．

3）副腎骨髄脂肪腫

境界明瞭な腫瘍で，被膜は有さない．輪郭は平滑，波状，ないし不規則である．圧排された，または巻き込まれた付随副腎組織が観察されることがある．腫瘍内部は軟性で，黄色〜赤色を呈している．大型の腫瘍では出血や壊死を伴うことが多くなる．最大の腫瘍では，径が34 cm，6,000 g程度の報告もある[1]．

4．組織学的所見

1）副腎皮質腺腫

APAAは，主に小型類円形の核と，脂質を空胞に豊富に含有した明るい細胞質を有する淡明細胞 clear cellsから構成され，また時に小型類円形の核と好酸性の細胞質を有する緻密細胞 compact cellsが種々の程度に混在している（図4〜6）．

微小腺腫の症例では，腫瘍全体が緻密細胞主体で占められているものもしばしばみられる（図7）．核

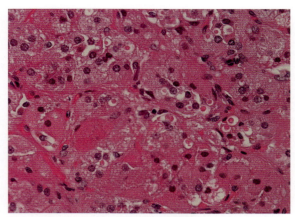

図8 | アルドステロン産生副腎皮質腺腫（APAA）の組織像
好酸性同心円状の構造をとる細胞質内封入体である「スピロノラクトン小体」が観察される．

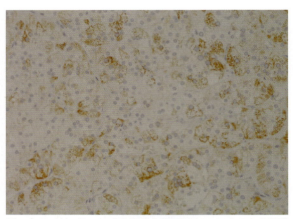

図9 | アルドステロン産生副腎皮質腺腫（APAA）の免疫組織化学的所見（図4と同一症例）
腫瘍部において，不均一に顆粒状のCYP11B2陽性像を認める．

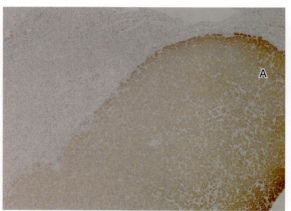

図10 | アルドステロン産生副腎皮質腺腫（APAA）（微小腺腫）の免疫組織化学的所見（図7と同一症例）
腫瘍部（A）に一致して，びまん性にCYP11B2陽性像を認める．

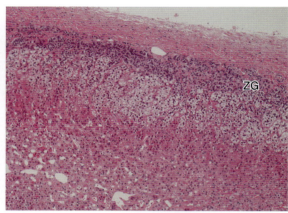

図11 | アルドステロン産生副腎皮質腺腫（APAA）症例の付随副腎組織像
球状層（ZG）が過形成性変化を呈している（paradoxical hyperplasia）．

の腫大や核の大小不同はみられるものの，高度の核異型は認められない（図5）．また，時にAPAA内に「スピロノラクトン小体」という，好酸性同心円状の構造をとり周囲明庭を有する，核の大きさ前後の細胞質内封入体が観察されることがある（図8）．これは変性した滑面小胞体であり，腫瘍がアルドステロン過剰産生を示す1つの指標とされる[1]．また，高血圧の治療としてスピロノラクトンを投与されていた患者のAPAA内部や付随副腎に観察される．免疫組織化学的には，APAAではアルドステロン合成酵素であるaldosterone synthetase（CYP11B2）の陽性像を示す（図9, 10）．付随副腎皮質の球状層では構成細胞の過形成性変化がみられるが（図11），免疫組織化学的には同部はアルドステロン合成酵素の1つである3β-hydroxysteroid dehydrogenase（3βHSD）の染色性が減弱しており，ここでのステロイドホルモン合成能は高くないと考えられている．この所見は逆説的過形成 paradoxical hyperplasiaと呼ばれる．これは，APAAからのアルドステロン過剰産生・分泌に伴うレニン・アンジオテンシン系の抑制，血圧上昇などに伴う血流分布の不均衡による影響などの可能性が推定されているが，その詳細な機序は解明されてはいない．

CPAAでは淡明細胞と緻密細胞が種々の割合で混在し，後者ではしばしばリポフスチンを含有する細胞がみられる（図12, 13）．また，緻密細胞の割合が

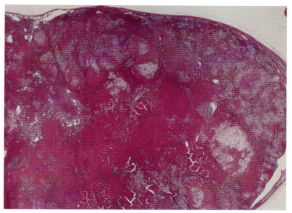

図12 | コルチゾール産生副腎皮質腺腫（CPAA）の組織像
周囲との境界が明瞭な腫瘍性病変が観察される．腫瘍内部は，主に好酸性の細胞質を有する緻密細胞が主体で，一部に明るい細胞質を有する淡明細胞が混在している．

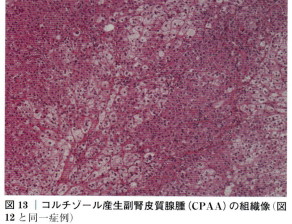

図13 | コルチゾール産生副腎皮質腺腫（CPAA）の組織像（図12と同一症例）
腫瘍内部は緻密細胞の索状増生が主体で，一部に淡明細胞が混在している．

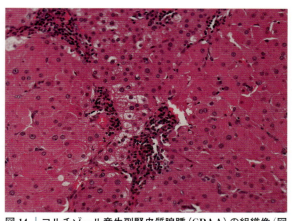

図14 | コルチゾール産生副腎皮質腺腫（CPAA）の組織像（図12と同一症例）
腫瘍内にはリンパ球浸潤が観察される．

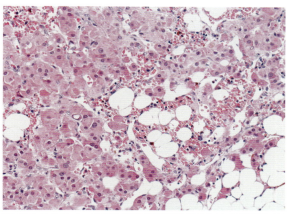

図15 | コルチゾール産生副腎皮質腺腫（CPAA）の組織像（lipomatous change）
腫瘤内部には部分的に成熟脂肪細胞の増生が観察される．

高いほどコルチゾールを過剰産生している傾向がある[8]．腫瘍内ではリンパ球浸潤が目立つことがある（図14）．その他，脂肪変性（lipomatous change）（図15）や骨髄形成を伴う脂肪変性（myelolipomatous change）（図16，17）もみられる．付随副腎皮質のうち束状層と網状層は著明に萎縮し，代償的に被膜直下や球状層で細胞の過形成性変化が目立つ（図18）．これは，CPAAからのコルチゾール過剰産生・分泌による視床下部-下垂体-副腎皮質系の抑制に伴う変化と考えられている．

SPAAでは緻密細胞が主体に腫瘍部を構成しており，時に淡明細胞が混在する．CPAAのような，コルチゾール過剰産生に伴う視床下部-下垂体-副腎皮質系の抑制がみられないため，付随副腎皮質の構築は比較的保持される[1]．

非機能性副腎皮質腺腫では淡明細胞と緻密細胞が種々の割合で混在し（図19），索状，胞巣状，リボン状，偽腺管状の増生パターンを示す．lipomatous changeやmyelolipomatous change，時には骨化もみられる．付随副腎皮質では，APAA症例でみられるようなparadoxical hyperplasiaの像，またCPAAでみられるような束状層と網状層の高度萎縮は認められない（図20）．

2）副腎オンコサイトーマ

組織学的には，ほぼ全体（＞90％）が類円形核と好

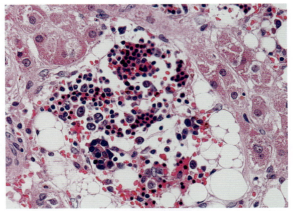

図16 | コルチゾール産生副腎皮質腺腫（CPAA）の組織像（myelolipomatous change）
腫瘍内部には部分的に成熟脂肪細胞に加え，赤芽球を含む骨髄組織が認められる．

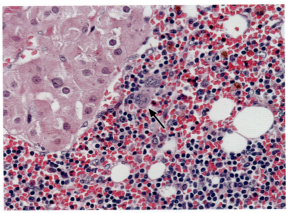

図17 | コルチゾール産生副腎皮質腺腫（CPAA）の組織像（myelolipomatous change）
腫瘍内部には部分的に成熟脂肪細胞に加え，巨核球（矢印）を含む骨髄組織が認められる．

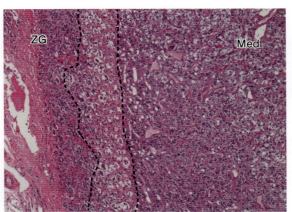

図18 | コルチゾール産生副腎皮質腺腫（CPAA）症例の付随副腎組織像
髄質（Med）に隣接する束状層，網状層（点線内）の萎縮が顕著で，代償性に球状層（ZG）の過形成性変化がみられる．

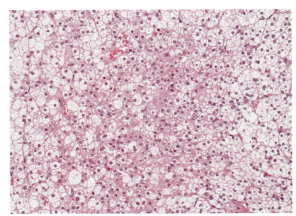

図19 | 非機能性副腎皮質腺腫症例の組織像
淡明細胞が主に索状に増生している．高度の異型は認められない．

酸性顆粒状の細胞質を有する多稜形の腫瘍細胞oncocyteからなる腫瘍である（図21）[1]．電子顕微鏡による観察では，豊富なミトコンドリアが認められる．シート状増殖や部分的に強い核異型がみられたり，あるいは多核のbizarreな核を有する細胞が混在したりもする[1]．以上から，通常のadrenocortical neoplasmの良悪性鑑別で用いられているWeiss criteriaによる評価では，誤って副腎皮質癌と診断される可能性があるため注意が必要である．なお従来，良性腫瘍と考えられてきたが，最近は良性，悪性，および良性・悪性の鑑別不詳（uncertain malignant potential）への再分類が提唱されている[10]．副腎皮質オンコサイトーマの良悪性の組織学的指標として，Lin-Weiss-Bisceglia criteria（表1）による副腎オンコサイトーマの組織学的な良悪性鑑別の適用が提唱されている[11]．

3）副腎骨髄脂肪腫

組織学的には，成熟した脂肪細胞と赤芽球，骨髄系細胞，巨核球を含む3系統の造血細胞が混在した像を呈する（図22〜24）．稀に，骨化，出血，線維化の像がみられる．付随副腎皮質は通常，保持される（図25）．

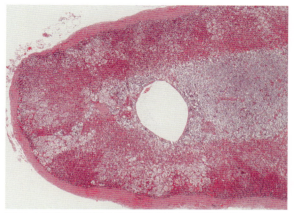
図20 | 非機能性副腎皮質腺腫症例の付随副腎組織像
皮質の構築は概ね保持されている.

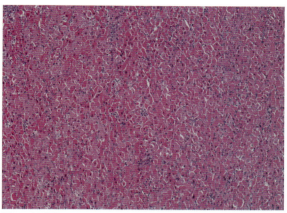
図21 | 副腎オンコサイトーマの組織像（図3と同一症例）
好酸性の細胞質を有する腫瘍細胞がびまん性に増殖している.

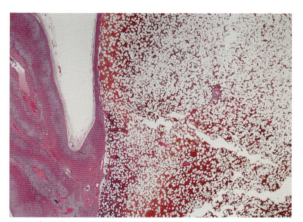
図22 | 副腎骨髄脂肪腫症例の組織像
付随副腎との境界が明瞭な腫瘍を認める. 腫瘍内部には, 豊富な成熟脂肪細胞の増生を認める.

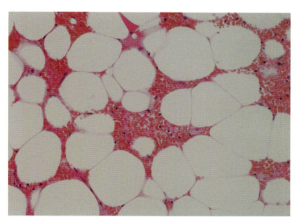
図23 | 副腎骨髄脂肪腫症例の組織像（図21と同一症例）
腫瘍内部は成熟脂肪細胞の増生で構成されている.

5. 鑑別上の問題点

　副腎皮質腺腫と鑑別を要する最も重要な組織型の疾患は, 副腎皮質癌である. 両者の肉眼上の鑑別点は, 副腎皮質癌では重量が大きいこと（100gが1つの目安）, 割面は黄褐色～暗褐色調で不均一であり, 線維性被膜や腫瘍内の隔壁, 出血や壊死がみられることなどがあげられる[12,13]. 組織学的には, 副腎皮質癌では腫瘍部を構成するのは緻密細胞が主体であることが多い. また, 高度な核異型, 核分裂像の増加, 異常核分裂像, 毛細血管, 静脈, 被膜などへの浸潤を伴う[7]. なお, 副腎皮質腺腫やその付随副腎組織と周囲脂肪組織との境界がしばしば不規則なこ

表1 | Lin-Weiss-Bisceglia criteria

Major criteria 　mitotic rate＞5 per 50 high power fields 　atypical mitotic figures 　venous invasion
Minor criteria 　size＞10 cm and/or weight＞200 g 　microscopic necrosis 　capsular invasion 　sinusoidal invasion
Presence of any major criteria：malignant Presence of any minor criteria：borderline malignancy Absence of all criteria：benign

（文献11）より引用）

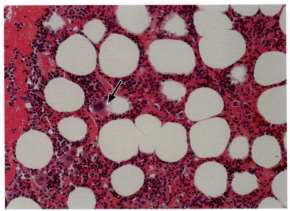

図24 | 副腎骨髄脂肪腫症例の組織像（図21と同一症例）
腫瘍部は成熟脂肪細胞に加え，赤芽球や巨核球（矢印）を含む骨髄組織で構成されている．

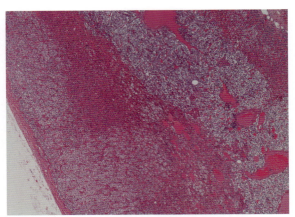

図25 | 副腎骨髄脂肪腫症例の付随副腎組織像（図21と同一症例）
皮質の構築は概ね保持されている．

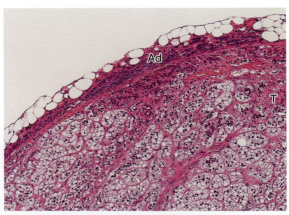

図26 | 副腎皮質腺腫症例における付随副腎組織と周囲脂肪組織
副腎皮質腺腫（T）近傍の付随副腎組織（Ad）と周囲脂肪組織との境界が不規則であり，一見，腫瘍が脂肪組織内に浸潤しているように錯覚される．

表2 | Weiss criteria

① mitotic rate（細胞分裂像の頻度）
② atypical mitosis（細胞分裂の異常）
③ cytoplasm（細胞異型，脂肪の量）
④ architecture（構造異型）
⑤ capsular invasion（被膜への浸潤）
⑥ vascular invasion（毛細血管への浸潤）
⑦ sinusoidal invasion（静脈への浸潤）
⑧ necrosis（壊死）
⑨ nuclear atypia（核異型）
9項目中　3項目以上陽性：副腎皮質癌 　　　　　2項目以下陽性：副腎皮質腺腫

（文献14）より引用）

とがあり，この所見を誤って「被膜浸潤あり」と判断しないように注意する必要がある（図26）．病理学的には，これらの組織学的所見を指標としたWeiss criteriaにて副腎皮質腫瘍の良悪性鑑別が行われる（表2）[14]．しかしながら，臨床経過や症状，血中で上昇している副腎ステロイドホルモン濃度の値や種類，画像所見などを含め総合的に判断することが重要である．なお，両者の免疫組織化学的鑑別法として，腫瘍細胞でのKi67陽性率のカットオフ値が2.5〜5％ないし5％との報告がある[15,16]．

淡明細胞が主体の副腎皮質腺腫では，時に淡明細胞型腎細胞癌 clear cell renal cell carcinoma の副腎転移と鑑別を要することがある．この場合，副腎皮質腺腫では細胞質内が泡沫状に淡明であるのに対して，淡明細胞型腎細胞癌ではくっきりした明るい細胞質を有している（図27）．また，PAS染色にて腫瘍細胞内にグリコーゲンの含有がみられることからも鑑別可能である（図28）．

淡明細胞主体の微小APAAでは，非腫瘍性の結節性病変との鑑別が必要である．非腫瘍性の結節性病変は，加齢や高血圧症などに伴う副腎組織内微小血管系での血流不均衡に伴う変化と考えられる[17]．副腎皮質腫瘍とは異なり，既存の副腎皮質の極性（zonation）は保持されているので，zonationの消失の有無について丹念に検索することが必要である（図29, 30）．

緻密細胞が主体の副腎皮質腺腫では，褐色細胞腫との鑑別が必要なことがある．免疫組織化学的には，前者では steroidogenic factor 1（SF1）や inhibin が陽

第 2 部　組織型と診断の実際と鑑別ポイント　227

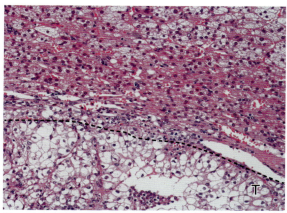

図27 | 淡明細胞型腎細胞癌の副腎転移症例
腫瘍部（T）の構成細胞は，周囲の副腎皮質細胞に比べより明瞭な明るい細胞質を有している．

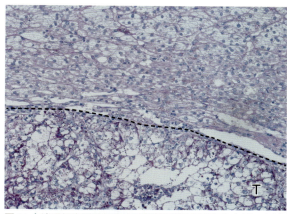

図28 | 淡明細胞型腎細胞癌の副腎転移症例（図27と同一症例）
PAS染色にて，腫瘍部（T）ではグリコーゲン含有細胞が観察される．

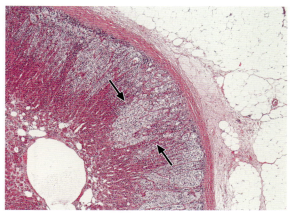

図29 | 非腫瘍性の副腎皮質結節の組織像
淡明細胞が主体の微小結節が観察される（矢印）．

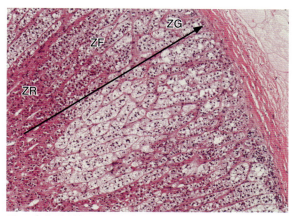

図30 | 非腫瘍性の副腎皮質結節の組織像（図29と同一症例）
網状層（ZR）→束状層（ZF）→球状層（ZG）方向へのzonationが保持されている．

性で，クロモグラニンAが陰性であるのに対して，後者では逆の染色結果となることから鑑別可能である．

　臨床的にCushing症候群を呈している場合は，CPAAとACTH非依存性大結節性副腎過形成ACTH-independent macronodular adrenal hyperplasia（AIMAH）との鑑別を考慮しなくてはならない可能性も考えられる．AIMAHでは通常，肉眼的に両側副腎に大小の黄色結節が多発しており，組織学的には淡明細胞の胞巣状増生からなる結節周囲に緻密細胞の索状増生が観察される．CPAAのように，淡明細胞と緻密細胞が不規則に混在する像とは異なっている（詳細は別項を参照のこと）．

　副腎皮質腺腫とオンコサイトーマとの組織学的鑑別点は，oncocyteの割合であるとされている[1]．つまり，腫瘍全体におけるoncocyteの割合が90%以上の場合は副腎オンコサイトーマ，50～90%の場合はadrenocortical adenoma, mixed oncocytic/conventional，50%未満の場合はconventional adrenocortical adenoma with focal oncocytic differentiation，とする分類も提唱されている[1]．一方，オンコサイトーマでは前述のように，腫瘍内に異型の目立つ細胞が混在することがあるので，副腎皮質癌との鑑別を要するケースもある[18]．

　また前述のように，CPAAや非機能性腺腫では腫瘍内にlipomatous changeやmyelolipomatous changeが目立ち，骨髄脂肪腫との鑑別が必要なケースも存在するが，この場合は，病変内に淡明細胞や

緻密細胞などの腺腫を構成する細胞成分が存在する
かどうかを慎重に検索すれば鑑別可能である.

（中村保宏）

文　献

1 ）Nose V, Asa SL, Erickson LA et al：Adrenal gland. Diagnostic Pathology：Endocrine, Amirsys, Salt Lake City, 2012, pp28-49

2 ）Nishikawa T, Omura M, Satoh F et al：Guidelines for the diagnosis and treatment of primary aldosteronism—the Japan Endocrine Society 2009. Endocr J 58：711-721, 2011

3 ）Choi M, Scholl UI, Yue P et al：K$^+$ channel mutations in adrenal aldosterone-producing adenomas and hereditary hypertension. Science 331：768-772, 2011

4 ）Beuschlein F, Boulkroun S, Osswald A et al：Somatic mutations in ATP1A1 and ATP2B3 lead to aldosterone-producing adenomas and secondary hypertension. Nat Genet 45：440-444, 2013

5 ）Scholl UI, Goh G, Stölting G et al：Somatic and germline CACNA1D calcium channel mutations in aldosterone-producing adenomas and primary aldosteronism. Nat Genet 45：1050-1054, 2013

6 ）鈴木　貴，笹野公伸：Cushing 症候群を呈する副腎皮質病変の病理．病理と臨床 33：1304-1308, 2015

7 ）Beuschlein F, Fassnacht M, Assié G et al：Constitutive activation of PKA catalytic subunit in adrenal Cushing's syndrome. N Engl J Med 370：1019-1028, 2014

8 ）Sato Y, Maekawa S, Ishii R et al：Recurrent somatic mutations underlie corticotropin-independent Cushing's syndrome. Science 344：917-920, 2014

9 ）DeLellis RA, Lloyd RV, Heitz PU et al：Tumours of the adrenal gland. World Health Organization Classification of Tumours：Pathology & Genetics：Tumours of Endocrine Organs, IARC Press, Lyon, 2004, pp135-172

10）Mearini L, Del Sordo R, Costantini E et al：Adrenal oncocytic neoplasm：a systematic review. Urol Int 91：125-133, 2013

11）Bisceglia M, Ludovico O, Di Mattia A et al：Adrenocortical oncocytic tumors：report of 10 cases and review of the literature. Int J Surg Pathol 12：231-243, 2004

12）Sasano H：Adrenal Cortex. Molecular and Cellular Endocrine Pathology, Chapman & Hall, London, 1999, pp221-252

13）中村保宏，笹野公伸：副腎皮質腫瘍の良悪性の病理組織学的鑑別．病理と臨床 33：1315-1319, 2015

14）Weiss LM, Medeiros LJ, Vickery AL Jr：Pathologic features of prognostic significance in adrenocortical carcinoma. Am J Surg Pathol 13：202-206, 1989

15）McNicol AM：Lesions of the adrenal cortex. Arch Pathol Lab Med 132：1263-1271, 2008

16）Schmitt A, Saremaslani P, Schmid S et al：IGF II and MIB1 immunohistochemistry is helpful for the differentiation of benign from malignant adrenocortical tumours. Histopathology 49：298-307, 2006

17）笹野公伸：副腎．外科病理学，第 4 版，文光堂，東京，2006，pp817-842

18）Sato N, Nakamura Y, Takanami K et al：Case report：adrenal oncocytoma associated with markedly increased FDG uptake and immunohistochemically positive for GLUT1. Endocr Pathol 25：410-415, 2014

Ⅲ. 副腎皮質癌および2次性悪性腫瘍

はじめに

副腎皮質疾患の病理組織診断は，患者の種々の内分泌所見を考慮する必要があること，病理形態所見が非常に複雑であること，稀な病態が少なくないこと等から，他の臓器に発生する疾患よりも一般的には困難である．その中でも重要なのは，副腎皮質悪性腫瘍の鑑別診断であることは間違いない．そこで本稿では，副腎皮質癌の病理組織鑑別診断に関して以下のように3つに分けて解説を加える．特に副腎皮質癌の病理診断に関しては，可能なこととそうではないことを診断に際し十分理解しておくことが重要である．

すなわち，「副腎皮質腫瘍の良悪性の病理組織学的鑑別診断」，「副腎皮質癌と診断された症例の病理組織学的悪性度の鑑別診断」，「副腎に認められる悪性腫瘍が副腎皮質由来かどうかの鑑別診断」の3点から，病理組織鑑別診断について述べていく．

1. 副腎皮質腫瘍の良悪性の病理組織学的鑑別診断

副腎皮質癌は副腎皮質に発生する悪性腫瘍であり，頻度は本邦で毎年約100万人に1人の罹患と，比較的稀である[1,2]．しかし，発生年齢が高齢者とともに若年者にもある二峰性を呈することと，予後がきわめて不良な症例も含まれていることから，臨床的管理には難渋する症例も少なくない．すなわち，摘出された腫瘍の良悪性の鑑別はどの臓器であれ，最も重要な病理学的鑑別診断であることは間違いないが，副腎皮質腫瘍においてもこのことは特に重要となる[3]．

しかし副腎皮質腫瘍の場合には，内分泌臓器を含め他の臓器に発生した腫瘍性病変の良悪性の病理組織学的鑑別診断とはやや異なる．すなわち，腫瘍細胞の異型性や浸潤，細胞分裂像の亢進などの，通常広く用いられている良悪性の病理組織学的指標は必ずしも副腎皮質腫瘍の良悪性の鑑別には有効ではない．例えば，同じ内分泌臓器由来の腫瘍である甲状腺の濾胞性腫瘍に見られるように，被膜浸潤や脈管浸潤等のような1つや2つの病理組織学的因子で副腎皮質腫瘍の良悪性の鑑別を行うことはできない．このような背景から，副腎皮質腫瘍の良悪性の鑑別に関しては，多くの腫瘍性疾患の中で病理組織学的鑑別診断が最も困難な領域であるということは，病理診断医の中でもよく知られてきたことなのである．

1）Weiss の scoring system

さてそれでは，具体的にどのように鑑別診断を進めていけば良いのかというと，現時点では多数の臨床ならびに病理組織学的因子を用いてこれらの要素を総合的に判断する，すなわち scoring system を用いることによって副腎皮質癌か腺腫の鑑別を行うことが，最も確実な診断法であるということが確立されてきている[4~6]．これらの scoring system はいずれも優れたものであり，適切に用いれば副腎皮質癌の病理組織診断をある程度確実に行うことができる．そして，これらの中でも最もよく使われているのは Weiss の criteria という指標である[4,5,7]．これは，Weiss がボストンのマサチューセッツ総合病院（MGH）に在籍した際に Vickery 教授の指導の下，多くの臨床予後が判明している副腎皮質腫瘍を retrospective に見直し，初回手術時の病理組織標本のどの形態学的項目が個々の患者の臨床予後と相関していたか，ということを詳細に検討した研究から生まれた指標である．図1に示すように，①核異型度（nuclear atypia），②細胞分裂像の亢進（mitotic activity），③異型細胞分裂像（atypical mitosis），④細胞質が好酸性か淡明な所見を呈しているのか否か（cytoplasm），⑤腫瘍の構築が正常副腎に類似するような索状の構造を示しているのか否か（architecture），⑥凝固壊死の有無（necrosis），⑦被膜浸潤の有無（capsular invasion），⑧ sinusoid（毛細血管）への浸潤の有無（sinusoidal invasion），⑨静脈侵襲の有無（vascular invasion），の病理組織学的所見である9項目を検討し，これらの所見が3項目以上陽性であればその患者の副腎皮質腫瘍は副腎皮質癌と診断される，という scoring system である．

この Weiss の指標は病理組織学的所見のみに基づいて，かなり正確に摘出した副腎皮質腫瘍の良悪性を鑑別できる優れたものである．この scoring system は WHO 分類 2004，副腎腫瘍取扱い規約等でも，副腎皮質腫瘍の良悪性の病理学的鑑別に関しては最も確実なものとして取り上げられている．また，この Weiss の指標はあくまでも病理形態学的所見に基づくものではあるが，この9項目は腫瘍生物学的な観

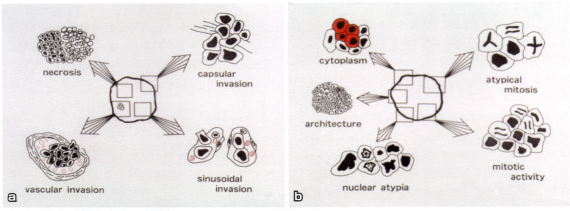

図1 | 副腎皮質腫瘍の良悪性の鑑別に用いられる Weiss の指標の項目

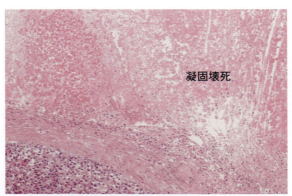

図2 | 副腎皮質癌の病理組織所見（ヘマトキシリン・エオジン染色）
viable な癌細胞が認められるが，いわゆる ghost cells を中心とした凝固壊死がみられる．

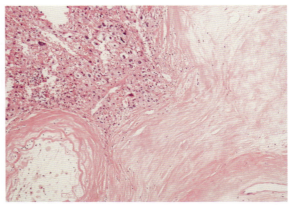

図3 | 副腎皮質癌の病理組織所見（ヘマトキシリン・エオジン染色）
異型細胞を伴う viable な副腎皮質癌細胞の近傍に，amorphous で細胞成分が認められない硝子様変性を呈している部位が認められる．

点からも非常に理にかなっている．この9項目の多くは腫瘍の増殖活性の亢進，異常細胞増殖，浸潤動態，分化異常などを示していることに加え，例えば腫瘍細胞の凝固壊死 coagulative necrosis は，腫瘍細胞の増殖に宿主側から引っ張ってくる腫瘍血管の新生が追いつかないなど，host-tumor の関係も含まれていることも認識しておくことが重要である．

2）Weiss の scoring の個々の項目の注意点

このように，Weiss の scoring は適切に用いるときわめて有効ではあるが，再現性，客観性の点で以下の5つの項目がどうしても問題になる．すなわち，病理医間の乖離，差が決して少なくないのである．なお，このうち細胞分裂数（有糸分裂 mitosis）につ いては後段の Ki67 標識率との関係で述べることにするので，その他の4つの注意すべき項目に関して述べる．

a）壊死 necrosis

腫瘍細胞の壊死はあくまでも，腫瘍血管の増殖が追いつかないほど腫瘍細胞の増殖などが活発になる事象を示していて，生物学的にも重要な現象である．しかし，この Weiss の指標における necrosis はあくまでも図2に示すように，ghost cells などに見られる凝固壊死 coagulative necrosis を示しており，副腎皮質腺腫，癌を問わず認められる．図3に見られるような硝子様変性 hyalinization ではないことに十分気を付ける必要がある．この硝子様変性は他の疾患と同様に，慢性的な緩徐な虚血状態が持続した際に

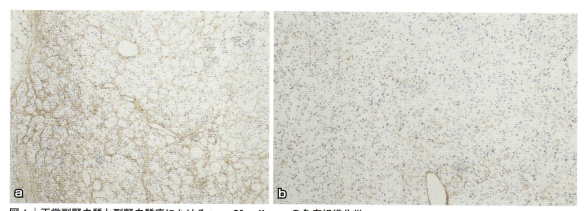

図4 | 正常副腎皮質と副腎皮質癌における type Ⅳ collagen の免疫組織化学
正常副腎皮質（a）では細胞周囲を取り囲むように type Ⅳ collagen が認められるが，この基本構築は副腎皮質癌（b）ではまったくみられない．この副腎皮質癌症例は architecture，すなわち構築異常が陽性とされる．reticulin fiber を染色する銀染色でも，同様の所見が得られる．

生じる変性反応であり，悪性度とはまったく関係がない．

b）構築異常 architecture

Weiss の criteria のこの項目も，よく混乱が認められる組織学的所見である．正常の副腎では，球状層，束状層，網状層に皮質実質細胞が集塊を形成して認められる．このような構築が認識されない場合に構築異常とされるが，実際のところヘマトキシリン・エオジン染色標本だけでは同定が困難な場合が少なくない．そこでイタリアのグループが提唱したように，reticulin 染色あるいはⅣ型コラーゲンの免疫組織化学で，いわゆる"nested architecture"を有しているのかどうかを同定することは，図4 に示すようにきわめて Weiss の指標の適用に際し有効である[8]．

c）脈管侵襲 vascular invasion

vascular invasion は全身血流中に癌細胞が存在することを示し，生物学的にも近年の血中（末梢血）循環腫瘍細胞 circulating tumor cells（CTC）等のデータを待たずとも，その重要性は誰もが認識するところである．Weiss の指標でも，venous および sinusoidal という 2 つの脈管侵襲の指標が取り入れられている．しかしこの脈管侵襲は同時に，病理診断医間の差異，乖離がきわめて大きいことでもよく知られており，例えば NET の悪性度判定の grading ではあまりにもこの乖離が大きいことから，ヨーロッパ神経内分泌腫瘍学会 European Neuroendocrine Tumor Society（ENETS）[9] ならびに WHO 2010 [10] からは脈管侵襲の項目が外されてしまったという背景もある．基本的には副腎皮質腫瘍の場合は，特にヘマトキシリン・エオジン染色その他の通常染色での脈管侵襲の有無の判定はきわめて不正確であり，必ず CD31，D2-40 といった内皮細胞マーカーの免疫組織化学が必要になる．しかし，この免疫組織化学を行ったとしても，脈管侵襲の定義自体が問題になる．図5 に示すように，血管内皮細胞を破綻させて癌細胞が浸潤している，あるいは図6 に示すように，癌細胞が内皮細胞に lodging して認められるような場合には，脈管侵襲陽性と捉えるのは比較的容易である．しかし実際，副腎皮質癌ではこのように誰もが納得するような脈管侵襲は決して多くはない．また図7 に示すように，腫瘍細胞が圧迫性に内皮細胞を覆ったまま膨張性に増殖していたような場合，すなわち内皮細胞が破綻していない場合には，脈管侵襲はなしと捉えるのもそれほど困難ではない．一方，内皮の被覆が不完全であるような場合にはどこまでを脈管侵襲ありと捉えるのかとか，明らかな切り出しなどの標本作製の際の contamination で viable な癌細胞が脈管内に lodging を伴わないで認められる場合，脈管侵襲（＋）と捉えるのかどうかなど，いまだ論議のあるところである．

d）被膜侵襲 capsular invasion

この Weiss の指標の項目も脈管侵襲同様に，どこまでを被膜侵襲とするかで判断が分かれるところである．副腎皮質癌の多くは比較的よく発達した被膜を有しているが，この被膜を貫通して周囲の組織に図8 のように浸潤性に増殖している場合は，誰もが認める被膜侵襲である．しかし，このような症例は副腎皮質癌の中では必ずしも多くはなく，他の上皮

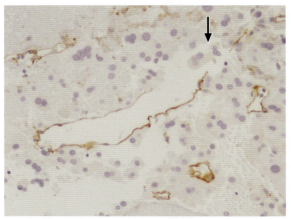

図5│副腎皮質癌におけるCD31の免疫組織化学
腫瘍細胞は内皮細胞を破綻させて脈管内に侵襲している癌細胞（矢印）がわかる．

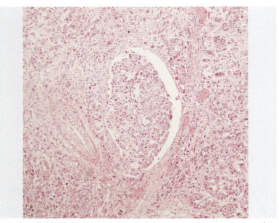

図6│副腎皮質癌の病理組織所見（ヘマトキシリン・エオジン染色）
脈管内に癌細胞の集塊がみられており，内皮細胞を破綻させて癌細胞は lodging しているのがわかる．

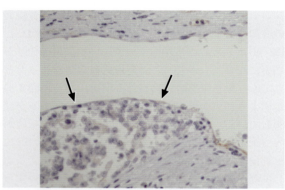

図7│副腎皮質癌の病理組織所見
副腎皮質癌細胞が脈管構築の内に侵襲しているようにも思えるが，腫瘍細胞と血管内腔の間には CD31 陽性の内皮細胞が連続性（矢印）に介在しており，このような場合には脈管侵襲とは判断をしない．

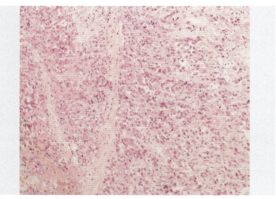

図8│副腎皮質癌の病理組織所見（ヘマトキシリン・エオジン染色）
癌細胞は比較的よく発達した被膜を侵襲しているのが形態学的にも明らかである．

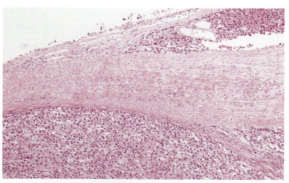

図9│副腎皮質癌の病理組織所見（ヘマトキシリン・エオジン染色）
癌細胞がよく発達した線維性の被膜に鋭角的に侵襲している．

性腫瘍とは異なり，desmoplasia，炎症性細胞浸潤等の組織反応も副腎皮質癌の場合はほとんど認められない．また，被膜外進展は ACTH 非依存性大結節性副腎過形成（AIMAH），皮質腺腫などでもよく認められるが，このような場合は被膜の破綻を伴っていないので，病理組織学的鑑別は比較的容易である．問題になるのは，副腎皮質癌の大部分が相当する被膜を貫通していない被膜侵襲をどのように解釈すればよいのかということである．このような場合，図9 に示すように，よく発達した線維性の被膜に鋭角に不規則に腫瘍細胞が浸潤している場合，被膜侵襲ありと捉え，仮にいくら被膜外ぎりぎりまで腫瘍細胞が浸潤して被膜がかなり形態学的に菲薄化してい

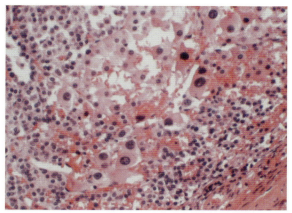

図 10 | Beckwith-Wiedemann 症候群に伴う副腎皮質癌の1例
腫大化した異型核が認められている．

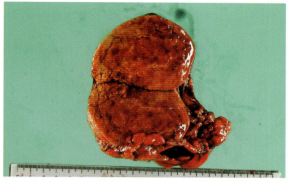

図 11 | adrenocortical oncocytoma の割面の肉眼所見（静岡県立がんセンターからのコンサルタント症例）
腫瘍は黄褐色から褐色で比較的均一で，出血，壊死などは認められない．

ても，正常副腎皮質が認められる場合には，被膜侵襲は認められないと解釈する．

3) Weiss の指標が良悪性の鑑別診断に適用されない副腎皮質腫瘍

Weiss の指標/scoring system は，必ずしもすべての副腎皮質腫瘍の良悪性の鑑別に有効であるわけではなく，以下の3つの腫瘍の場合には overdiagnosis になる可能性が高く，別なアプローチで鑑別診断を進めていく必要がある．

a) 小児副腎皮質腫瘍

15歳以下の小児でも副腎皮質癌は決して稀ではない．小児副腎皮質癌はどちらかと言うと，p53遺伝子の変異や他の遺伝的背景を有する症例が多く，Beckwith-Wiedemann 症候群に伴う副腎皮質癌などでは特有の巨細胞を認める（図10）など，特殊な組織型を呈する場合もある．しかし，一般的には良悪性の病理組織学的鑑別に関しては，AFIP（Armed Forces Institute of Pathology）からの50症例の検討で提唱された scoring system くらいしか報告はされてはおらず[11]，この Thompson らのグループが提唱した指標もその後の再現性に関しては疑問が持たれており，現時点で確実な良悪性の鑑別はないのが実情である．この指標では，特に Weiss の指標の中では凝固壊死，脈管あるいは被膜侵襲，異型細胞分裂，細胞分裂数の亢進のみが，小児副腎皮質癌では臨床予後と有意の関係を有しているとしている．さらに小児副腎皮質癌では，10.5cm 以上のサイズと400g 以上の腫瘍重量，下大静脈あるいは副腎周囲への浸潤等が臨床予後に影響するとも報告されている

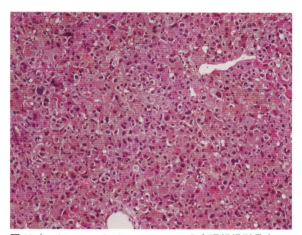

図 12 | adrenocortical oncocytoma の病理組織所見（ヘマトキシリン・エオジン染色）
腫瘍細胞は好酸性の比較的豊富な細胞質から構成されている．

が，これらの指標は必ずしも多くの小児症例で認められるわけではない．

b) adrenocortical oncocytoma

adrenocortical oncocytoma は，1989年に Sasano ら[12]が，真の非機能性副腎皮質腫瘍として American Journal of Surgical Pathology に報告して以来，数百例の報告がなされている．肉眼的には境界鮮明で被膜を有し，黄褐色から茶褐色の割面で，壊死，出血などを伴わず，比較的均一で（図11）好酸性の細胞質から構成される非機能性副腎皮質腫瘍であり（図12），時にはかなり大きくなる副腎皮質腫瘍である．腫瘍細胞内には他の臓器に発生する oncocytoma 同様に数多くのミトコンドリアが認められており，ミ

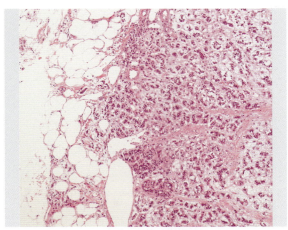

図13 | myxoid variant の副腎皮質癌の病理組織所見（ヘマトキシリン・エオジン染色）
比較的豊富な粘液様の細胞外基質が認められる．

トコンドリアの免疫組織化学が確定診断には有効である．多くが良性の臨床経過をたどるが，中には悪性例もあり，Weiss の指標を用いると cytoplasm, nuclear atypia, architecture の3項目がほぼ全例で陽性となることから，一般的には overdiagnosis の傾向がある．Aubert らは，Weiss の指標の項目をさらに絞った modified Weiss system を提唱しており，従来適応が困難であった oncocytoma 等への応用も可能であると報告している[13]．さらに，この oncocytoma に対しては上記の Aubert らが提唱した指標に加えて，Lin-Weiss-Bisceglia criteria と呼ばれる病理組織学的指標が報告されてきており[14]，oncocytoma 症例ではこの指標を用いることが一応は推奨されている．しかし，このシステムも benign, borderline, malignant とは分類するが，oncocytoma ではない男性ホルモン合成を伴う oncocytic adrenocortical carcinoma を含んでいる可能性も高く，確実なものでは決してない[15]．

c）myxoid adrenocortical carcinoma

myxoid carcinoma はきわめて稀ではあるが，図13に示すように細胞外基質に粘液が集積している副腎皮質癌で[16]，この myxoid の領域は一部である場合もあるが，腫瘍全体に及んでいる場合もある．lipomatous degeneration は通常，良性の副腎皮質腺腫でしか認められないが，同じ変性反応でも myxoid degeneration は，悪性の副腎皮質癌でも認められることを銘記しておく必要がある．さらに，副腎皮質癌の中でも myxoid variant は Weiss の指標を用いると，むしろ underdiagnosis となってしまうことが報告されているので注意が必要である[16]．現在では，少なくとも腫瘍の半分以上の領域で myxoid degeneration が認められる腫瘍は，副腎皮質癌の疑いがあると考えていくことも推奨される．

2．副腎皮質癌と診断された症例の病理組織学的悪性度の鑑別診断

上記の Weiss の criteria を用いて，副腎皮質癌と病理学的にも診断がなされた患者で次に問題になるのは，その副腎皮質癌の生物学的悪性度の評価となる．すなわち，その副腎皮質癌がすぐに転移病変を生じるようなものであるのか否か，ミトタン（op′-DDD）等を含む術後補助療法を積極的に進めるべきかなどに関しての情報になる．現時点で，副腎皮質癌患者のこのような臨床予後判定で最も確実なのは他の悪性腫瘍同様に，TNM 分類で規定される臨床的あるいは病理学的なステージである．近年の欧州の ENSAT（European Networks for the Study of Adrenal Tumors）のガイドラインでは，Ki67 の標識率が10％を超過するような副腎皮質癌症例は，高リスクとしてミトタンの投与が推奨されている[17,18]．このガイドラインに従って，Ki67 の標識率10％が1つの大きな臨床的な閾値として注目を集めている．さらにもう1つ臨床側に理解してもらいたいこととして，術後補助療法としてミトタン投与を行う副腎皮質癌患者の数が近年増加してきてはいるが[19]，乳癌におけるトラスツズマブ投与による HER2 の過剰発現のように，副腎皮質癌組織でのミトタン投与による治療効果予測因子発見は現時点では確立していないという事実である．また，臨床的には約1/4から1/3の患者でしか治療効果は認められていないにもかかわらず，副腎皮質癌患者ではほぼ全例に投与がなされている．しかし最近，イタリアの Volante らの研究グループが，ribonucleotide reductase large subunit gene の副腎皮質癌組織での発現動態が surrogate markers となる可能性を報告しており，今後の展開が期待される[20]．

ここでは，摘出標本での病理学的検索で臨床予後の確定に重要な項目となる，TNM 分類のステージ確定にも関係する切除断端における癌細胞の有無と Ki67 標識率について触れる．

第2部　組織型と診断の実際と鑑別ポイント　235

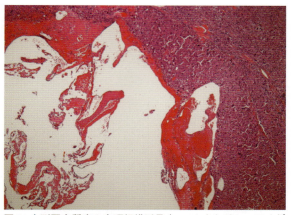

図14｜副腎皮質癌の病理組織所見（ヘマトキシリン・エオジン染色）
腹腔鏡手術で摘出された副腎皮質癌であるが，凝固壊死，出血の部位に一致して熱変性した癌細胞が認められており，摘出断端陽性と判断された．

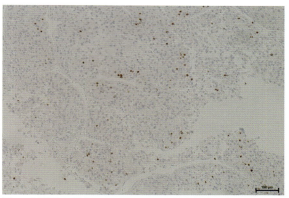

図15｜副腎皮質癌における Ki 67 の免疫組織化学

1）摘出標本の断端における癌細胞の有無

　副腎皮質癌の場合，断端が陽性か陰性かは患者のステージにも関わるきわめて重要な因子である．また，特に副腎皮質癌の場合は，腹腔鏡手術で断端が陽性あるいは遺残癌細胞が認められると腹膜播種を起こしやすいこともあり[21]，注意が必要となる．通常，術中の被膜損傷がなければ断端陽性となる症例は多くないが，この被膜損傷は図14に示すように決して少なくはない．凝固壊死を基にして，副腎皮質腫瘍の摘出標本の断端に癌細胞が認められるかどうかを病理組織学的には判断するが（図14），アーチファクトであるのかないのかも含め，術者と十分確認しておく必要がある．

2）Ki 67 標識率の検討

　副腎皮質癌の場合，上記のように Ki 67 の標識率を算出することは，術後経過の類推にきわめて有効である．さらに，細胞増殖動態を Ki 67，topoisomerase II などの細胞増殖関連抗原の免疫組織化学により検討して（図15），labeling index を求めることは[22,23]，labeling index が5％を超えるほとんどの症例は副腎皮質癌であると考えても矛盾しないことから，良悪性の鑑別にも有効である．しかし，この Ki 67 標識率を求めるに際しては，平均値として標識率を算出するのか，あるいは乳癌等と同じように腫瘍組織で最も Ki 67 陽性細胞の密度が高い hot spot の部位で検討すべきか等，という最も肝心なところがいまだ確立はしていないので，副腎皮質腫瘍患者を受け持つ臨床医は，病理組織レポートに記載してある Ki 67 の標識率を臨床指針として用いるに際してはそれなりの注意が必要である．さらに近年，バーチャル顕微鏡で顕微鏡画像を取り込んで解析を行う試みがなされているが，副腎皮質癌の場合は乳癌同様に，hot spots の場所を病理医が同定して行うことで良い結果を得る場合が多い[24]．しかし，自動解析の場合には副腎皮質癌細胞以外の Ki 67 陽性細胞を認識することが少なくなく，今後のさらなる改善が求められる．

3. 副腎に認められる悪性腫瘍が副腎皮質由来かどうかの鑑別診断

　病理組織学的に対象となる病変が副腎皮質由来か否かというような状況は，副腎原発か転移か，あるいは進行癌の患者で転移巣が副腎皮質癌に由来するものなのかどうか，という2つの状況が主なものとしてあげられる．本項では主に前者を取り上げることにする．

　画像診断的に明らかに悪性腫瘍が副腎に認められた際に，病理組織学的には原発性副腎皮質癌以外に褐色細胞腫に加え，転移性悪性腫瘍が鑑別診断に入る．従来，副腎の転移性悪性腫瘍は両側性と考えられていたが，近年，片側性の症例も少なからず認められている．さらに，肺の大細胞神経内分泌癌 large cell neuroendocrine carcinoma（LCNEC）等は，副腎への転移で初めて癌の存在がわかる症例があること

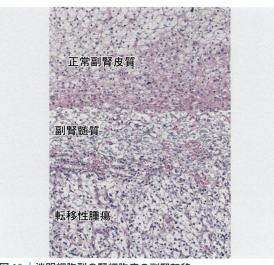

図16 | 淡明細胞型の腎細胞癌の副腎転移
ヘマトキシリン・エオジン染色だけでは腎細胞癌の転移なのか，原発性の淡明な細胞質を有する副腎皮質腫瘍かの鑑別は困難である．

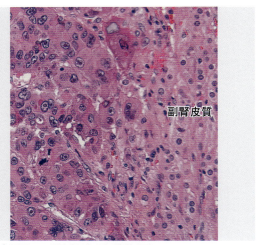

図17 | 副腎への肝細胞癌の転移性病変
好酸性で緻密な細胞質を有する異型細胞が認められるが，通常のヘマトキシリン・エオジン染色の病理組織標本では肝細胞癌か，同様に好酸性の細胞質を有する原発性の副腎皮質腫瘍かの鑑別は困難である．

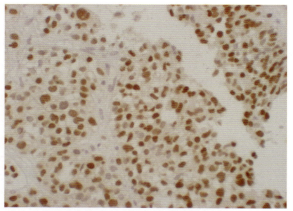

図18 | 副腎皮質癌におけるSF-1の免疫組織化学
ほとんどすべての癌細胞でSF-1が核に陽性所見として認められる．

なども決して稀ではないことがわかってきた．一方，転移性副腎皮質腫瘍の病理組織所見は主に剖検で認められることが多かった．しかし近年，副腎だけに転移が認められるステージIVの症例の非小細胞肺癌では，積極的に転移病変が含まれる副腎を摘出することで，volume reductionを通して臨床予後が改善したという報告が相次いでなされ[25,26]．同様の研究報告が悪性黒色腫でもなされるようになってきた．こうした背景から，穿刺吸引細胞診，特に超音波内視鏡を用いて十二指腸から穿刺吸引細胞診を行い，

副腎の病変の細胞診検体で原発性病変なのか，転移性病変なのかを鑑別診断しようとする試みも相次いで報告されてきている[27]．しかし，この穿刺吸引細胞診による診断は困難なことが多く，多くの場合，セルブロックを用いた免疫染色が副腎原発かどうかの確定診断には必要となる．

さて，副腎原発かどうかの病理組織学的鑑別診断に際し，原発性副腎皮質癌と鑑別の対象になる転移性腫瘍としては，上記のLCNEC，悪性黒色腫，腎細胞癌，肝細胞癌等があげられる．中には図16あるいは図17に認められるように，通常のヘマトキシリン・エオジン染色ではいずれも個々の癌に特異的な因子を免疫組織化学的に検討することで，鑑別診断はある程度確実に行うことができる．しかし，副腎皮質由来の腫瘍にある程度特異的に発現するsteroidogenic factor（SF）-1と呼ばれるステロイド合成酵素の転写制御因子を，市販されている抗体を用いて免疫組織化学的に検討することで，副腎皮質由来の腫瘍ということはある程度確実に診断が行われるようになってきている[28]（図18）．このSF-1の染色は細胞診塗抹標本でも可能である[29]．しかし，このSF-1も標本の固定が良好ではないと，副腎皮質由来の病変であっても必ずしも陽性所見が得られるとは限らない．すなわち，false negativeが生じやすい問題点がある．そこでこのような場合には，インヒビンαもしくはカルレチニンの免疫組織化学を組み合

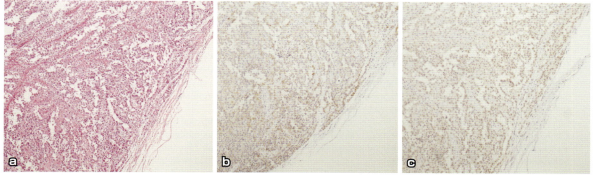

図19 | 副腎皮質癌の1例
サイトケラチン（pan cytokeratin）は腫瘍細胞で比較的陽性所見を呈しているが（b），SF-1 も比較的びまん性に陽性所見を呈していた（c）．ステロイド合成酵素などの発現動態から副腎皮質原発の副腎皮質癌と考えられた．稀ではあるが，副腎皮質癌ではサイトケラチンが腫瘍細胞で陽性になり，鑑別診断では注意が必要である．

わせて総合的に病理診断を進めていくことが望まれる．

またもう1つ，副腎皮質由来の腫瘍の病理組織学的同定に際し注意する点としては，多くの副腎皮質腫瘍，特に好酸性の細胞質を有するような腫瘍細胞を有する症例ではシナプトフィジンやメランA等が陽性になる症例が多く，このような症例を副腎髄質由来の腫瘍や悪性黒色腫等と間違えてはならないということである．また，髄質由来であれ皮質由来であれ，副腎腫瘍はサイトケラチンに対しては原則的に陰性であると従来考えられてきた．特に，サイトケラチンが陽性であれば副腎皮質癌は除外してもよいと考えられてきた．しかし近年，副腎皮質癌の中にはAE1/AE3を含むサイトケラチンに陽性を示す症例も少なからず認められる（**図19**）ことが報告されてきており[30]，特に生検検体での副腎原発の腫瘍と転移性腫瘍の鑑別診断に際しては注意が必要である．

（笹野公伸）

文　献

1) Kebebew E, Reiff E, Duh QY et al：Extent of disease at presentation and outcome for adrenocortical carcinoma：have we made progress? World J Surg 30：872-878, 2006
2) Else T, Kim AC, Sabolch A et al：Adrenocortical carcinoma. Endocr Rev 35：282-326, 2014
3) Sasano H：Localization of steroidogenic enzymes in adrenal cortex and its disorders. Endocr J 41：471-482, 1994
4) Weiss LM：Comparative histologic study of 43 metastasizing and nonmetastasizing adrenocortical tumors. Am J Surg Pathol 8：163-169, 1984
5) Weiss LM, Medeiros LJ, Vickery AL Jr：Pathologic features of prognostic significance in adrenocortical carcinoma. Am J Surg Pathol 13：202-206, 1989
6) van Slooten H, Schaberg A, Smeenk D et al：Morphologic characteristics of benign and malignant adrenocortical tumors. Cancer 55：766-773, 1985
7) Sasano H, Suzuki T, Irie J et al：Adrenal cortical diseases：international case conference. Endocr Pathol 13：141-148, 2002
8) Duregon E, Fassina A, Volante M et al：The reticulin algorithm for adrenocortical tumor diagnosis：a multicentric validation study on 245 unpublished cases. Am J Surg Pathol 37：1433-1440, 2013
9) Delle Fave G, Kwekkeboom DJ, Van Cutsem E et al：ENETS Consensus Guidelines for the management of patients with gastroduodenal neoplasms. Neuroendocrinology 95：74-87, 2012
10) Bosman FT, Carneiro F, Hruban RH et al：Pathology and Genetics：Tumours of the Digestive System（World Health Organization Classification of Tumours），IARC Press, Lyon, 2010
11) Wieneke JA, Thompson LD, Heffess CS：Adrenal cortical neoplasms in the pediatric population：a clinicopathologic and immunophenotypic analysis of 83 patients. Am J Surg Pathol 27：867-881, 2003
12) Sasano H, Suzuki T, Sano T et al：Adrenocortical oncocytoma. A true nonfunctioning adrenocortical tumor. Am J Surg Pathol 15：949-956, 1991
13) Aubert S, Wacrenier A, Leroy X et al：Weiss system revisited：a clinicopathologic and immunohistochemical study of 49 adrenocortical tumors. Am J Surg Pathol 26：1612-1619, 2002
14) Bisceglia M, Ludovico O, Di Mattia A et al：Adrenocortical oncocytic tumors：report of 10 cases and review of the literature. Int J Surg Pathol 12：231-243, 2004
15) Wong DD, Spagnolo DV, Bisceglia M et al：Oncocytic adrenocortical neoplasms—a clinicopathologic study of 13 new cases emphasizing the importance of their recognition. Hum Pathol 42：489-499, 2011
16) Papotti M, Volante M, Duregon E et al：Adrenocortical tumors with myxoid features：a distinct morphologic and phenotypical variant exhibiting malignant behavior. Am J Surg Pathol 34：973-983, 2010
17) Fassnacht M, Libé R, Kroiss M et al：Adrenocortical carcinoma：a clinician's update. Nat Rev Endocrinol 7：323-335, 2011

238　6．副腎皮質

18) Fassnacht M, Allolio B : What is the best approach to an apparently nonmetastatic adrenocortical carcinoma? Clin Endocrinol (Oxf) 73 : 561-565, 2010

19) Terzolo M, Angeli A, Fassnacht M et al : Adjuvant mitotane treatment for adrenocortical carcinoma. N Engl J Med 356 : 2372-2380, 2007

20) Volante M, Terzolo M, Fassnacht M et al : Ribonucleotide reductase large subunit (RRM1) gene expression may predict efficacy of adjuvant mitotane in adrenocortical cancer. Clin Cancer Res 18 : 3452-3461, 2012

21) Iino K, Oki Y, Sasano H : A case of adrenocortical carcinoma associated with recurrence after laparoscopic surgery. Clin Endocrinol (Oxf) 53 : 243-248, 2000

22) Iino K, Sasano H, Yabuki N et al : DNA topoisomerase II alpha and Ki-67 in human adrenocortical neoplasms : a possible marker of differentiation between adenomas and carcinomas. Mod Pathol 10 : 901-907, 1997

23) Nakazumi H, Sasano H, Iino K et al : Expression of cell cycle inhibitor p27 and Ki-67 in human adrenocortical neoplasms. Mod Pathol 11 : 1165-1170, 1998

24) Yamazaki Y, Nakamura Y, Shibahara Y et al : Comparison of the methods for measuring the Ki-67 labeling index in adrenocortical carcinoma : manual versus digital image analysis. Hum Pathol 53 : 41-50, 2016

25) Sastry P, Tocock A, Coonar AS : Adrenalectomy for isolated metastasis from operable non-small-cell lung cancer. Interact Cardiovasc Thorac Surg 18 : 495-497, 2014

26) Stone WZ, Wymer DC, Canales BK : Fluorodeoxyglucose-positron-emission tomography/computed tomography imaging for adrenal masses in patients with lung cancer : review and diagnostic algorithm. J Endourol 28 : 104-111, 2014

27) Pfister C : Adrenal biopsy is recommended to differentiate benign versus malignant metastasis of primary adrenal lesions. AJR Am J Roentgenol 203 : W340-W341, 2014

28) Sasano H, Shizawa S, Suzuki T et al : Ad4BP in the human adrenal cortex and its disorders. J Clin Endocrinol Metab 80 : 2378-2380, 1995

29) Sasano H, Shizawa S, Suzuki T et al : Transcription factor adrenal 4 binding protein as a marker of adrenocortical malignancy. Hum Pathol 26 : 1154-1156, 1995

30) Mondal SK, Dasgupta S, Mandal PK et al : Cytodiagnosis of myxoid adrenocortical carcinoma and role of immunocytochemistry to differentiate it from renal cell carcinoma. J Cytol 31 : 111-113, 2014

6．副腎皮質

第3部　臨床との連携

はじめに

　副腎皮質疾患は，通常の臓器組織で問題となる病理学的な良悪性のみならず，ホルモン過剰産生の有無が手術適応や予後を考えるうえできわめて重要となる．

　そこで本稿では，代表的なホルモン産生腫瘍である原発性アルドステロン症，顕性副腎性 Cushing 症候群を最初に紹介する．次いで，ホルモン過剰産生の有無に関わらず常に念頭に置くべき疾患である副腎皮質癌，種々の疾患を包括し，発見頻度の高い副腎偶発腫とサブクリニカル（不顕性）Cushing 症候群を取り上げる．

1．原発性アルドステロン症

1）概念・疫学

　原発性アルドステロン症は副腎皮質からのアルドステロン過剰産生により，低レニン性高血圧，低カリウム血症などをきたす疾患で，近年，その頻度は全高血圧患者の5％程度を占めることが判明した．

2）分類・病型

　臨床的には組織型よりも治療に直結する，アルドステロン過剰産生が片側性か，両側性かという大まかな分類をまず用いることが多い．表1に，原発性アルドステロン症の病型分類を示す．アルドステロン産生腺腫と，両側びまん性過形成による特発性アルドステロン症が大多数を占める．アルドステロン産生副腎皮質癌はきわめて稀である．

表1｜原発性アルドステロン症の病型分類

- ・アルドステロン産生腺腫
- ・特発性アルドステロン症
- ・片側性多発副腎皮質微小結節
- ・片側性副腎皮質過形成
- ・アルドステロン産生副腎皮質癌
- ・グルココルチコイド反応性高アルドステロン症

3）主要症候

　高血圧以外の症候を認めない例も多いが，低カリウム血症を伴う場合は筋力低下，四肢麻痺，腎髄質障害による多尿，夜間尿を示すこともある．

4）一般検査所見

　約半数程度に低カリウム血症を認めるが，血清ナトリウムは正常〜正常上限に留まる．尿カリウム排泄は低カリウム血症が存在するにもかかわらず，低下しない．その他，代謝性アルカローシス，低マグネシウム血症，低カルシウム血症を呈する例もある．

5）診断

　原発性アルドステロン症の診断手順はアルドステロン・レニン比 aldosterone-renin ratio（ARR）を用いたスクリーニング，機能確認検査による原発性アルドステロン症の生化学的確定診断，責任病変を定める局在診断に分かれる．ARR＞200 の場合を陽性とするが，ARR はレニン依存性の高い指標のため，血漿アルドステロン濃度に一定の要件（＞120 pg/mL）をつけて判定することが推奨される．

　機能確認検査にはカプトプリル負荷試験，生理食

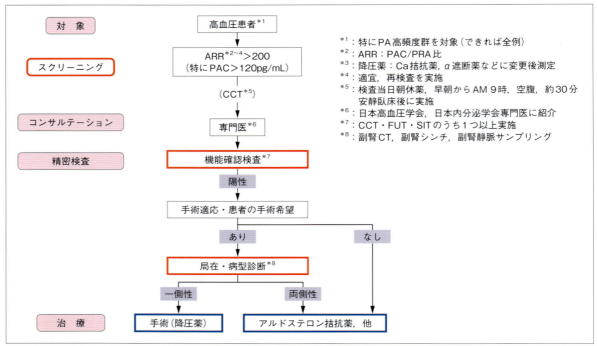

図1 | 日本高血圧学会による原発性アルドステロン症（PA）の診断手順
ARR：アルドステロン・レニン比，PAC：血漿アルドステロン濃度，PRA：血漿レニン活性，CCT：カプトプリル負荷試験，FUT：フロセミド立位試験，SIT：生食負荷試験．（文献1）より引用改変）

表2 | 原発性アルドステロン症（PA）の主要な機能確認検査

機能確認検査	感度・特異度	陽性判定基準	特徴・注意点
カプトプリル負荷試験	感度 66～100 % 特異度 68～90 %	負荷後（60分または90分） ARR＞200（またはPAC/ARC ＞40，PAC＞120）	副作用：稀に血管浮腫
生理食塩水負荷試験	感度 83～88 % 特異度 75～100 %	負荷4時間後 PAC＞60	副作用：血圧上昇，低カリウム血症 禁忌：コントロール不良の高血圧，腎不全，心不全，重症不整脈，重度低カリウム血症
フロセミド立位試験	感度・特異度データなし	負荷後（2時間）PRA＜2.0 （または負荷後 ARC＜8.0）	副作用：低カリウム血症，低血圧
経口食塩負荷試験	感度 96 % 特異度 93 %	尿中アルドステロン＞8μg/日 （尿中Na＞170mEq/日）	副作用：血圧上昇，低カリウム血症 禁忌：生食負荷試験と同じ．腎不全で偽陰性

ARR：アルドステロン・レニン比，PAC：血漿アルドステロン濃度，PRA：血漿レニン活性，ARC：活性型レニン濃度．

塩水負荷，立位フロセミド負荷，経口食塩負荷などがある．安全性と利便性の面からカプトプリル負荷を施行する施設が多い．

病変同定には腹部CT，MRI，^{131}I-アドステロールシンチグラフィーが有用な場合もあるが，アルドステロン産生腺腫はこれら検査では検出できない小病変も多く，最終的には副腎静脈サンプリングを行わざるを得ない．ただし，手術希望がなければ副腎静脈サンプリングを行う必要はない．主たる機能確認検査の手順と判定法を**表2**に，診断アルゴリズムを**図1**に示す[1]．

6）治療

片側病変の場合は手術療法（腹腔鏡下副腎摘出術）が第一選択で，両側病変または片側でも手術希望のない場合は，ミネラルコルチコイド受容体拮抗薬（スピロノラクトン，エプレレノン）を主体とする降圧治療を行う．

第3部 臨床との連携 *241*

表3 ｜ Cushing 症候群の病型分類

1. ACTH 依存性
　　Cushing 病
　　異所性 ACTH 症候群

2. ACTH 非依存性
　　副腎皮質腺腫
　　副腎皮質癌
　　ACTH 非依存性大結節性副腎皮質過形成または原発性
　　　大結節性副腎皮質過形成（AIMAH または PMAH）
　　原発性色素沈着性結節性副腎異形成（PPNAD）
　　McCune-Albright 症候群
　　医原性 Cushing 症候群

表4 ｜ 顕性副腎性 Cushing 症候群の臨床的特徴（文献3）より引用改変）

症　状	身体所見	Cushing 症候群以外でも認める症状
Cushing 症候群を識別する優れた特徴（ただし，感度は低い）		
	易出血 顔面紅潮 近位筋ミオパチー（筋力低下） 赤色皮膚線条（幅1cm以上） 成長障害を伴う体重増加（小児）	
Cushing 症候群の臨床的特徴（一般集団に広く認められる非特異的特徴）		
うつ症状 疲　労 体重増加 背部痛 食欲低下 集中力低下 性欲減退 記憶障害（特に短期記憶） 不　眠 いらいら感 月経異常 成長障害（小児）	背部肩甲骨上脂肪沈着（野牛肩） 満月様顔貌 肥　満 鎖骨上脂肪沈着 皮膚菲薄化* 末梢の浮腫 痤　瘡 多毛，女性の禿頭 皮膚の（創）治癒遅延 外性器男性化（小児） 低身長（小児） 偽性思春期早発症・遅発症（小児）	高血圧* 副腎偶発腫 椎体骨粗鬆症* 多嚢胞性卵巣症候群 2型糖尿病 低カリウム血症 腎結石 感染症

* : 若年者で認める場合は Cushing 症候群の可能性が高い.

7）臨床と病理の連携

　連携が重要となる具体的事例としては，①腫瘍径の大きい場合は癌の可能性に関する詳細な評価（Weiss のスコア，Ki67 標識率），②術後も内分泌学的改善が得られない場合は CYP11B2 染色の追加，③術後も十分な降圧効果が得られない場合や術前のレニン抑制が不十分な例では動脈硬化の有無や程度の評価，があげられる.

2．顕性副腎性 Cushing 症候群

1）概念・疫学

　原因によらずコルチゾールの慢性的な過剰により種々の症候を生ずる状態を Cushing 症候群と呼ぶ. 顕性副腎性 Cushing 症候群の年間発生率は人口100万人あたり数名程度とする報告が多いが，わが国での正確な実態は明らかでない.

2）分類・病型

　Cushing 症候群の病型は，コルチゾール過剰分泌の副腎皮質刺激ホルモン adrenocorticotropic hormone（ACTH）依存性より分類（**表3**）されてきたが，最近では特徴的 Cushingoid の有無と責任病変を組み合わせて顕性下垂体性 Cushing 症候群，不顕性副腎性 Cushing 症候群などと呼ぶことも多い.

　病理学的には腺腫が多数を占めるが，過形成や癌もある. ACTH 非依存性の副腎皮質過形成をきたす疾患には，副腎皮質刺激ホルモン（ACTH）非依存性大結節性副腎皮質過形成 ACTH-independent macronodular adrenocortical hyperplasia（AIMAH）［または原発性大結節性副腎皮質過形成 primary macronodular adrenal hyperplasia（PMAH）］と，原発性色素沈着性結節性副腎異形成 primary pigmented nodular adrenal dysplasia（PPNAD）があり，いずれも G 蛋白共役受容体-cAMP-PKA シグナルに関わる遺伝子異常，異常受容体発現の関与が報告されている[2].

3）主要症候

　表4に，顕性副腎性 Cushing 症候群の臨床的特徴の一覧を示す[3]. 特徴的な身体所見が多数あり，これらを見落とさないことが診断のキーポイントとなる.

4）一般検査所見

　好酸球・リンパ球減少，好中球増多，低カリウム血症，高カルシウム尿症，高血糖，脂質異常症（LDL コレステロール上昇，HDL コレステロール低下など）などの多彩な異常を認めるが，特異性は低い.

5）診断

　顕性副腎性 Cushing 症候群の診断で最も重要なのは，症状や身体所見から本症を疑うことである. 本

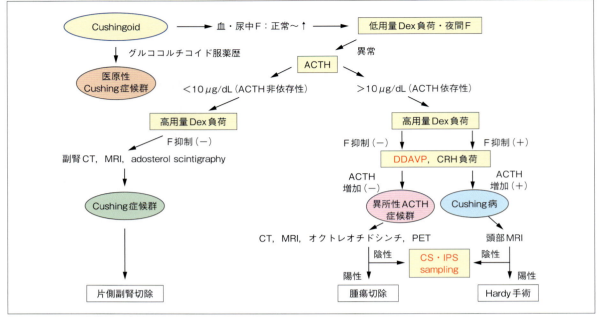

図 2 | Cushing症候群の診断手順
F：コルチゾール，Dex：デキサメタゾン，DDAVP：デスモプレシン，CRH：副腎皮質刺激ホルモン放出ホルモン，CS：海綿静脈洞，IPS：下錐体静脈洞．

症を疑った場合は医原性Cushing症候群の除外の後，コルチゾール自律性分泌の証明，責任病変の同定（局在診断）を試みる．コルチゾール自律性分泌の証明には低用量デキサメタゾン抑制試験，夜間の血中コルチゾール濃度，尿中遊離コルチゾール濃度測定を行う．顕性副腎性Cushing症候群では，1mgデキサメタゾン負荷後の血清コルチゾール濃度が5.0μg/dLを上回る．

局在診断ではまず早朝血中ACTH濃度を評価するが，顕性副腎性Cushing症候群の場合は10pg/mL未満となる．画像検査での副腎病変の同定はPPNADを除き容易である．図2に，診断アルゴリズムの1例を示す．顕性副腎性Cushing症候群は日和見感染など，生命に関わる急性合併症を併発することがあり，診断のための検査は必要最小限に留め，速やかにコルチゾール過剰の是正を図るべきである．

6) 治療

腺腫と癌では腫瘍側の副腎を全摘する．両側過形成のPPNADでは原則，両側副腎摘出を行うが，AIMAHについては両側副腎摘出だけではなく，サイズの大きいほうの副腎のみの全摘，一側副腎全摘・対側副腎亜全摘も選択肢となりうる．

術前のコルチゾール正常化には，ステロイド合成阻害薬であるメチラポン，ミトタン，トリロスタンを用いるが，効果が速く，作用が可逆的なメチラポンから開始することが圧倒的に多い．

7) 臨床と病理の連携

連携が重要となる具体的事例としては，①腫瘍径の大きい場合は癌の可能性に関する詳細な評価（Weissのスコア，Ki67標識率），②PPNADの確定診断，③付随副腎萎縮の評価，があげられる．

3. 副腎皮質癌

1) 概念・疫学

副腎皮質癌は副腎皮質に発生する悪性腫瘍で，ホルモン過剰産生を伴う場合と伴わない場合がある．年間発生率は人口100万人あたり1〜2名とされる．好発年齢は5〜10歳未満と40〜50歳代の2峰性で，小児例では遺伝性症候群（Li-Fraumeni, Beckwith-Wiedemann）を随伴する例が多い．

2) 分類・病型

定型的分類はないが，ホルモン産生の有無と種類

表5 | 副腎皮質癌の産生ホルモンと臨床的特徴（文献4）より引用改変）

産生ホルモン	頻度	好発する性，年齢	臨床症状
非機能性	40%*	—	増大する腫瘍，腹部腫瘤，衰弱
コルチゾール	30〜40%	—	Cushing症候
アンドロゲン	20〜30%	女性，小児	男性化，多毛，アクネ
エストロゲン	6〜10%	中年男性	女性：思春期早発，閉経後出血 男性：女性化乳房
アルドステロン	1〜2.5%	女性	低カリウム血症，高血圧

＊：ホルモン過剰症候のない例を非機能性と定義すると，頻度は60%に上昇する．

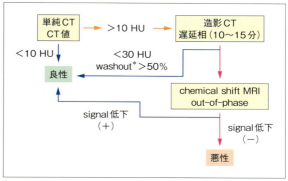

図3 | 腹部CTとMRI検査を用いた副腎腫瘍の良悪性鑑別のための診断フローチャート
＊：造影剤のwashoutは造影開始早期と開始10〜15分後のCT値を用いて算定する．

により非機能性副腎皮質癌，アンドロゲン産生副腎皮質癌などと呼ぶことが多い．後述する臨床病期分類については，患者の予後を推定するうえできわめて重要な指標となる．

3）主要症候（表5）

著しい腫瘍の増大があれば，圧迫症状として腹痛，背部痛を伴う．しかし，ホルモン非産生例（約40%を占める）や不顕性Cushing症候群のようなホルモン過剰産生が軽微な場合は自覚症状のない例も多く，健診や他疾患精査中に行った画像検査で偶然腫瘍が発見されるのが一般的である．機能性副腎皮質癌でのホルモン産生はコルチゾール，アンドロゲン，エストロゲン，アルドステロンの順に多く[4]，特に男性化徴候のある女性では本症を念頭に置いたマネージメントが求められる．

4）一般検査所見

コルチゾール，アルドステロンを産生しない場合は，特徴的な変化はない．

5）診断

明確な男性化徴候がなくとも，血中dehydroepiandrosterone sulfate（DHEA-S）などの副腎由来アンドロゲンを含めた副腎ホルモンの基礎値を必ず評価する．画像検査では典型的には長径5〜6cm以上，辺縁不整，内部不均一，境界不明瞭な副腎腫瘤を認める．また，腫瘍実質部のCT値は，非造影時で＞10HU，造影開始後10〜15分後で＞30HUを示すことが多い．さらに，MRIでの腫瘍内部の信号強度については，T1強調像で低信号，T2強調像で高信号を呈し，ケミカルシフトのout-of-phaseで信号強度の低下がない．図3に，CT，MRIによる副腎腫瘍良悪性鑑別のフローチャートの1例を示す．
[131]I-アドステロールシンチグラフィーも鑑別の一助となり，特に腫瘍への核種集積がないか，顕著に低下する場合は副腎皮質癌の可能性を考える．FDG-PETでは，腺腫に比し副腎皮質癌のSUVmaxが高値との報告もある．このように，画像検査の実施は副腎皮質癌の術前診断に不可欠であるが，実際の良悪性，原発性と転移性副腎癌の鑑別は容易でない（図4）．

穿刺吸引細胞診や生検による良悪性の鑑別は困難で，播種のリスクもあることから，転移性副腎癌を疑う例を除き禁忌と考えるべきである．確定診断はWeissの基準に示される9項目を摘出腫瘍で評価し，3項目以上が陽性の場合を副腎皮質癌と判定する．

6）病期

European Network for the Study of Adrenal Tumor（ENSAT）より提唱された病期分類を用いることが多い（表6）[5]．

7）治療

手術治療が第一選択で，Ⅲ期，Ⅳ期の例でも可能であれば外科的切除を試みる．術式については明らかな浸潤，転移のない例，副腎皮質癌が否定できない場合も含め，被膜損傷による播種リスクのある腹腔鏡下での副腎摘出は推奨されない．根治手術を行えた場合も再発する例が稀ならずあり，ミトタンに

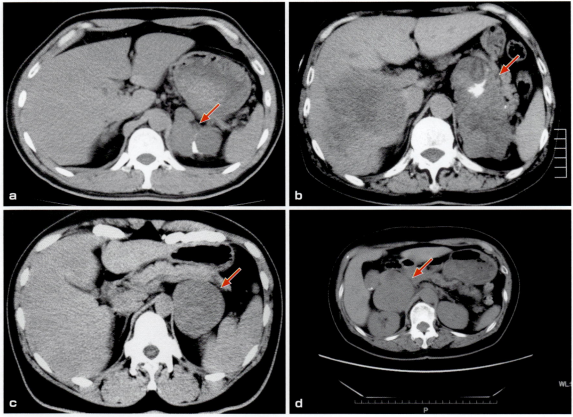

図4 │ 副腎皮質癌との鑑別が問題となった4例の腹部単純CT所見
摘出腫瘍の病理組織所見はaが神経節腫，bとcは副腎皮質癌，dは平滑筋肉腫であった．

表6 │ European Network for the Study of Adrenal Tumor (ENSAT)より提唱された病期分類（文献5）より引用改変）

Stage	ENSAT 分類
Ⅰ	T1, N0, M0
Ⅱ	T2, N0, M0
Ⅲ	T3-4 or Any T-N1, M0
Ⅳ	M1

T1：腫瘍径5cm以下
T2：腫瘍径5cmを超えるが，局所浸潤なし
T3：局所浸潤を認める
T4：隣接臓器浸潤または下大静脈，腎静脈の腫瘍塞栓を認める

N0：リンパ節転移陰性　　M0：遠隔転移なし
N1：リンパ節転移陽性　　M1：遠隔転移を認める

よる術後補助療法を行うことが多い．わが国ではミトタン血中濃度測定の保険承認は得られていないが，副作用と有効血中濃度を勘案した漸増法が推奨されている．

根治手術ができない例や再発例に対しては化学療法，放射線治療が行われる．ミトタンとEDP（エトポシド，ダウノルビシン，シスプラチン）併用療法の無増悪生存期間延長効果が大規模臨床試験で示され，わが国でもミトタン単独投与で十分な効果が得られない，あるいは期待できない場合に用いられている．

図5は，治療アルゴリズムの1例である．国際的合意の得られた管理法とはいえないが，治療法決定に本症の生命予後と関わりのある病期，切除断端所見，Ki67標識率を取り入れた点が興味深く，その妥当性に関する今後の検証が待たれる[6]．

8）予後

病期により異なり，5年生存率はⅠ期の80％に対し，Ⅳ期では10～15％に留まる．副腎皮質癌の早期診断例は少なく，Ⅲ，Ⅳ期での診断が52～59％，Ⅰ期は3.3～5.5％しかないため，副腎皮質癌全体の5

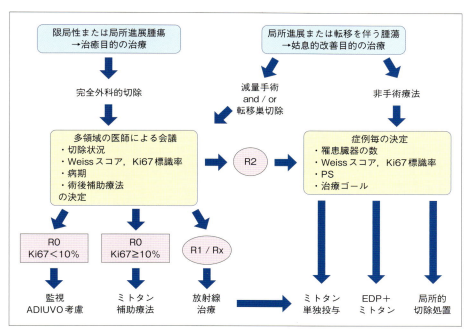

図5 | 副腎皮質癌（ACC）の治療アルゴリズムの1例
EDP：エトポシド/ダウノルビシン/シスプラチン，ADIUVO：低〜中等度の再発リスクがあるACC患者に対するミトタン補助療法の無再発生存期間延長効果を検討する臨床試験．（文献6）より引用改変）

年生存率は37〜47％と予後不良である．その他，Ki67標識率が10％以上，腫瘍サイズ5cm以上などが予後不良因子として取り上げられている．

9）臨床と病理の連携

連携が重要となる具体的事例としては，術後の治療選択や予後予知に関わる，①Weissのスコア，Ki67標識率の明記，②切除断端所見（R0：完全切除，R1：顕微鏡的残存，R2：肉眼的残存，Rx：切除状況は定められない）の明記，③被膜浸潤・周囲脂肪組織浸潤の有無の明記，があげられる．

4. 副腎偶発腫

1）概念・疫学

副腎と無関係な疾患，症状の精査，あるいは健診の際に施行した画像検査で偶然に副腎腫瘤が発見された場合，それらを総称して副腎偶発腫と呼ぶ．本症は剖検例の1.5〜5.7％，腹部CT施行例の0.35〜4.4％にみられる比較的頻度の高い疾患である．厚生労働省「副腎ホルモン産生異常に関する調査研究班」による疫学調査では，年齢の平均は58歳，性差と左右差はない．腫瘍径の平均は3.0cmだが，多くは1.1〜3.0cmの範囲にある[7]．

病因別の頻度（図6）は，ホルモン非産生腫瘍が約

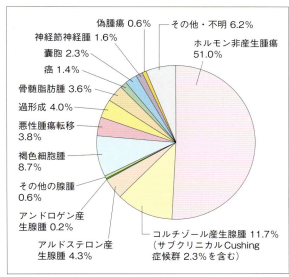

図6 | わが国における副腎偶発腫の病因別頻度（文献7）より引用改変）

半数を占め，次いで不顕性Cushing症候群を含むコルチゾール産生腺腫，褐色細胞腫，アルドステロン産生腺腫，悪性腫瘍の転移，骨髄脂肪腫の順であった．また，非常に稀とされる副腎皮質癌も対象を副腎偶発腫に限定すると，1.4％も存在することが明らかとなった[7]．

表7 | 両側副腎腫大の原因

- 腫瘍
  - 悪性：転移（肺，乳腺，大腸など），リンパ腫，褐色細胞腫，副腎皮質癌，神経芽腫，神経節芽腫
  - 良性：腺腫，骨髄脂肪腫など
- 過形成
  - 先天性副腎過形成，ACTH非依存性大結節性副腎皮質過形成，ACTH依存性Cushing症候群
- 感染症
  - 結核，ヒストプラズマ，真菌，寄生虫
- その他
  - 副腎出血，仮性囊胞

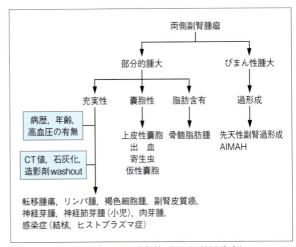

図8 | 両側副腎腫瘍の鑑別（文献9）より引用改変）

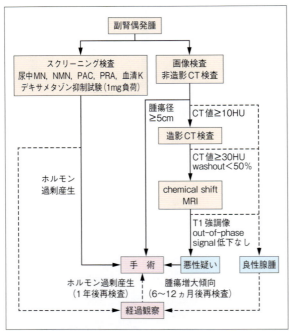

図7 | 副腎偶発腫の管理法
MN：メタネフリン，NMN：ノルメタネフリン，PRA：血漿レニン活性，PAC：血漿アルドステロン濃度．（文献8）より引用改変）

2）分類・病型

確立された分類はないが，副腎偶発腫は種々の疾患を含むため，腫瘍と非腫瘍，機能性と非機能性，良性と悪性，転移性と原発性を合理的に順次鑑別していく必要がある．また，両側副腎が腫大する例では，別の診断ストラテジーに基づき検査計画を立案する必要がある．表7に，両側副腎腫大の原因を示す．

3）発見契機

無症候（健診）が最も多く，腹部症状の精査，高血圧の精査がこれに次ぐ．

4）診断・治療

機能性の有無，腫瘍のサイズと経時的変化，画像所見により治療方針を決定する．悪性腫瘍の既往のある例では，常に転移性副腎腫瘍を念頭に置いた精査が必要である．図7に副腎偶発腫の管理法の1例を[8]，図8に両側副腎腫瘍の鑑別法示す[9]．

5）臨床と病理の連携

連携が重要となる具体的事例としては，①術前診断の適否，②良悪性の明示，③転移性の場合は原発巣を示唆する所見の有無，④診断後速やかな治療を要する結核等の可能性，があげられる．

5．サブクリニカル（不顕性）Cushing症候群

1）概念・疫学

サブクリニカル（不顕性）Cushing症候群は，副腎腫瘍からのコルチゾール自律性分泌を示すが，顕性副腎性Cushing症候群に特徴的な身体所見を呈さない疾患，と定義される．当初，顕性Cushing症候群の前駆病変である可能性も想定されたことからプレクリニカルCushing症候群と呼ばれたが，現在は顕性副腎性Cushing症候群への移行はほとんどないことが明らかとなり，現在では用いられなくなった．
診断法が施設，国により大きく異なるため，正確な頻度は不明だが，副腎偶発腫の10％程度がサブクリニカルCushing症候群を有すると推定される．

2）主要症候

顕性副腎性 Cushing 症候群の非特異的徴候に相当する高血圧，肥満，耐糖能異常，脂質異常症，骨粗鬆症の合併頻度が，一般集団に比し高率とされる.

3）診断

国際的に合意の得られた診断基準はないが，いずれの診断法でも副腎偶発腫の存在，特徴的 Cushingoid の欠如，コルチゾール自律性分泌の証明が必須の要件として取り上げられている. **表8** に，わが国での診断基準を示す[10]．付随副腎萎縮が基準中に含まれる点に注目されたい.

4）治療

副腎皮質癌の否定できない例，血管代謝合併症と複数の内分泌学的検査（デキサメタゾン抑制試験，夜間の血中コルチゾール，ACTH，DHEA-S，CRH 負荷試験，^{131}I-アドステロールシンチグラフィー）異常を有する場合は手術治療を考慮する.

5）臨床と病理の連携

連携が重要となる具体的事例としては，①付随副腎萎縮の有無，②良悪性の明示，があげられる.

（方波見卓行）

表8 ｜ わが国の副腎性サブクリニカル Cushing 症候群の診断基準（文献10）より引用改変）

1. 副腎腫瘍の存在（副腎偶発腫）
2. 臨床症状：Cushing 症候群に特徴的な身体所見の欠如[注1]
3. 検査所見
   1) 血中コルチゾールの基礎値（早朝時）正常範囲内[注2]
   2) コルチゾール分泌の自律性の証明[注3]
   3) ACTH 分泌の抑制[注4]
   4) 副腎シンチグラフィーで患側の取り込みと健側の抑制
   5) 日内変動の消失
   6) 血中 DHEA-S の低値[注5]
   7) 副腎摘出後，一過性の副腎不全があった場合，あるいは付随副腎の萎縮を認めた場合

検査所見の判定：1) 2) は必須，さらに3)～6) のうち1つ以上の所見，あるいは7) がある時，陽性と判定する．1，2および3の検査結果陽性をもって本症と診断する.

注1：高血圧，全身性肥満，耐糖能異常は Cushing 症候群に特徴的所見とは見なさない.

注2：2回以上の測定が望ましく，常に高値の例は本症と見なさない.

注3：オーバーナイト・デキサメタゾン抑制試験の場合，スクリーニングに1mgの抑制試験を行い，血中コルチゾール値3 μg/dL 以上の時，本疾患の可能性が考えられる．次いで，8mgの抑制試験を行い，その時の血中コルチゾール値が1 μg/dL 以上の時，本疾患を考える.

注4：ACTH 基礎値が正常以下（<10pg/mL）あるいは ACTH 分泌刺激試験の低反応.

注5：年齢および性別を考慮した基準値以下の場合，低値と判断する.

文　献

1）日本高血圧学会高血圧治療ガイドライン作成委員会：第13章 二次性高血圧. 高血圧治療ガイドライン 2014, 日本高血圧学会，2014, p123

2）Fragoso MC, Alencar GA, Lerario AM et al：Genetics of primary macronodular adrenal hyperplasia. J Endocrinol 224：R31-R43, 2015

3）Nieman LK, Biller BM, Findling JW et al：The diagnosis of Cushing's syndrome：an Endocrine Society Clinical Practice Guideline. J Clin Endocrinol Metab 93：1526-1540, 2008

4）Ng L, Libertino JM：Adrenocortical carcinoma：diagnosis, evaluation and treatment. J Urol 169：5-11, 2003

5）Fassnacht M, Libé R, Kroiss M et al：Adrenocortical carcinoma：a clinician's update. Nat Rev Endocrinol 7：323-335, 2011

6）Kerkhofs TM, Ettaieb MH, Hermsen IG et al：Developing treatment for adrenocortical carcinoma. Endocr Relat Cancer 22：R325-R338, 2015

7）上芝　元，一城貴政：副腎偶発腫の全国調査―診断・治療指針の作成. 厚生労働科学研究費補助金難治性疾患克服事業 副腎ホルモン産生以上に関する調査研究班，平成17年度総括・分担研究報告書，2006, pp113-118

8）Sturgeon C, Shen WT, Clark OH et al：Risk assessment in 457 adrenal cortical carcinomas：how much does tumor size predict the likelihood of malignancy？ J Am Coll Surg 202：423-430, 2006

9）Gupta P, Bhalla A, Sharma R：Bilateral adrenal lesions. J Med Imaging Radiat Oncol 56：636-645, 2012

10）名和田新，出村　博，須田俊宏 他：副腎性 preclinical Cushing 症候群. 厚生労働科学研究費補助金難治性疾患克服事業 副腎ホルモン産生以上に関する調査研究班，平成15年度総括・分担研究報告書，2004, pp223-226

7．副腎髄質腫瘍
―パラガングリオーマ―

7. 副腎髄質腫瘍―パラガングリオーマ―

第1部　検鏡前の確認事項

　副腎髄質は神経堤 neural crest に由来する神経内分泌組織であり，成人において最大の傍神経節 paraganglion である．傍神経節は自律神経系と密接に関係した神経内分泌組織であり，交感神経と副交感神経に関連したものがあるが，副腎髄質は前者に含まれる．副腎髄質に由来する神経内分泌腫瘍の代表は褐色細胞腫 pheochromocytoma であるが，傍神経節腫 paraganglioma とは一連の腫瘍であり，副腎髄質発生の傍神経節腫が狭義の褐色細胞腫に相当する．

　検鏡前に確認する事項としてはホルモン状態，臨床症状などの臨床的な事項があげられる．褐色細胞腫はカテコラミンを産生することが多いため，カテコラミン過剰産生に伴う高血圧や発作性頻脈などの症状がないかを確認しておくことは重要である．また，臨床的に傍神経節腫が疑われている場合，腫瘍が副腎髄質由来なのか副腎外なのかも確認しておく必要がある．カテコラミンはチロシンからスタートし，エピネフリンを最終とする産生経路で生成されていくが，悪性になるとエピネフリンではなく，ノルエピネフリンやドパミンの産生やその代謝産物が多くなるとされている．産生されているカテコラミンの種類の情報を知っておくことは，良悪性を推定するうえでの一助となる（後述）．

　次に，摘出された検体における肉眼での観察も重要である．副腎髄質腫瘍は表面に菲薄化した副腎皮質を伴うが，腫瘍が大きくなると皮質は圧排され，著しく菲薄化し不明瞭化することも多い．褐色細胞腫は空気に触れると割面の色調が濃くなり，典型例

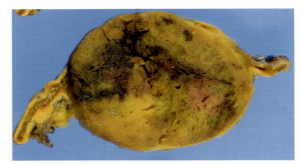

図1 ｜ 褐色細胞腫の肉眼像
褐色調の割面を呈する．表面に菲薄化した副腎皮質を伴っている．

では tan color と称される特徴的な褐色調を呈することから，肉眼像から褐色細胞腫と予測することが可能である（図1）．しばしば出血や囊胞形成をきたし，それらが大きい場合は，特に血腫や囊胞と間違うような様相をきたすこともあるので注意が必要である．また，腫瘍の大きさを計測しておくことも重要である．一般的に，悪性例では腫瘍が大きい傾向を示し，6 cm 以上の場合は悪性の可能性が高くなるとされている（後述）．また，肉眼的に判別できるような大型の壊死を伴う場合や，副腎外脂肪織への浸潤性増殖が明らかである場合などは悪性の可能性が高くなるため，それらの有無を事前に観察しておくことが重要である．

〈渡辺みか〉

第2部　組織型と診断の実際

はじめに

　副腎髄質細胞に由来する代表的な腫瘍には，大きく分けて神経内分泌腫瘍である褐色細胞腫と，神経系への分化を主体とする神経芽細胞腫群腫瘍があり，さらにこの両者が混在した混成腫瘍とがある．

1．褐色細胞腫/傍神経節腫

　褐色細胞腫 pheochromocytoma（PCC）および傍神経節腫 paraganglioma（PGL）は，自律神経系に密接に関連した神経内分泌臓器である傍神経節由来の稀な神経内分泌腫瘍である．PCC は副腎髄質に発生する神経堤由来のクロム親和性細胞に由来し，PGL は副腎外傍神経節のクロム親和性細胞に由来する．PCC と PGL の組織像はほぼ同様であり，これらはカテコラミン，特にノルエピネフリンを産生するが，PCC はエピネフリンも産生することがある．PCCs/PGLs の死因として最も重要なこととして，これらカテコラミンの種々の臓器，特に心血管系に対する強力な作用が関連していることがあげられる[1]．

1）疫学

　PCCs/PGLs の発生頻度は成人で 2～5 人/100 万人/年，小児で 0.2 人/100 万人/年と非常に稀であり，本腫瘍が全高血圧患者に占める割合は，成人で 0.05～2％，小児では 1％とされている[1,2]．米国における発生頻度は 1/6,500～1/2,500 とされ，年間 500～1,600 例の発生があるとされている[3]．剖検例では 1：2,000 とより頻度が高くなっており，生前特定されず剖検時に特定される場合も少なくない[3]．PCCs/PGLs を正確に診断できていない状態で手術になった場合，合併症のリスクが高くなるとされている．あらゆる年齢層に発生するが，30～50 歳代に多く，性差はない．遺伝性の場合はより若年で発症するとされている[1~3]．

　PCCs/PGLs は遺伝関連の神経内分泌腫瘍として最も一般的なものの 1 つである．遺伝的 PCCs/PGLs はおよそ 10％とされていたが，その後の検討により遺伝子異常の頻度はより高いことが証明され，PCCs/PGLs 単発例の 8～24％に germline mutation が存在し家族性と考えられており，単発例の 25～30％に somatic mutation があることが示されている．全体として見ると，腫瘍のおよそ 60％に PCC/PGL 関連遺伝子の germline および somatic mutation があるとされている[2,3]．

　10 以上の遺伝子の異常が PCCs/PGLs に見つかっており，それらには RET，VHL，SDHs，TMEM-127，MAX，KIF 1 B，H-RAS，HIF 2，PHD 2，FH などがある．PCC/PGL の発生に関する遺伝子変異には 2 種類の大きな遺伝子クラスターが確認されており，1 つは pseudo-hypoxic pathway に関連する遺伝子で，これには PHD 2，VHL，SDHx，IDH，HIF2A，MDH2，FH などが含まれている．もう 1 つは PI3 kinase/AKT と mTOR pathway などの kinase signal pathway の異常活性化に関与する遺伝子で，RET，NF-1，TMEM-127，MAX などが含まれている[2,3]．

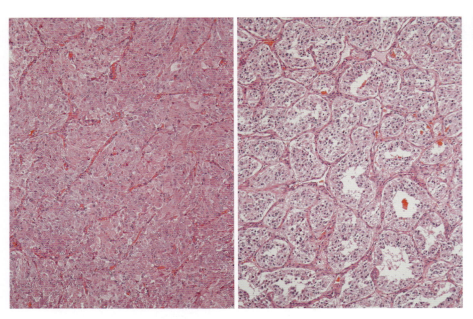

図1 | 褐色細胞腫
洞様血管を介在し，索状ないし"Zellballen"と称される胞巣状構造を示す．

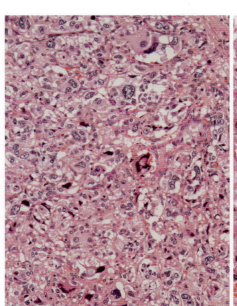
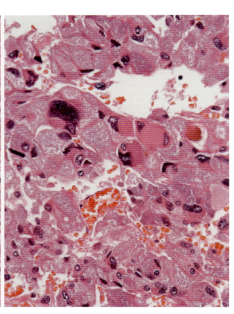

図2 | 悪性の可能性の低い褐色細胞腫
両好性を示す微細顆粒状の広い胞体を有し，大型化や大小不同などの多形性はむしろ悪性度の低い場合に顕著にみられる．

2）病理組織像

　豊富な胞体を有する大型の多稜形細胞より構成され，それらが索状 trabecular pattern または/および，いわゆる"Zellballen"と称される胞巣状 alveolar（nesting）pattern に配列する（図1）．細胞索や細胞胞巣周囲には，洞様血管が取り囲むように豊富に介在している．主たる腫瘍細胞はカテコラミン産生の神経内分泌細胞であるが，腫瘍細胞の胞巣周囲には支持細胞 sustentacular cell が観察される．腫瘍細胞は多量の神経内分泌顆粒を含有するため，胞体は広く微細顆粒状を呈する．胞体が好酸性 acidophilic，好塩基性 basophilic の両方を呈する両好性 amphophilic を示すことが特徴である．細胞は大型で，核の腫大や核形不整，大小不同などの多形性を示すことが特徴であり，時に奇怪な核を有する細胞も混在する．一般的な腫瘍とは異なり，むしろ悪性度の低い場合にこのような多形性が顕著で，悪性度が高くなると細胞の小型化，均質化を示すようになる（図2, 5）．胞

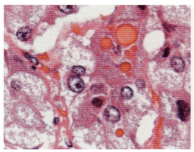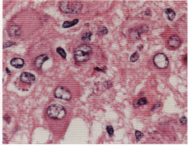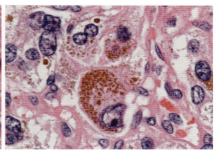

図3｜褐色細胞腫の病理組織像
好酸性球状の硝子球 hyaline globule や neuromelanin に相当する茶褐色色素を含有することもあり，神経節細胞様の細胞を混在することもある．

図4｜褐色細胞腫の免疫染色
クロモグラニン A に対して強陽性を示し，S-100 陽性の支持細胞 sustentacular cell が腫瘍細胞を取り囲む．sustentacular cell は悪性例では減少ないし消失するとされている．

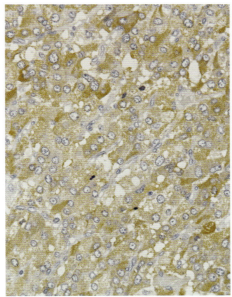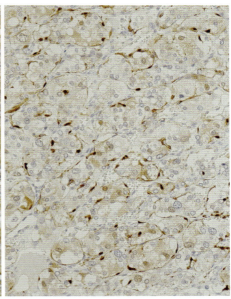

体内に好酸性球状の硝子球 hyaline globules をしばしば観察し，核内細胞質偽封入体を見ることも多い（図3）．また，胞体内にメラニン様の茶褐色色素を含有する場合もあり，neuromelanin に相当すると考えられている（図3）．しばしば出血や囊胞形成をきたすが，出血を伴う場合はヘモジデリン沈着を示すこともある．神経節細胞 ganglion cell が混在することもあるが，schwannian stroma を伴わない場合は混合型には分類しない（図3）．

3）免疫組織化学

神経内分泌顆粒に対するマーカーであるクロモグラニン A（CGA）またはクロモグラニン B（CGB）が最も有用なマーカーである[4,5]（図4）．神経内分泌顆粒はクロム親和性で好銀性を示し，Grimelius 染色などの好銀染色で陽性となるが，免疫染色のほうが簡便で，特異性・感度ともに高いとされる．他の神経内分泌マーカーである synaptophysin（SYN）や neuron specific enolase（NSE），CD 56（N-CAM：neural cell adhesion molecule）なども陽性となるが，SYN は時に皮質腫瘍にも陽性となることがあるなど，特異性は CGs より低い．なお，褐色細胞腫・傍神経節腫は cytokeratin に対して陰性であり，他臓器からの癌の転移などとの鑑別に有用性が高い[3]．支持細胞は S100 蛋白に陽性を示し（図4），悪性度が高くなるとより減少するとされている[5]．

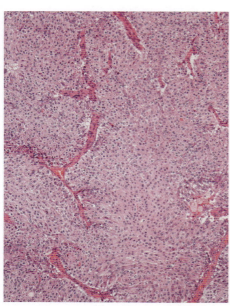
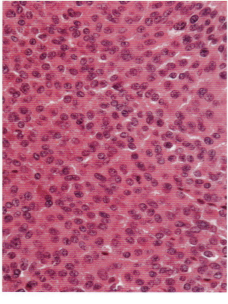

図5 | 転移をきたした悪性褐色細胞腫症例
大型胞巣状ないしびまん性構築（PASS 2点），細胞の均質性（PASS 2点），核濃染（PASS 1点）と，核分裂像の増加（PASS 2点）などがみられている．

表1 | Pheochromocytoma of the Adrenal Gland Scaled Score (PASS)

Feature	Score
Large nests of cells or diffuse growth 10 % of tumor volume	2
Necrosis (confluent or central in large cell nests)	2
High cellularity	2
Cellular monotony	2
Presence of spindle-shaped tumor cells	2
Atypical mitotic figures (3/10 high-power fields)	2
Extension of tumor into adjacent fat	2
Vascular invasion	1
Capsular invasion	1
Profound nuclear pleomorphism	1
Nuclear hyperchromasia	1

（文献8）より引用）

2. 悪性褐色細胞腫/悪性傍神経節腫 —PCC/PGL の悪性度[1〜10]—

"悪性褐色細胞腫 malignant pheochromocytoma/悪性傍神経節腫 malignant paraganglioma"はその名称のとおり PCC/PGL の悪性型とされ，非クロム親和性臓器以外への転移をもってのみ定義される．局所浸潤の有無は悪性を規定する根拠とはならないが，局所浸潤の程度が強いほど転移の危険性も高くなるとされている[6]．癌腫などと異なり，病理組織学的に悪性を定義することは不可能とされる．悪性 PCC/PGL の頻度は2〜26％と報告されているが，副腎外 PGL のほうがより悪性度が高いとされている（悪性 PCC：6.6〜25％，悪性 PGL：45〜70％）[1]．特に後腹膜発生の PGL は最も悪性度が高いとされている[7]．血行性，リンパ行性のいずれの転移も起こし，肝，リンパ節，肺，骨などに転移しやすい．転移をきたしていない PCC/PGL の5年生存率は89.3％であるのに対し，転移をきたした悪性 PCC/PGL の予後は40〜72％と報告され，決して良好ではない[7]．発症時に良性と診断された症例の生存率低下は転移の発生に起因しており，長期にわたる厳重な経過観察が非常に重要であるとされている[7]．

1）病理組織像

PCC/PGL では悪性度が増加すると，細胞はむしろ小型化し，細胞密度が増加し，均質な像を呈するようになる．多形性はむしろ減弱する（図5）．しかし，組織学的に PCC/PGL を悪性と定義することは非常に困難であり，ほぼ不可能とされている．そのため，悪性の経過をたどる"可能性"を示す組織学的な指標がいくつか提唱されている．

その代表的なものが，2002年に Thompson により提唱された PASS（Pheochromocytoma of the Adrenal Gland Scaled Score）であり，組織学的な12項目につき点数をつけてスコア化するものである（表1）[8]．PASS は簡便かつ実用的で有用性が高く，現在も広く用いられている．しかし，PASS は形態学的な判

断に基づくため，判定者間でのばらつきが生じやすいことも指摘されている．特に，高い細胞密度，著しい多形性，核濃染の有無の判定はばらつきが大きいとされる[3]．一方，異常核分裂，壊死，被膜侵襲，脈管侵襲や周囲脂肪織への浸潤の有無は比較的ばらつきが少ないとされている[3]．2点の項目の紡錘細胞化の判定も難しく，over diagnosis につながる危険性がある．PASS は当初4点をカットオフ値とし，4点以上が悪性の可能性が高いとされていたが，その後，6点のほうがより悪性を反映するとの報告がなされている．したがって，4点未満は良性，6点を超えるものは悪性の可能性が高く，4点から6点の間のものについては中間的なリスクであることが示唆される[9]．PASS に含まれる組織学的な所見の中でも，高い細胞密度と腫瘍壊死の存在が悪性の指標として大きいとされている[9]．

また，2005年に Kimura らにより提唱され，さらに the Pheochromocytoma Study Group in Japan (PHEO-J) の追加検討により2014年に確立された Grading System for Adrenal Pheochromocytomas and Paragangliomas (GAPP) も，悪性度を判定する新たな基準として注目されている（**表2**）[10, 11]．GAPP score は組織像に加えて Ki67 陽性率，産生されるカテコラミンの種類を考慮したもので，高分化型，中分化型，低分化型の3つの grade に分類するものである．GAPP score と転移するまでの期間は負の相関を示し，5年生存率とも相関するとされる．さらに，後述する succinate dehydrogenase subunit B (SDHB) の免疫染色における陰性症例が中分化型と低分化型に多く，その多くは転移をきたしていることから，GAPP score と SDHB の免疫染色を組み合わせることにより転移予測が可能になることが報告されている[11]．GAPP は組織学的所見に加えて，カテコラミン産生に関する生化学的特徴を加えた点も特筆すべきである．PCC/PGL は悪性化するとエピネフリン産生からノルエピネフリン産生が優位となり，時にドパミンを産生することもある[7]．これはチロシン→L-DOPA→ドパミン→ノルエピネフリン→エピネフリンと進むカテコラミン産生過程において，悪性化に伴いカテコラミン産生過程がより不完全（未熟）になることを反映している[7]．

その他，腫瘍の大きさも悪性度と関連性が高いとされており，6cm 以上のものについては注意が必要とされる．腫瘍径と PASS との関連性も高いとされている[12, 13]．

表2 | Grading System for Adrenal Pheochromocytoma and Paraganglioma (GAPP) Scoring

Histological Pattern	Scoring Point
Zellballen	0
Large and irregular cell nest	1
Pseudorosette (even focal)	1
Cellularity	
Low (<150 cells/U)	0
Moderate (150〜250 cells/U)	1
High (>250 cells/U)	2
Comedo necrosis	
Absence	0
Presence	1
Vascular or capsular invasion	
Absence	0
Presence	1
Ki67 labeling index	
<1%	0
1〜3%	1
>3%	2
Catecholamine type	
Epinephrine type (E, or E + NE)	0
Norepinephrine type (NE, or NE + DA)	1
Nonfunctioning type	0

GAPP score	Histologic Grade
0〜2	Well-differentiated type
3〜6	Moderately differentiated type
7〜10	Poorly differentiated type

（文献11）より引用）

腫瘍が大きく，ノルエピネフリンを主として分泌する腫瘍や，血清ドパミンレベルやその分解産物であるメトキシチラミンレベルが増加している場合は，悪性の可能性を示唆する[7, 9, 11]．また，一般的に悪性の場合は全体に血清クロモグラニン A の値が異常に高値となる[7, 9]．

2）免疫組織化学

免疫染色では有用性のあるマーカーは少ない．S-100 は支持細胞に陽性となるが，悪性例では良性例に比較して減少すると報告されている[5]．実際には良性悪性いずれも多くの腫瘍は中間的な密度を呈し，良悪性を明確に分けるのは困難であるが，特に支持細胞が欠如している場合は悪性の可能性を考慮する必要がある．増殖能のマーカーである Ki67 については，悪性度判定の指標として有用性が高いことが多数報告されている．しかし，Ki67 については良悪性のカットオフ値をどうするかが一番の問題であり，一定した見解は得られていない．特に褐色細胞腫の場合，一般的な癌腫などに比して Ki67 labeling index (LI) が全般に低く，カットオフ値も2〜5%と低く幅が狭いことから，Ki67 LI のみで良悪性を決

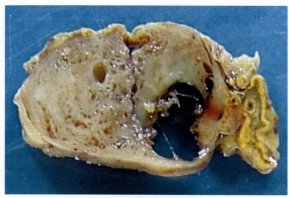

図6 │ 褐色細胞腫と神経芽腫群腫瘍の混成腫瘍
神経節腫成分が多いとより白色調で弾性硬を示すが，肉眼像は褐色細胞腫と相違ないことも多い．

定することは不可能である[3,9,11]．しかしながら，悪性度判定の指標としての有用性は高く，PCC/PGLでは必ずKi67を染色することが望ましい[5]．Ki67 LIのみで良悪性を判断するのではなく，PASS，GAPP，大きさなどで総合的に判断することが重要といえる．

3．家族性・遺伝性褐色細胞腫

褐色細胞腫の10％程度は遺伝的な素因のある家族発生性のものとされる．これには多発性内分泌腺腫症 multiple endocrine neoplasia syndrome（MEN）2A型と2B型，von Hippel-Lindau病（VHL），von Recklinghausen病（神経線維腫症1型 neurofibromatosis type 1：NF-1）などの遺伝的疾患が含まれ，おのおのRET遺伝子，VHL遺伝子，NF1遺伝子の異常が原因とされている[3]．MEN2型では30〜50％の頻度で褐色細胞腫が発生し，そのうちの60〜70％は両側ないし多発発生とされている．また，MEN2型関連およびVHL関連褐色細胞腫はより若年発生が多いとされている．また近年，ミトコンドリア内膜に存在するコハク酸脱水素酵素（複合体Ⅱ）の遺伝子（mitochondrial complex Ⅱ gene）である succinate dehydrogenase subunit B（SDHB），SDHC，SDHDの遺伝子の生殖細胞系列変異 germline mutation が家族発生に関与することがわかり，遺伝性褐色細胞腫・パラガングリオーマ症候群 hereditary pheochromocytoma/paraganglioma syndrome と称される[3]．さらに近年，SDHBに対する免疫染色での発現消失が，SDHsの生殖遺伝子変異の存在の指標となることが示され，またSDHB発現消失が家族発生例および孤発例いずれにおいても予後不良因子となることが示唆されており，有用性の高いマーカーとして注目されている[2,3]．

4．神経芽腫群腫瘍と混成腫瘍

神経芽腫群腫瘍は非クロム親和性細胞由来の胎児性腫瘍であり，神経芽腫 neuroblastoma，神経節芽腫 ganglioneuroblastoma，神経節腫 ganglioneuroma が含まれる．神経芽腫は主として小児に発生し，N/C比の著しく大きな未熟な腫瘍細胞（神経芽細胞 neuroblast）の増殖が主体の腫瘍，神経節芽腫は神経芽腫と神経節腫の両者の成分が混在する腫瘍，神経節腫は神経節細胞と神経線維・Schwann細胞により構成された腫瘍で，神経芽細胞に乏しいものである．

クロム親和細胞由来の褐色細胞腫と神経芽腫群腫瘍（神経芽腫，神経節芽腫，神経節腫）は時に混在することがあり，褐色細胞腫と神経芽腫群腫瘍の混成腫瘍 composite pheochromocytoma と称される．WHO分類では mixed neuroendocrine-neural tumor と同義とされる．全褐色細胞腫の4〜8.7％と報告される比較的稀な病態で，好発年齢などの臨床像は褐色細胞腫と変わりない．80％は褐色細胞腫と神経節腫との混成型であり（図6，7），20％が褐色細胞腫と神経節芽腫との混成型とされる．また，非常に稀ではあるが，褐色細胞腫と悪性末梢神経鞘腫瘍 malignant peripheral nerve sheath tumor（MPNST）との混成型も報告されている．

褐色細胞腫および神経芽腫群腫瘍はいずれの成分も神経堤 neural crest 由来であり，同一起源の細胞（primitive neuroectodermal cells）に由来するものと想定されている．これらの細胞が神経内分泌への分化を示す細胞（pheochromoblasts）と神経への分化を示す細胞（neuroblasts）の双方に分化を示し混在したもの，との説が提唱されている．

（渡辺みか）

文　献

1) Ezzat Abdel-Aziz T, Prete F, Conway G et al：Phaeochromocytomas and paragangliomas：A difference in disease behaviour and clinical outcomes. J Surg Oncol 112：486-491, 2015
2) Pillai S, Gopalan V, Smith RA et al：Updates on the genetics and the clinical impacts on phaeochromocytoma and paraganglioma in the new era. Crit Rev Oncol Hematol 100：190-208, 2016

3) Guo Z, Lloyd RV : Pheochromocytomas and paragangliomas : an update on recent molecular genetic advances and criteria for malignancy. Adv Anat Pathol 22 : 283-293, 2015
4) Portela-Gomes GM, Stridsberg M, Grimelius L et al : Expression of chromogranins A, B, and C (Secretogranin II) in human adrenal medulla and in benign and malignant pheochromocytomas. An immunohistochemical study with region-specific antibodies. APMIS 112 : 663-673, 2004
5) Białas M, Okoń K, Dyduch G et al : Neuroendocrine markers and sustentacular cell count in benign and malignant pheochromocytomas-a comparative study. Pol J Pathol 64 : 129-135, 2013
6) Tischler AS : Pheochromocytoma and extra-adrenal paraganglioma : updates. Arch Pathol Lab Med 132 : 1272-1284, 2008
7) Korevaar TI, Grossman AB : Pheochromocytomas and paragangliomas : assessment of malignant potential. Endocrine 40 : 354-365, 2011
8) Thompson LD : Pheochromocytoma of the Adrenal gland Scaled Score (PASS) to separate benign from malignant neoplasms : a clinicopathologic and immunophenotypic study of 100 cases. Am J Surg Pathol 26 : 551-566, 2002
9) Parenti G, Zampetti B, Rapizzi E et al : Updated and new perspectives on diagnosis, prognosis, and therapy of malignant pheochromocytoma/paraganglioma. J Oncol 2012 : 872713, 2012
10) Kimura N, Watanabe T, Noshiro T et al : Histological grading of adrenal and extra-adrenal pheochromocytomas and relationship to prognosis : a clinicopathological analysis of 116 adrenal pheochromocytomas and 30 extra-adrenal sympathetic paragangliomas including 38 malignant tumors. Endocr Pathol 16 : 23-32, 2005
11) Kimura N, Takayanagi R, Takizawa N et al : Pathological grading for predicting metastasis in phaeochromocytoma and paraganglioma. Endocr Relat Cancer 21 : 405-414, 2014
12) de Wailly P, Oragano L, Radé F et al : Malignant pheochromocytoma : new malignancy criteria. Langenbecks Arch Surg 397 : 239-246, 2012
13) Agarwal A, Mehrotra PK, Jain M et al : Size of the tumor and pheochromocytoma of the adrenal gland scaled score (PASS) : can they predict malignancy? World J Surg 34 : 3022-3028, 2010

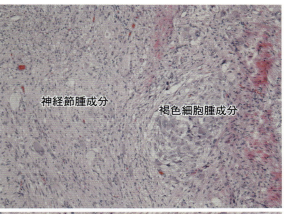
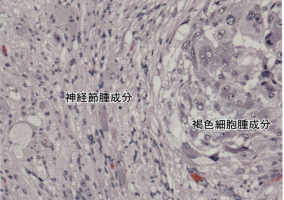

図7 | 褐色細胞腫と神経芽腫群腫瘍の混成腫瘍
褐色細胞腫成分とともに，schwannian-stroma に富む神経節腫成分が混在．

第3部　鑑別ポイント

　褐色細胞腫において，鑑別のポイントで重要なものは，悪性か否か，髄質由来の腫瘍か否か，の2点である．悪性か否かについては前項を参照されたい．髄質腫瘍と鑑別が問題となるものとしては，皮質由来の腫瘍，転移性腫瘍などがあげられる．

　褐色細胞腫においては，脂肪変性により胞体が空胞化ないし淡明化することがあり，時に皮質腫瘍との鑑別が難しい場合もある．皮質腫瘍において茶褐色のリポフスチンを大量に含む場合も，褐色細胞腫に類似した形態を示す．また，副腎皮質癌では胞体の好酸性が増加すること，核の異型性や多形性が増加することなどから，褐色細胞腫との鑑別を要することがある．皮質腫瘍であるのか，髄質由来の褐色細胞腫なのか鑑別が難しい場合は，皮質のマーカーである Ad4BP/SF-1，α-inhibin，melan A やステロイドホルモン産生酵素系と，神経内分泌マーカーのクロモグラニン A および B，シナプトフィジンなどを併せて染色し判断すると良い．ただし，シナプトフィジンは皮質腫瘍に非特異的に染色されること

があるため注意を要する．

　転移性腫瘍としては，肝癌や腎癌などの sinusoidal pattern を呈する腫瘍が問題となるが，原発巣の有無を臨床的に検索するとともに，クロモグラニンなどの神経内分泌マーカーが鑑別のうえで有用である．腺癌などとの鑑別には，PCC/PGL では AE1/AE3 などのサイトケラチンに対して陰性であることや，S-100 陽性の sustentacular cell が腫瘍胞巣周囲を囲むように観察されることも診断の一助となる．胞巣状軟部肉腫，顆粒細胞腫などの軟部腫瘍や悪性黒色腫などと鑑別を要する場合もあるが，TFE3，S-100，HMB-45 などの各腫瘍のマーカーと神経内分泌マーカーを組み合わせることで鑑別は可能である．PCC/PGL の転移は非クロム親和性組織に対するものと定義されており，同時性もしくは異時性に副腎外傍神経節腫と副腎褐色細胞腫が存在する場合は通常，転移とは見なさず，多発発生の可能性を想定する．

（渡辺みか）

第4部　臨床との連携

7. 副腎髄質腫瘍―パラガングリオーマ―

はじめに

傍神経節腫（パラガングリオーマ）paraganglioma は，発生学的には神経堤細胞 neural crest cell に由来する傍神経節 paraganglion から生じる腫瘍の総称であり，特に副腎髄質より発生する場合は副腎内傍神経節腫 intra-adrenal paraganglioma，ないしは旧来の呼称である褐色細胞腫 pheochromocytoma と称する．一方，副腎外より発生する場合には副腎外傍神経節腫 extra-adrenal paraganglioma と称する．2014 年に米国内分泌学会より発表された本症に関するガイドライン[1]などにおける記載を見ても，副腎内外の別を明瞭にするため，副腎内傍神経節腫を pheochromocytoma，そして，副腎外傍神経節腫を単に paraganglioma と称することもあるため，臨床医と病理医のコミュニケーションに際して，これらの用語の定義や用法はあらかじめ相互に確認を得ておくことが重要である．

本稿では主に，副腎内傍神経節腫（intra-adrenal paraganglioma/pheochromocytoma）の病理診断に際して，臨床医サイドが担うべき役割や病理医とのクロストークにおけるポイントを概説する．なお，一部の記載については副腎内外を問わず，広く傍神経節腫（intra- and extra-adrenal paraganglioma）全体に関連する記載も含まれることにご留意いただきたい．

1. 疫　学

副腎内傍神経節腫は，カテコラミン分泌を伴わない一部の非機能性傍神経節腫を除いて，カテコラミン過剰分泌に伴う，発作性ないしは恒常的な血圧上昇，動悸，発汗過多，頭痛などの自覚症状を呈して診断に至る場合に加えて，最近では，比較的臨床症状が軽微ないしは無症候のうちに，画像検査により偶発的に指摘される副腎偶発腫瘍として診断へ至るケースが増えている．

典型例では，発作性ないしは恒常的な高血圧を呈することが多いため，アルドステロン産生副腎皮質腫瘍による原発性アルドステロン症と並び，手術治癒が期待される 2 次性（副腎性）高血圧症であるが，原発性アルドステロン症に比しその有病率は低く，全高血圧症患者の 1 ％未満であると推定される．しかし，近年では画像検査機会の増加や，おそらくは，後述する[123]I-MIBG (metaiodobenzylguanidine) シンチグラムが本邦において保険収載されたことも影響して，診断数の増加を認めている．

平成 21 年度厚生労働省難治性疾患克服研究事業「褐色細胞腫の実態調査と診療指針の作成」による全国疫学調査[2]によれば，平成 20 年度 1 年間の推計患者数は 2,920 例（うち，悪性 320 例）であった．本調査によれば，男性 47.1 ％と明らかな男女差を認めず，推定発症平均年齢は約 50 ％が 50 歳未満と比較的若年者が多い結果であった．調査時点ですでに悪性と診断されていた例は約 11 ％（320 例）を占め，病変の局在は副腎発生が 82.7 ％で左右差なく，副腎外発生が 17.3 ％であった．さらに，診断時点で高血圧を認めた症候性が約 65 ％であったのに対して，約 35 ％の症例は無症候性であったことも確認された．

今後も，無症候性に診断される症例の増加が予想されるため，臨床病理学的解析を進めるうえでも，

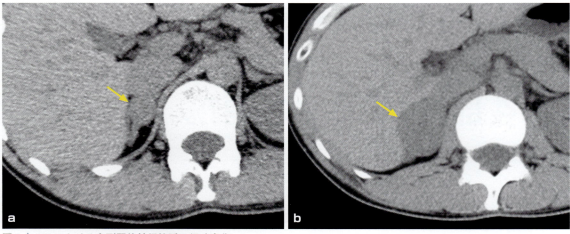

図1 | CTにおける右副腎傍神経節腫の経時変化
副腎偶発腫瘍として初診時の長径は18mm（a），カテコラミン過剰所見も明らかではなかったが，その後，約2年半の経過で長径38mm（b）に増大し，傍神経節腫の診断へ至った．

診断契機やカテコラミン過剰症状などの症候性の有無を術前に十分確認することが大切である．

2．術前診療のポイント

1）病歴，身体所見

本症の発症や診断契機を把握し，ひいては内分泌所見などとの対比を行ううえでも，詳細な病歴聴取や身体診察が重要である．一般に，腫瘍径30〜35mm以上に達するまでは，カテコラミン過剰分泌による症候を自覚することなく，副腎偶発腫瘍として発見されることも多い．

図1に示すのは，長径18mmの偶発腫瘍として発見され（図1a），約2年半のフォローアップ期間を経て長径38mmまで増大するとともに（図1b），当初は明らかでなかったカテコラミン過剰所見も顕在化し，手術治療により副腎傍神経節腫の病理診断へ至った自験例におけるCT所見の推移である．また，腫瘍径が比較的小径，かつ高分化型と考えられるアドレナリン優位型の場合は，病初期にはアドレナリンによるβ_2受容体刺激作用による抵抗血管の拡張作用が，α_1受容体刺激作用に勝り，結果として血圧低下を示すこともあり，血圧高値でない場合も，広く血圧変動の有無を確認することも必要である．

血圧変動は，カテコラミン分泌動態（血管抵抗）に加えて，体液量（循環血漿量）の影響も受けるとともに，本症では腎における圧利尿反応により体液量は一般に減少傾向を示すため，血圧変動の把握に際しては，体液量に関する簡便な指標として体重の増減なども同時に把握することで，より詳細な病態理解が可能となる．この点において，臥位・立位（坐位）での血圧差の有無も，体液量評価の一助となる．さらに，ノルアドレナリン優位型の際は，特に無治療の際はα_1受容体刺激による著明な全身血圧の上昇を認めるとともに，頻脈ではなく，頸動脈洞圧受容体反射による（相対的）徐脈を呈することもある．ノルアドレナリン優位型は，アドレナリン合成に必要なカテコラミン合成酵素であるフェニルエタノールアミン-N-メチルトランスフェラーゼ phenylethanolamine N-methyltransferase（PNMT）の発現を欠く点が免疫組織学的な特徴となるが，本酵素の発現と活性には組織局所におけるコルチゾルが必要である．

副腎外発生の場合，ないしは，副腎内発生であっても腫瘍径が50〜60mm以上となり，付随する正常副腎皮質組織から十分なコルチゾルの供給が得られない場合，元来低分化のためPNMTの発現が認められない腫瘍組織の場合には，ノルアドレナリン優位のカテコラミン分泌動態となるため，血圧や脈拍の測定パターンから，一定程度は，画像診断を前にカテコラミン分泌動態や腫瘍径，分化度などを臨床的に推測することも可能である．また，頭痛や発汗過多などの典型的なカテコラミン過剰症状に加えて，一過性の甲状腺血流増加による頸部腫脹[3]などを訴えることもあり，この場合，カテコラミン過剰症状も甲状腺中毒症状も，ともに動悸を認めるため，その他の随伴症状や身体診察所見などを総合して，慎

重に鑑別診断を進めることが必要である.

2) 既往歴, 家族歴

本症は, 遺伝子異常の有無による実際の病態背景は別として, 臨床的には(一見して)散発性と思われる発症様式(apparently sporadic pheochromocytoma, ないしは non-syndromic pheochromocytoma)と, von Hippel-Lindau 病, 神経線維腫症 1 型, 多発性内分泌腫瘍 2A・2B 型など, 遺伝性・家族性疾患の一徴候として本症を発症する場合がある.

後者においては, 各々に家族歴, 各疾患に特徴的な一連の徴候を認めることから, 遺伝子診断の有無も含めて, 広く既往や家族歴の聴取を行うことが必要である. 特に, 神経線維腫症 1 型の場合は, NF1 遺伝子の変異同定が必ずしも行われていなくても(ホットスポットも報告されておらず, 長大な当該遺伝子の全長ダイレクトシークエンスは煩雑), 特徴的な皮膚所見の有無, 多発性内分泌腫瘍 2 型では甲状腺エコーと血中カルシトニン測定, 多発性内分泌腫瘍 2A 型では血中 Ca 測定, 多発性内分泌腫瘍 2B 型では口唇や舌に粘膜下神経腫の多発を認め, 一見すると先端巨大症様の顔貌を呈するなど, 詳細な診察と比較的低侵襲な検査などの組み合わせが, 家族性・遺伝性を有する病態診断の一助となる.

3) 診断

本症は, 単発性の片側副腎内発生であれば, CT/MRI による画像診断にて病変の同定は容易であり, かつ, 種々の測定条件に留意してカテコラミンないしはその代謝産物の測定を行うことで, 診断は比較的容易である. 一方, 両側副腎や副腎の内外に多発する例, 典型的画像所見を呈さない一部の例などにおいては, 良悪性の臨床的推定も含めた術前診断が困難な症例も存在する.

以下, 前述の「褐色細胞腫の実態調査と診療指針の作成」研究班により提出された診療アルゴリズムを引用するとともに(図2), 検査・診断プロセスにおけるポイントを述べる.

a) 内分泌検査

カテコラミン過剰分泌の診断において, 現時点で最も感度・特異度に優れ, かつ簡便と思われる検査は, 血中遊離メタネフリン・ノルメタネフリンの測定であるが, 現時点では本邦の保険に収載されていない.

本邦では, 測定に影響する薬剤や食物などの要因を排除したうえで, 酸性蓄尿にて実施する 24 時間尿中メタネフリン・ノルメタネフリン定量が, 現時点で最も有用であると思われる. 加えて, メタネフリン分画ないしはカテコラミン分画値より, アドレナリンないしはノルアドレナリンのいずれが優位であるかを判定する. この点は, 追って PNMT の発現を免疫組織化学的に検討した結果と照合する点でも重要である. また, 図1a に示したような比較的小径の腫瘍や病初期の段階では, 必ずしもカテコラミン過剰分泌が認められないこともあり, その際は適切なフォローアップ期間をおいて再検することが必要である. また, 画像所見からは本症に特徴的な所見が得られても, カテコラミン過剰分泌を示さない非機能性傍神経節腫の存在にも留意する.

b) 画像検査

腫瘍径 30mm 以上の場合, CT/MRI ともに良好な空間分解能を示し, 片側副腎発生における局在診断は容易である. 単純 CT における評価では, 副腎皮質腺腫に比し高い CT 値(10〜20HU 以上)を示すことが多く, かつ造影 CT においても, 豊富な血管網を形成する本症の特徴を反映してダイナミック早期相から強い増強効果を示す. また, 比較的大きな腫瘍では, 壊死や腫瘍内出血, 嚢胞変性などを伴うことも多く, その際の CT 値は不均一となり, 副腎皮質癌や転移性副腎腫瘍との鑑別も必要となる. また, 腎上極に腫瘍を認め, かつ正常副腎と腫瘍との連続性が必ずしも明瞭には判別困難な症例も経験するが, 造影検査により, 腫瘍により圧排された正常副腎組織が同定されやすくなる事例, 腫瘍に流入・流出する動静脈を同定することで, 腫瘍発生が副腎内外のいずれであるか, 補助的な情報が得られることも経験される.

なお, 本症診断における CT ヨード造影剤の使用については, 本邦においては原則禁忌, 必要とする際は慎重に投与することと定められているが, 現在の日常診療における主流である非イオン性ヨード造影剤投与による昇圧発作は比較的発生しにくいと報告されており, 造影 CT で得られる栄養動脈や流出静脈などの画像情報が, 安全な手術治療におけるガイドとして有用と判断される際は, 十分な準備と態勢の下で比較的安全に実施することは可能と思われる. 当院では, 造影剤投与を行う前までに, すでに十分量の交感神経遮断薬を経口投与し, かつ血行動態の急激な変化にも即応できるよう, 静注用交感神経遮断薬(例:フェントラミン phentolamine, ラン

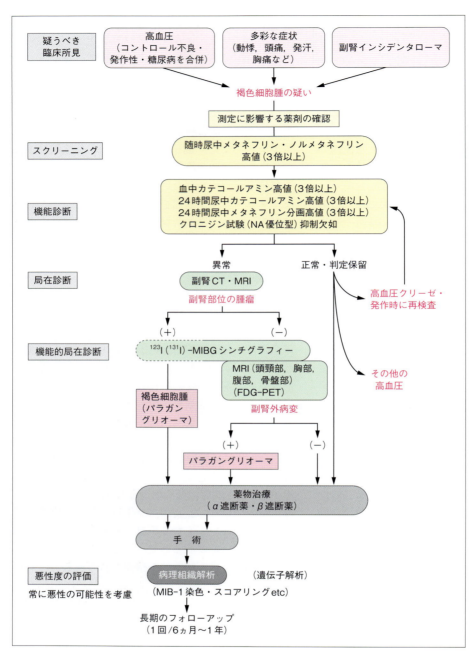

図2 | 褐色細胞腫・傍神経節腫の診療アルゴリズム（文献2）より引用）

ジオロール landiolol）や Ca 拮抗薬（ニカルジピン nicardipine）等を持参した経験豊富な内分泌科医が検査に立ち会うことで，安全に造影 CT を実施している．

MRI は CT で得られる高解像度の解剖学的情報に加えて，質的診断に資する情報が得られる点で有用である．例外もあるものの，多くの傍神経節腫ではT1強調画像にて低信号，T2強調画像にて高信号を呈するとともに，chemical shift imaging の out-of-phase にて信号低下を認めない．すなわち，腫瘍内部の脂肪含有が乏しいことを CT よりも精彩に評価可能であるため，脂肪含有の多い皮質腫瘍との鑑別により有用である．

CT/MRI 検査では，解剖学的情報や腫瘍内部性状に関する情報が豊富に得られる一方，[123]I-MIBG シンチグラフィーは，ノルアドレナリンと類似の挙動

を示し，神経外胚葉由来の細胞に拡散と neuronal uptake-1 を介した選択的取り込みで細胞質内の分泌小胞に貯蔵される MIBG の特性を利用して，より特異度の高い診断能をもたらす．

旧来の核種である ^{131}I-MIBG に比し，β 線の放出がなく，物理学的半減期は短く，被曝吸収線量も低く，かつガンマカメラでの撮像に適したエネルギー量の γ 線のみを検出するため，結果，より低侵襲に高画質，すなわち小病変の検出にも優れた画像が得られる利点がある．さらに，設備を有する施設では，SPECT/CT fusion 画像を得ることにより，planar 画像では検出できない病変の診断や，生理的集積と異常集積の鑑別が容易になる．また，後述する ^{18}F-FDG-PET/CT 同様に，1 度の検査で全身評価を行うことが可能であり，特に多発性病変や悪性例における評価において有用である．ただし，MIBG は傍神経節腫以外の腫瘍性病変にも集積を認めることがあり，神経節神経腫 ganglioneuroma，神経芽腫 neuroblastoma，一部の神経鞘腫 schwannoma などがその例であり，MIBG 陽性であってもカテコラミン分泌動態などに異常を認めない際は，病理診断においても偽陽性の可能性を考慮することが重要である．

傍神経節腫はグルコース取り込み能が比較的高いことが多く，その点で ^{18}F-FDG-PET/CT も，特に多発病変の評価や悪性例におけるフォローアップに際して有用である．^{123}I-MIBG 同様に，FDG-PET/CT も投与された核種が尿路系を介して排泄されるため，膀胱などに発生する傍神経節腫の局在診断では必ずしも有用ではないが，一般に，^{123}I-MIBG よりもさらに ^{18}F-FDG は病巣検出の感度が高いと考えられているが，一方で偽陽性病変との鑑別も問題となるため，微小な病変の評価に際しては特異度の高い MIBG，感度の高い FDG の双方が，相補的な役割を果たすこともある．

c）遺伝子検査

本症の病理診断に際して，臨床医が求める情報は大きく 2 つである．1 つは，当該の腫瘍が傍神経節腫であるか否か，そして，もう 1 点が良悪性の判断，すなわち予後に関する情報である．従来より，神経内分泌腫瘍における病理学的な良悪性の判断は，臨床病理学的な知見の蓄積にもかかわらず，いまだ大変困難であることは多くの臨床医が理解しており，米国内分泌学会のガイドラインにおいても[1]，再発ないしは転移性病変のサーベイランスのためには生涯にわたるフォローアップの必要性を示唆している．

一方で，1990 年代以降の本症遺伝子変異に関する研究は多くの新知見をもたらし，現在までに 14 の遺伝子における変異と発症病態との関連が報告されている（NF 1；RET；VHL；SDHB；SDHC；SDHD；SDHA；SDH 5/SDHAF 2；TMEM 127；MAX；HIF2α；EGLN 1/PHD 2；KIF1β；IDH 1）．

本稿では，紙面の都合もあるので，これらの遺伝子変異や発症機序に関する詳細につき述べることは避け，臨床医として，診療にあたっている一例一例に対して，遺伝子検査の必要性，実施する態勢，遺伝子診断と病理診断の情報を統合して，如何にその後の診療に活用していくべきか，そのあたりに絞って現状をまとめることとする．

従来，本症は '10 % disease' とも称され，"10 % は遺伝性，悪性，両側性，副腎外発生である" と理解されてきた．しかし，最近の研究成果によれば，遺伝性に関してはこの古典的法則よりも高頻度であるとの報告が相次いでいる．特に，腹部に初発した傍神経節腫の中で，SDHB 遺伝子変異陽性例はその後高率に悪性化し遠隔転移を生じるなどの，genotype-phenotype correlation が明らかになりつつある．一方で，現状では，家族歴や syndromic paraganglioma を疑う特徴的徴候が認められないにもかかわらず「全例で網羅的に」遺伝子検査を行うことは，現時点では推奨されないとの意見がある．

そこで，米国内分泌学会ガイドライン[1]では，遺伝子検査の実施を考慮するべきと推奨するとともに，図 3 に示すような decisional algorithm を用いて，遺伝性発症を示唆する特徴的徴候の有無，転移巣の有無，発生部位，カテコラミン分泌動態に応じて，優先的に検索すべき遺伝子群を示している．また，遺伝子検査・診断の実施に際しては，遺伝カウンセリングなどの態勢が整備された施設において，本症に関する内分泌学的側面に加えて臨床遺伝学にも精通した専門家の下で，常に細心の倫理的配慮をもって慎重に進めていくことが重要であろうと思われる．

今後，本分野はさらなる研究成果の蓄積とともに，より適切な遺伝子診断のあり方，そして，その結果に基づきどのような方法論で臨床的フォローアップを行うことが予後改善に資するかなど，新たな展開や新知見の蓄積が多いに期待されるところである．

3. 治 療

本症，特に初発単発例においては，手術切除によ

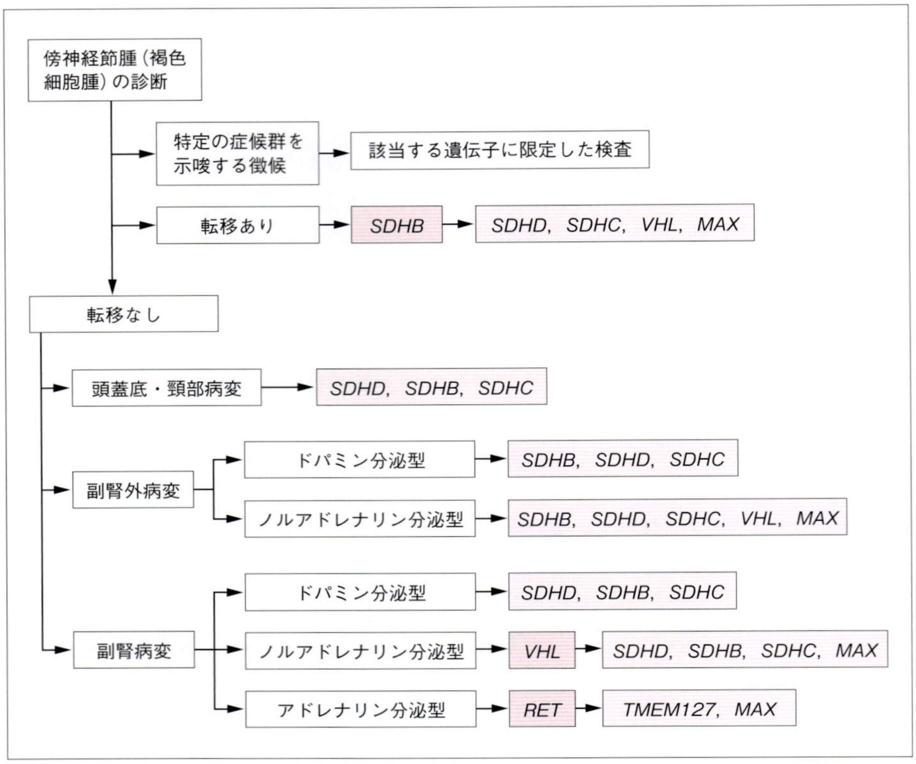

図3 | 遺伝子検査実施に関する意思決定アルゴリズム（文献1）より引用）

る治癒を目指すことが治療の基本方針である．一方で，術前診断の不足などにより，術前に十分な血行動態の安定が図られていない際には，現代の全身麻酔管理をもってしても手術継続を困難とするほどの血行動態の著明な変動を招来することがあり，術前の交感神経遮断薬投与を中心とした適切な内科治療が安全な手術治療には必須である．

1）術前治療

交感神経遮断薬の十分な術前投与を行い，術中の血行動態の変動を抑制し，目的とする病変を安全かつ確実に切除できるようにすることが目的である．交感神経遮断薬の投与に際しては，アドレナリン型，ノルアドレナリン型の別を問わず，型通りα遮断薬より投与を開始し，その後，必要に応じてβ遮断薬の投与を追加する．前述のとおり，本症では圧利尿反応などのメカニズムにより体液量減少傾向を伴うため，心不全や腎不全などの明らかなNa利尿不全やこれによる体液量の明らかな過剰を認めない限りは，十分な塩分と水分の投与も行い，術前に十分量の交感神経遮断薬を投与するとともに，術後の過度な血圧低下を防ぐことが重要である．

欧米の術前治療では，α遮断薬としてphenoxybenzamineが頻用されるが，これは非選択的α遮断薬であると同時に，α受容体と共有結合で不可逆的に結合するため，比較的長期にわたり安定的な拮抗作用を発揮する点で，術前治療薬として好適である点が評価される．一方，本邦では本薬剤は承認されておらず，主として経口薬であればdoxazosinが，術中などの経静脈投与であればphentolamineが選択される．なお，本稿執筆時点（2016年7月）で，カテコラミン合成過程における律速酵素であるtyrosine hydroxylase阻害薬であるα-methyl-L-tyrosineに関する第Ⅲ相治験が実施されており，今後承認を得た暁には本邦の診療においても，手術治癒の困難な悪性例におけるカテコラミン合成抑制によるQOL改善効果や，術前治療薬としての有用性が期待されるところである．

2）手術治療

現在，副腎手術における内視鏡手術が広く普及し，腫瘍径50〜60mm未満の比較的小径，かつ周辺組織への浸潤所見などを認めない副腎腫瘍に関しては，傍神経節腫であっても内視鏡手術の適応となること

が多い．ただし，傍神経節腫はその腫瘍の特性から，皮質腺腫に比し大型，かつ腫瘍周辺に豊富な血管網を発達させ，血流も豊富であるため，同じく副腎機能性腫瘍である，コルチゾルないしはアルドステロン産生副腎皮質腫瘍に比し，術中出血量が増える可能性が高いと想定される．

術前の造影CTなどで得られた血管走行などに関する情報を基に，剥離や切離などの手術操作において確実かつ十分な止血操作を行い，丁寧な手術操作の進行が求められる．術前の画像情報，そして術者の副腎内視鏡手術における経験，麻酔科との連携なども慎重に考慮して，鏡視下ないしは開放手術の別を，施設毎，症例毎に慎重に判断することが求められる．また，術前の内分泌所見や画像所見からは良悪性の推定が困難であり，過去には術中の被膜損傷による播種，再発例も報告されているので，常に十分なマージンを確保しながら，内視鏡手術の術中に癒着強固で安全な剥離操作が困難な際は，適切なタイミングで open conversion を行うことも必要であろう．手術標本の取り扱いに際しては，2015年に改訂された「副腎腫瘍取扱い規約（第3版）」（日本泌尿器科学会，日本病理学会，日本医学放射線学会，日本内分泌学会，日本内分泌外科学会 編）[4] に則り，前掲の十分な臨床情報とともに，病理医側へ供することが重要である．

おわりに

傍神経節腫は，比較的稀な内分泌腫瘍ではあるものの，近年の報告では，従来想定されていたよりも多くの遺伝例，再発・悪性例を含み，特に手術治癒が困難となる再発・悪性例においては，生命予後改善効果を示す薬物療法（CVD療法[5]やSDHB遺伝子

変異例に対する sunitinib 投与[6]）の報告は乏しく，[131]I-MIBG 内照射療法も適応条件や患者の経済負担の大きさなどの課題を有し，単回手術治療にて治癒しない治療難渋例に，多くの臨床的課題を認めている．

今後，本症発症機序に迫る遺伝子変異の解析研究やそれに基づいた分子標的薬の開発応用，より長期の臨床経過追跡と臨床病理学的知見の蓄積を可能とするレジストリー態勢の確立，臨床医と病理医によるさらなるクロストークの充実により，内分泌・遺伝子・病理などの多角的視点から本症を捉え直し，本症の予後改善，治癒に資する研究の展開に期待が持たれるところである．

（森本　玲，佐藤文俊）

文　献

1) Lenders JW, Duh QY, Eisenhofer G et al : Pheochromocytoma and paraganglioma : an endocrine society clinical practice guideline. J Clin Endocrinol Metab 99 : 1915-1942, 2014

2) 厚生労働省難治性疾患克服研究事業「褐色細胞腫の実態調査と診療指針の作成」研究班編（班長：成瀬光栄）：平成21年度研究報告書．2010

3) Nakamura K, Ogata M, Ando T et al : Paroxysmal thyroid swelling. A forgotten clinical finding of pheochromocytoma. J Clin Endocrinol Metab 96 : 3601-3602, 2011

4) 日本泌尿器科学会，日本病理学会，日本医学放射線学会ほか編：副腎腫瘍取扱い規約，第3版，金原出版，東京，2015

5) Nomura K, Kimura H, Shimizu S et al : Survival of patients with metastatic malignant pheochromocytoma and efficacy of combined cyclophosphamide, vincristine, and dacarbazine chemotherapy. J Clin Endocrinol Metab 94 : 2850-2856, 2009

6) Ayala-Ramirez M, Chougnet CN, Habra MA et al : Treatment with sunitinib for patients with progressive metastatic pheochromocytomas and sympathetic paragangliomas. J Clin Endocrinol Metab 97 : 4040-4050, 2012

欧文索引

A

α-methyl-L-tyrosine　264

ACTH-independent macronodular adrenal (adrenocortical) hyperplasia (AIMAH)　201，204，210，227，241

ACTH 産生腫瘍 (ACTHoma)　46，61

Ad 4 BP/SF-1　258

adamantinomatous type　147

adenomatous hyperplasia　70

adrenal cyst　213

adrenal incidentaloma　207

adrenal myelolipoma　219

adrenal oncocytoma　219

adrenal venous sampling　201

adrenocortical adenoma　219

adrenocortical nodule　213

adrenocortical oncocytoma　207，233

aldosterone-producing adrenocortical adenoma (APAA)　219

aldosterone-producing cell cluster　218

aldosterone-renin ratio　239

aldosterone synthetase (CYP 11 B 2)　222

amine precursor uptake and decarboxylation (APUD) 説　3

amphicrine cells　68，69

amphophilic　252

amylin　58

apparently sporadic pheochromocytoma　261

architecture　229，231

aryl hydrocarbon receptor interacting protein (AIP)　137

atypical adenoma　134，196

atypical carcinoid (AC)　100，111，116

atypical carcinoid tumor　4

atypical mitosis　229

B

3 β-hydroxysteroid dehydrogenase (3 β HSD)　203，222

β カテニン　47

basophil invasion　126

bcl-10　47

Beckwith-Wiedemann 症候群　70，233

black adenoma　207，220

BRCA 2　196

brown tumor　192

C

c 21 (21-hydroxylase)　203

capsular invasion　229，231

carcinoid 腫瘍　4

Carney complex (Carney 症候群)　134，137，147，204

CD 56　10

CDKN 1 B 遺伝子変異　63

CDKN 2 A/p 16　47

chromogranin A　99，102

ciliated type　148

CK 5/6　113

clear cell　221

――― NET　18

――― renal cell carcinoma　226

――― variant　18

coagulative necrosis　230

collision tumor　11

combined SmCC　106

――― and LCNEC　112

compact cells　221

composite pheochromocytoma　256

composite tumor　11

cortisol-producing adrenocortical adenoma (CPAA)　219

craniopharyngioma　147

CRH 負荷試験　247
Crooke's cell adenoma　130，135，145
Crooke 化　125，145
Cushing 症候群（病）　61，166，200，210
CVD 療法　265
CYP11B2（aldosterone synthetase）　222
　——染色　241
cytoplasm　229

D

DAXX/ATRX　47
dehydroepiandrosterone sulfate（DHEA-S）　203，243，247
dehydroepiandrosterone sulfotransferase（DHEA-ST）　203
densely type ACTH 産生腺腫　145
densely type GH 産生腺腫　140
desmoplasia　232
diffuse endocrine system（DES）　4
diffuse idiopathic pulmonary neuroendocrine cell hyperplasia（DIPNECH）　96，99，109
diffuse neuroendocrine system（DNS）　96
diffuse neuroendocrine 細胞説　3
disorganized steroidogenesis　202
DNA 修復酵素　38
doxazosin　264
DPC4　47
ductulo-insular complex　70
ductulo-insular NET　81

E

EGLN1/PHD2　263
endocrine tumor　5
endoscopic ultrasound-guided fine needle aspiration（EUS-FNA）　48，72，83
enterochromaffin cells　4
European Network for the Study of Adrenal Tumor（ENSAT）　243，244
European Neuroendocrine Tumor Society（ENETS）　6，91，231
Ewing 肉腫　115
extensive disease　116

F

^{18}F-FDG-PET/CT　119，263
female type のゴナドトロピン産生腺腫　146
fibroblast growth factor-23（FGF-23）　197
fibrous band　184
fibrous body　140
folliculo-stellate cell（FS 細胞）　124

G

galectin-3　187
gangliocytic paraganglioma　63
gangliocytoma　147
ganglion cell　253
gastrinoma　59
gastrointestinal neuroendocrine tumor（GI-NET）　6
ghost cells　230
glucagon cell hyperplasia and neoplasia（GCHN）　63
glucagon receptor（GCGR）　63
glucagonoma　58
glucose transporter 2　38
GLUT2　38
GNAS1　137
goblet cell type　148
golden yellow　207
Grading System for Adrenal Pheochromocytomas and Paragangliomas（GAPP）　255
GRHoma　46

H

hASH1（ASCL1）　107
HIF2α　263
honeycomb-Golgi 構造　145
hot spots　7
HRPT2（*CDC73*）遺伝子　186，196
hungry bone 症候群　195
hyaline globules　253
hyalinization　230
21-hydroxylase（C21）　203
3β-hydroxysteroid dehydrogenase（3βHSD）　203，222
hyperparathyroidism-jaw tumor syndrome　183，196
hyperplastic and preneoplastic lesions　35

hypothalamo-pituitary axis（HPA）　203
hypoxia-inducible factor（HIF）　63

I

^{123}I-MIBG シンチグラフィー　262
^{131}I-MIBG 内照射療法　265
^{131}I- アドステロールシンチグラフィー　240, 247
IDH 1　263
idiopathic hyperaldosteronism　213
inhibin　226
insulinoma　57
intact parathyroid hormone（iPTH）　189
intratumoral heterogeneity　8, 208
islet amyloid polypeptide　58
islet 1　11

K

Karzinoid/carcinoid　2
Ki 67　7, 107, 164, 186
——index（指数, 標識率）　35, 39, 44, 83, 230,
　241
KIF 1 β　263
Knosp Grade　127
KRAS　47
17-KS（ketosteroid）　202
Kulchitsky 細胞　97, 119

L

Lambert-Eaton 症候群　118
large cell neuroendocrine carcinoma（LCNEC）　8, 65,
　96, 112, 116, 235
large cell type　41
Li-Fraumeni 症候群　204
limited disease　116
Lin-Weiss-Bisceglia criteria　224, 225, 234
lipohyperplasia　196
lipomatous change　223
lodging　11, 231

M

mammalian target of rapamycin　120
manual count of camera-captured/printed image 法　44

MAX　263
McCune-Albright 症候群　137
O^6-methylguanine-DNA methyltransferase（MGMT）
　38, 131, 165
α-methyl-L-tyrosine　264
^{123}I-MIBG シンチグラフィー　262
^{131}I-MIBG 内照射療法　265
^{99m}Tc-MIBI（methoxyisobutyl isonitrile）シンチグラ
　フィー　193
microadenoma　171
mismatch repair（MMR）protein　165
mitosis　230
mitotic activity　229
mixed acinar [-] neuroendocrine carcinoma　11, 67,
　68, 81
mixed acinar-neuroendocrine-ductal carcinoma　67
mixed adeno [-] neuroendocrine carcinoma（MANEC）
　11, 15, 16, 35, 41, 44
mixed ductal [-] neuroendocrine carcinoma　11, 67,
　68, 81
mixed neuroendocrine-nonneuroendocrine neoplasm
　（MiNEN）　11, 67
mTOR　120
mTOR 経路関連因子　47
multiple endocrine neoplasia [syndrome]（MEN）　195,
　256
——type 1（MEN1）　14, 15, 16, 46, 47, 62, 101,
　177, 182
——type 2（MEN 2）　182, 261
multipotent precursor cell　97
myelolipomatous change　223
myxoadenoma　174
myxoid adrenocortical carcinoma　234

N

NCAM（neural cell adhesion molecule）　10, 99, 102
necrosis　229, 230
nesidioblastosis　70
neural crest　3, 250
neuroblasts　256
neuroendocrine carcinoma（NEC）　4, 5, 35, 44, 51,
　65, 111
neuroendocrine microadenoma　57
neuroendocrine neoplasm（NEN）　5, 6
neuroendocrine tumor（NET）　44, 51, 83, 116

—— G1　5，35
—— G2　5，35
—— G3　5，41
neurofibromatosis type 1（NF1）　46，63，261，263
neuromelanin　253
non-functioning adenoma　160
non-insulinoma pancreatogenous hypoglycemia syndrome（NIPHS）　70
non-syndromic pheochromocytoma　261
normal rim　172，189
NOTCH family gene　107
nuclear atypia　229
null cell adenoma　127，163

O

O^6-methylguanine-DNA methyltransferase（MGMT）　38，131，165
op´-DDD　234
optimal cutting temperature（OCT）compound　208
osteitis fibrosa cystica　192

P

p40　113
p53　11，47，164，196
p63　114
pancreatic endocrine tumor（PET）　6
pancreatic intraepithelial neoplasia（PanIN）　68
pancreatic neuroendocrine neoplasm（PanNEN）　10，12
paradoxical hyperplasia　222
parafibromin　186，196
paraganglioma　250，251，259
parathyroid hormone（PTH）　169，192
parathyromatosis　170
PAS 染色　226
peripheral palisading　52，61，82，113
persistent hyperinsulinemia hypoglycemia（PHH）　70
PGP9.5　187
phenoxybenzamine　264
phentolamine　264
phenylethanolamine N-methyltransferase（PNMT）　260
pheochromoblasts　256
pheochromocytoma　250，251，259
—— of the Adrenal Gland Scaled Score（PASS）　254

Pit-1　124
pituitary adenoma-neuronal choristoma（PANCH）　147
plurihormonal Pit-1 positive adenoma　129，132，135
poorly differentiated neuroendocrine neoplasm（NEN）　5，44，65
precursor steroids　201
primary adrenal hyperplasia（PAH）　201
primary aldosteronism　200
primary macronodular adrenal hyperplasia　212，241
primary pigmented nodular adrenocortical（adrenal）disease（dysplasia）（PPNAD）　201，213，241
primitive neuroectodermal tumor（PNET）　77
PRKAR1a　134，137
PRL 産生腺腫　141
prophylactic cranial irradiation　117
PTHrPoma　46

R

radiofrequency ablation（RFA）　35
Rb　196
RB-1　11
$RB1$　47，107
RET　263
reticulin 染色　231
retinoblastoma-1　11

S

salt and pepper　4，52，101
sclerosing tubular パターン　76
scoring system　229
sex steroid-producing adrenocortical adenoma（SPAA）　219
SF[-]1　124，226，236
silent ACTH adenoma　163
silent adenoma　128
silent corticotroph adenoma　135，145
silent gonadotroph adenoma　163
silent subtype 3　129
sinusoidal invasion　229
small cell carcinoma　4
small cell lung cancer（SCLC）　116
small cell type　41
SmCC　112
solid[-]pseudopapillary neoplasm（SPN）　72，89

somatostatin receptor (SSTR)　39，47，51，80
　——2　130，166
　——5　166
　—— scintigraphy　119
somatostatin (SST) アナログ　130
somatostatin 産生 NET　18
somatostatinoma　59
sparsely type ACTH 産生腺腫　145
sparsely type GH 産生腺腫　140
spheridia　130
spindle cell carcinoid　114
squamoid nests　81
squamous papillary type　148
stalk section effect　126
standardized uptake value (SUV) max　204
steroidogenic factor [-] 1　124，226，236
streptozocin (STZ)　37，91
subclinical　200
succinate dehydrogenase (SDH)　255，256，263
sustentacular cell　252
synaptophysin　4，10，89，99，102，237

T

^{99m}Tc-MIBI (methoxyisobutyl isonitrile) シンチグラフィー　193
temozolomide　165
TMEM127　263
TP53　107
TP73　107
Tpit　124
transcatheter arterial chemoembolization (TACE)　37
TSH 産生腺腫　142，166
TTF-1　10
　——(8G7G3/1)　102
　——(SPT24)　102
tuberous sclerosis　46，63

tumorlet　103，104，119
typical carcinoid (TC)　100，111，116

U

unilateral hyperaldosteronism due to multiple adrenocortical micronodules (UMN)　201
unilateral multiple adrenocortical micronodules　218
USP8　137

V

vascular invasion　11，229，231
Vater 乳頭 NET　31
Verner-Morrison 症候群　61
VHL　47，263
VIPoma (VIP 産生腫瘍)　46，61
von Hippel-Lindau 病　18，46，47，63，261
von Recklinghausen 病　46，59，63

W

water-clear cell adenoma　174
watery diarrhea-hypokalemia-achlorhydria (WDHA) 症候群　61
Weiss criteria　224，226，229，241，243
well differentiated neuroendocrine carcinoma　8
well differentiated neuroendocrine neoplasm　5，44，51
WHO 分類　5，6，20，22，23，24，25，83

Z

Zellballen [パターン]　59，73，252
Zollinger-Ellison 症候群　59，62
zonation　227

日本語索引

あ

悪性リンパ腫　104
アスベスト　103
^{131}I-アドステロールシンチグラフィー　240, 247
アドレナリン　260
アミロイド　171
アルドステロン合成細胞塊　218
アルドステロン産生副腎皮質腺腫　219
アルドステロン・レニン比　239
鞍結節部髄膜腫　158

い

胃NET　30, 31
異型carcinoid腫瘍　4
異型カルチノイド（AC）　100, 111, 116
異型細胞分裂像　229
異型腺腫　134, 188
異所性副甲状腺　170
異所性副甲状腺腺腫　189
遺伝子クラスター　251
遺伝性腫瘍症候群　46, 62
インスリノーマ（インスリン産生腫瘍）　46, 57
インヒビンα　236

え

壊死　230
壊死性遊走性紅斑　58
エタノール注入治療　91
エベロリムス　38, 40, 91

お

オクトレオチド　37
オンコサイト型　53, 72

か

回腸NET　33
核異型度　229
核線形成　104
過形成　189
過誤腫　76
下垂体細胞腫　149
下垂体腺腫　158
ガストリノーマ（ガストリン産生腫瘍）　46, 59
家族性低カルシウム尿性高カルシウム血症　196
家族性副甲状腺機能亢進症　182
褐色細胞腫　245, 250, 251, 259
　──と神経芽腫群腫瘍の混成腫瘍　256
カテコラミン　250, 259, 260
βカテニン　47
カプトプリル負荷試験　240
顆粒細胞腫　149
カルシウム感知受容体　198
カルシトニン産生腫瘍　46
カルチノイド　96, 99
　──症候群　61, 97, 118, 119
カルレチニン　236
完全型副甲状腺ホルモン　189
肝動脈化学塞栓術（TACE）　37

き

基底細胞マーカー　113
機能性腺腫　127, 160, 165

く

空腸NET　33
グルカゴノーマ（グルカゴン産生腫瘍）　46, 58
グルコーストランスポーター2　38
グレード判定　44, 51
クロム親和性細胞　251
クロモグラニンA　4, 10, 89, 227, 253, 258

け

経口食塩負荷試験　240
血管筋脂肪腫　63
結節性過形成　198
結節性硬化症　46, 63
血中前駆体ステロイド　201
限局性リンパ組織過形成　77
原始神経外胚葉性腫瘍（PNET）　77
顕性副腎性Cushing症候群　239
原発性アルドステロン症　200, 239
原発性色素［沈着］［性］結節性副腎［皮質］疾患（異形成）（PPNAD）　201, 213, 241
原発性大結節性副腎［皮質］過形成　211, 241
原発性副甲状腺機能亢進症　171, 192
原発性副腎過形成（PAH）　201

こ（偽被膜以下）

偽被膜　154
逆説的過形成　222
凝固壊死　230
胸腺嚢胞　191
局所壊死療法　36

こ

好塩基性腺腫　129
高カルシウム血症　192
交感神経遮断薬　264
好酸性細胞　169
好酸性細胞腺腫　174
好酸腺腫　129
甲状舌管嚢胞　190
甲状腺乳頭癌　190
甲状腺嚢胞　190
甲状腺濾胞腺腫　189
構築異常　231
骨髄脂肪腫　245
ゴナドトロピン産生腺腫　146
コルチゾール産生副腎皮質腺腫　219
混合型腺神経内分泌癌（MANEC）　11, 15, 16, 35, 41, 44

さ

鰓溝性嚢胞　189
鰓後体　168
細胞障害性抗癌剤　40
細胞分裂数　7, 230
細胞分裂像の亢進　229
柵状配列　52
サブクリニカル（不顕性）Cushing　症候群　239, 245, 246
砂粒体　59
三次性副甲状腺機能亢進症　177

し

自己免疫性膵炎　76
支持細胞　252
視床下部-下垂体軸　203
視床下部神経膠腫　158
シスプラチン＋イリノテカン　40
シスプラチン＋エトポシド　40
持続性高インスリン性低血糖症（PHH）　70
シナカルセト　195
シナプトフィジン　4, 10, 89,

99, 102, 237
脂肪腺腫　174
充実性偽乳頭腫瘍（SPN）　72, 89
十二指腸NET　31, 32, 34
主膵管狭窄　85
主膵管内進展　85
術中迅速診断　160
腫瘍随伴症状　97
漿液性嚢胞腺腫　63
小細胞癌　4, 65, 96, 103
小細胞肺癌（SCLC）　116
硝子球　253
硝子様変性　230
小児副腎皮質腫瘍　233
食道NET　30
神経芽腫群腫瘍　256
神経節細胞　253
　── 傍神経節腫　63
神経節細胞腫　147
神経線維腫症1型（NF1）　46, 63, 261
神経堤　3, 250
神経内分泌顆粒　56
神経内分泌癌（NEC）　4, 35, 44, 51, 65, 111
神経内分泌細胞　2, 119
神経内分泌腫瘍（NET）　2, 44, 51, 83, 116
神経内分泌微小腺腫　57
浸潤性腺腫　124

す

膵NET　83
膵芽腫　81
膵管癌　68
膵上皮内腫瘍性病変（PanIN）　68
膵島細胞症　70
膵ポリペプチド産生腫瘍　59
ストレプトゾシン（STZ）　37, 91
スニチニブ　91
スピロノラクトン小体　222

せ

性ステロイド産生副腎皮質腺腫

219
生理食塩水負荷試験　240
セロトニン産生　82
　── 腫瘍　46, 61
線維芽細胞増殖因子-23（FGF-23）　197
穿刺吸引細胞診　243
腺腫　189
先端巨大症　166
腺房細胞癌　68, 72

そ

側頸嚢胞　189
続発性副甲状腺機能亢進症　197
ソマトスタチノーマ　46, 59
ソマトスタチンアナログ　130
ソマトスタチン産生NET　18, 59, 63
ソマトスタチン受容体（SSTR）　47, 51, 80
　── 2　130
　── シンチグラフィー　119

た

大細胞［型］神経内分泌癌（LCNEC）　8, 65, 96, 112, 116, 235
第三咽頭嚢　168
第四咽頭嚢　168
多形型　55, 75
多発性内分泌腫瘍［症］（腺腫症）（MEN）　195, 256
　── 1型（MEN1）　14, 15, 16, 46, 47, 62, 101, 177, 182
　── 2型（MEN2）　182, 261
淡明細胞　63, 221
淡明細胞型　55, 72
　── 腎細胞癌　226, 227

ち

遅延性濃染　76
緻密細胞　221
中間径フィラメント　72
虫垂NET　33, 34

超音波内視鏡下穿刺吸引法（EUS-
FNA） 48, 72, 83
直腸 NET 34

て

定型カルチノイド（TC） 100, 111,
116
低血糖症候群 57
低酸素誘導因子 63
デキサメタゾン抑制試験 242,
247
テタニー 195
テモゾロミド 38, 165
転移性下垂体腫瘍 147
転写因子 Pit-1 陽性複数ホルモン産
生腺腫 135

と

頭蓋咽頭腫 147, 158
特発性アルドステロン症 213
ドパミン作動薬 130
トリロスタン 242

な

内視鏡手術 264

に

肉腫様癌 106
二次性副甲状腺機能亢進症 177
ニューロメラニン 73
尿路結石 193

の

嚢胞性線維性骨炎 192
嚢胞変性 85
ノルアドレナリン 260
ノルメタネフリン 261

は

肺 NET 33

胚細胞腫 158
肺線維症 103
パラガングリオーマ 259
パラガングリオーマ様型 55, 73
パラサイロマトーシス 170
ハンクス液 48

ひ

非インスリノーマ膵原性低血糖症候
群（NIPHS） 70
非機能性腺腫 127, 160
──の血管周囲性配列 152
非機能性副腎皮質腺腫 220
非機能性（無症候性）NET 56
ビスホスホネート 195
ビタミン D 受容体 198
ビタミン D 不足 193
非定型腺腫 196
被膜侵襲（浸潤） 185, 231
びまん性過形成 198
びまん性特発性肺神経内分泌細胞過
形成 96, 99, 109
病期分類 244

ふ

フェニルエタノールアミン-N-メチ
ルトランスフェラーゼ 260
副甲状腺過形成 175
副甲状腺癌 184, 196
副甲状腺機能亢進症-下顎腫瘍症候
群 183
副甲状腺腺腫 171
副甲状腺嚢胞 170
副甲状腺ホルモン（PTH） 169,
192
副腎オンコサイトーマ 219, 220,
221, 223
副腎偶発腫［瘍］ 207, 239, 245,
259, 260
副腎骨髄脂肪腫 219, 220, 221,
224
副腎静脈サンプリング 201
副腎嚢胞 213
副腎皮質癌 225, 242

副腎皮質結節 213
副腎皮質刺激ホルモン依存性副腎皮
質過形成 210
副腎皮質刺激ホルモン（ACTH）非依
存性大結節性副腎［皮質］過形成
（AIMAH） 201, 204, 210,
227, 241
副腎皮質腺腫 219, 220, 221
複数ホルモン陽性腺腫 139
不顕性 Cushing 症候群 239, 245,
246
付随副腎 207
──萎縮 247
プラチナ系抗癌剤 91
プロインスリン染色 56
フロセミド立位試験 240
分子標的薬治療 120

へ

片側性多発副腎皮質微小結節 217
片側副腎皮質多発微小結節性アルド
ステロン症（UMN） 201

ほ

乏血性 NET 85
傍神経節腫 250, 251, 259
紡錘形細胞オンコサイトーマ 149
紡錘細胞型 55, 75
ホルモン産生腫瘍 45
ホルモン陽性非機能性腺腫 128

み

ミスマッチ修復蛋白 165
ミトタン 234, 242, 244
未分化癌 112
脈管侵襲（浸潤） 11, 185, 231

む

無症候性 NET 56

め

メタネフリン　261
メチラポン　242
メラン A　237

も

網羅的遺伝子発現プロファイリング
　　103

ゆ

有糸分裂　230

よ

予防的全脳照射　117
Ⅳ型コラーゲン　231

ら

ラジオ波焼灼術　35
ラブドイド型　55, 72
ランレオチド　37

り

リポフスチン　222

両好性　252

る

類器官構造［パターン］　52, 78
類基底細胞型扁平上皮癌　113

ろ

濾胞星状細胞　124

検印省略

腫瘍病理鑑別診断アトラス

NET・下垂体・副甲状腺・副腎

定価（本体16,000円＋税）

2017年4月1日　第1版　第1刷発行

編集者　笹野 公伸・亀山 香織
発行者　浅井 麻紀
発行所　株式会社 文光堂
　　　　〒113-0033　東京都文京区本郷7-2-7
　　　　TEL （03）3813-5478（営業）
　　　　　　（03）3813-5411（編集）

© 笹野公伸・亀山香織, 2017

印刷・製本：広研印刷

乱丁，落丁の際はお取り替えいたします．

ISBN978-4-8306-2251-9　　　　　　　　　　　　　Printed in Japan

・本書の複製権，翻訳権・翻案権，上映権，譲渡権，公衆送信権（送信可能化権
　を含む），二次的著作物の利用に関する原著作者の権利は，株式会社文光堂が
　保有します．
・本書を無断で複製する行為（コピー，スキャン，デジタルデータ化など）は，
　私的使用のための複製など著作権法上の限られた例外を除き禁じられています．
　大学，病院，企業などにおいて，業務上使用する目的で上記の行為を行うことは，
　使用範囲が内部に限られるものであっても私的使用には該当せず，違法です．
　また私的使用に該当する場合であっても，代行業者等の第三者に依頼して上記
　の行為を行うことは違法となります．
・[JCOPY]〈出版者著作権管理機構 委託出版物〉
　本書を複製される場合は，そのつど事前に出版者著作権管理機構（電話 03-
　3513-6969，FAX 03-3513-6979，e-mail：info@jcopy.or.jp）の許諾を得てください．